40周孕产保健
一本搞定

邢小芬/编著

40ZHOU YUNCHAN BAOJIAN
YIBEN GAODING

陕西新华出版传媒集团
陕西科学技术出版社

图书在版编目（CIP）数据

40周孕产保健一本搞定/邢小芬编著． —西安：陕西科学技术出版社，2016.1
ISBN 978－7－5369－6582－9

Ⅰ．①4… Ⅱ．①邢… Ⅲ．①妊娠期—妇幼保健—基本知识②产褥期—妇幼保健—基本知识 Ⅳ．①R715.3

中国版本图书馆CIP数据核字（2015）第290062号

40周孕产保健一本搞定

出 版 者	陕西新华出版传媒集团　陕西科学技术出版社
	西安北大街131号　邮编　710003
	电话（029）87211894　传真（029）87218236
	http：//www.snstp.com
发 行 者	陕西新华出版传媒集团　陕西科学技术出版社
	电话（029）87212206　87260001
印　　刷	北京建泰印刷有限公司
规　　格	710mm×1000mm　16开本
印　　张	25.75
字　　数	400千字
版　　次	2016年3月第1版
	2016年3月第1次印刷
书　　号	ISBN 978－7－5369－6582－9
定　　价	29.80元

版权所有　翻印必究

FOREWORD 前言

对女人来说，创造一个新生命，并见证他的降生，无疑是人生当中最伟大的事情。当得知自己孕育了一个鲜活的生命时，你会有什么样的感受？激动？欣喜？担心？紧张？大多数准爸妈应该都是用一种复杂的心情面对：激动又紧张，幸福又不安。这时最希望的事情是有一位妇产科医生随时听候自己的调遣，以便给准妈妈和胎宝宝提供全面的营养和最安全的环境。这本《40周孕产保健一本搞定》的编写宗旨就是：为准妈妈长达40周的孕期生活提供全方位指导！以怀孕10月为重点，分40周阐述，包括孕前注意事项、胎宝宝的每周发育、准妈妈每周的身体变化、孕期营养指导、生活护理、孕检提示、胎教指导等等。并根据怀孕的不同时期指导准妈妈的饮食安排。不仅指导准妈妈的饮食原则，更介绍了孕妈妈在不同孕期可能会出现的不适或疾病，并给出调理方案。同时，为了便于准妈妈的实际运用，本书还附带精心挑选的食谱，为准妈妈提供全面的营养参考。这本《40周孕产保健一本搞定》的内容编排合理、语言生动，实用性强。准爸妈家里放一本，就能随时随地地了解孕产知识，正确应对孕期里出现的种种不适和意外。本书就像一位孕产百科医生，能随时随地地关心、指导准妈妈。本书根据当下人的生活特点，指出了一些不符合现代科学的妊娠观点。比如，准妈妈不能全程静养，缺少运动反而会影响胎儿发育。适量的运动和工作，对胎宝宝和孕妈妈，只有好处没有坏处。虽然本书的主要内容是40周孕产保健，但实际上女性孕产的过程远远不止这40周，不仅要重视"大肚子"的10个月，孕前的准备也不能忽视。本书提倡这样的观点：完整的孕产应该在12~15个月，包括孕前3个月的准备期和产后2~3个月的月子期。只有从身体和心理、物质上做好充分准备，才能为即将到来的宝宝提供良好的发育和成长环境。最后，愿即将或正在经历孕育的您健康、美丽，愿您的宝宝聪明、健康！

编者

目录

孕前 准备不可少

了解遗传的秘密 ··· 002

遗传病的特点 ··· 002
哪些情况需要进行遗传检查 ··· 003
近亲结婚与遗传疾病 ··· 003
避免将不良基因遗传给宝宝 ··· 004
父母哪些容貌特征会遗传给子女 ··· 005
身高的遗传法则 ··· 006
智力会遗传吗 ··· 006
近视会遗传吗 ··· 007

优生小秘密 ··· 008

现代优生新概念 ··· 008
成功受孕的要求 ··· 008
做好孕前检查 ··· 009
婚检后不宜生育的情况 ··· 011
母婴血型不合不要紧张 ··· 011
孕前做好疫苗接种 ··· 012
哪些情况下不宜怀孕 ··· 013
孕后不要再接种疫苗 ··· 014
避免伤害子宫的行为 ··· 014
为什么要做孕酮检查 ··· 014
什么是高危妊娠 ··· 015
将体重调整到最佳状态 ··· 016
高龄女性与优生 ··· 016

疾病与孕育 ··· 017

心脏病对孕育的影响 ··· 017
高血压对孕育的影响 ··· 018
尖锐湿疣对孕育的影响 ··· 018
盆腔炎对孕育的影响 ··· 019
淋病对孕育的影响 ··· 019
梅毒对孕育的影响 ··· 020
宫颈糜烂对孕育的影响 ··· 020
糖尿病对孕育的影响 ··· 021
肿瘤对孕育的影响 ··· 021

感受胎教的魅力 ………………………………………………… 022

了解胎教 …………………… 022	准爸爸也要参与胎教 …………… 026
好心情是最好的胎教 ………… 023	胎教没有固定的模式 …………… 027
胎教能使孩子更聪明 ………… 024	什么是斯瑟蒂克胎教法 ………… 027
胎教需要多长时间 …………… 024	胎教对宝宝性格的影响 ………… 028
古人是如何胎教的 …………… 025	胎教对宝宝习惯的影响 ………… 028
现代胎教包括哪些内容 ……… 026	

孕初期
生命从这里开始（孕1~3个月）

孕1周　进入排卵期 …………………………………………… 030

胎宝宝在长,准妈妈在变 ……… 030	准爸爸要保证精子的健康 ……… 034
本周营养提示 ………………… 030	及时发现受孕的可能信号 ……… 035
孕早期营养食谱 ……………… 031	微量元素的检查 ………………… 036
神奇的子宫 …………………… 032	定期进行产检的意义 …………… 037
准妈妈应该知道的数字 ……… 033	初步了解孕期各种检查 ………… 037
叶酸对整个孕期的重要性 …… 034	散步,也是一种胎教 …………… 038

孕2周　等待受精 ……………………………………………… 039

胎宝宝在长,准妈妈在变 ……… 039	别让腹部着凉 …………………… 041
本周营养提示 ………………… 039	准爸爸需要改变的 ……………… 042
本周胎教提示 ………………… 040	千万不要随意用药 ……………… 042
爱吃酸酸的了 ………………… 040	孕期发热危害大 ………………… 043

目 录

| 及时补充维生素 …………… 044 | 警惕多囊卵巢综合征 ………… 045 |
| 精子决定生男育女 ………… 044 | 注重环境胎教 ……………… 046 |

孕3周 精子与卵子的相遇 …………………………………………… 046

胎宝宝在长,准妈妈在变 …… 046	减少方便食品的摄入 ……… 050
本周营养提示 ……………… 047	孕妈妈还能化妆吗 ………… 050
本周胎教提示 ……………… 047	素食妈妈的饮食 …………… 051
预防病毒感染 ……………… 048	保证孕期规律的睡眠 ……… 052
做好防辐射工作 …………… 048	一周至少吃一次鱼 ………… 053
当心碘缺乏 ………………… 050	聆听胎教音乐《晨光》……… 053

孕4周 胚胎着床 …………………………………………………… 054

胎宝宝在长,准妈妈在变 …… 054	大脑发育高峰期 …………… 057
本周营养提示 ……………… 054	腹痛腹胀要小心 …………… 058
本周胎教提示 ……………… 055	洗澡也要格外小心 ………… 058
确定好你的产检医院 ……… 055	正确对待可能发生的流产 … 059
进行一次早孕检查 ………… 056	如何计算预产期 …………… 060
怀孕后是否继续工作 ……… 057	胎教故事《可爱的小鹦鹉》… 061

孕5周 小小心脏开始跳动 ………………………………………… 062

胎宝宝在长,准妈妈在变 …… 062	饮食不宜饥饱不一 ………… 066
本周营养提示 ……………… 062	维生素不可盲目服用 ……… 067
本周胎教提示 ……………… 063	缓解乳房的不适感 ………… 067
不适宜摆在家里的花卉 …… 063	宝宝大脑发育的几个关键期 … 067
警惕弓形虫的危害 ………… 064	双胞胎准妈妈如何护理 …… 068
不要再穿高跟鞋 …………… 065	注意潜移默化的影响 ……… 070
适量吃些海参 ……………… 065	平缓情绪的呼吸胎教 ……… 070

孕6周　B超可以测到胎宝宝的心跳了 ……… 071

胎宝宝在长，准妈妈在变 ……… 071	吃酸也要有讲究 ……… 074
本周营养提示 ……… 071	噪音可能导致宝宝耳聋 ……… 074
本周胎教提示 ……… 072	孕期排除不良妊娠 ……… 075
开始出现早孕反应 ……… 072	B超检查为何要憋尿 ……… 075
孕吐不宜勉强进食 ……… 073	暂停出远门 ……… 076
如何缓解早孕反应 ……… 073	阅读诗歌《开始》 ……… 076

孕7周　面部可以清楚识别 ……… 077

胎宝宝在长，准妈妈在变 ……… 077	教你看懂B超数据 ……… 080
本周营养提示 ……… 078	开始写胎教日记 ……… 081
本周胎教提示 ……… 078	准爸爸如何参与情绪胎教 ……… 081
孕期千万不要节食 ……… 079	保养好面部皮肤 ……… 082
睡一个好觉 ……… 079	聆听胎教音乐《月光》 ……… 083
用食物缓解孕吐 ……… 080	

孕8周　手指脚趾开始发育 ……… 083

胎宝宝在长，准妈妈在变 ……… 083	警惕胚胎停育 ……… 086
本周营养提示 ……… 084	进行绒毛细胞检查 ……… 087
本周胎教提示 ……… 084	警惕葡萄胎 ……… 088
不宜再穿紧身裤 ……… 085	过量服用维生素的危害 ……… 089
大米+粗粮更健康 ……… 085	学会缓解孕期疲劳 ……… 089
孕期应少吃桂圆 ……… 086	学做十字绣，心情更开朗 ……… 090

孕9周　骨骼开始变硬 ……… 091

胎宝宝在长，准妈妈在变 ……… 091	高龄准妈妈更要定期检查 ……… 092
本周营养提示 ……… 092	适当增加补铁物质 ……… 093
本周胎教提示 ……… 092	准妈妈要远离二手烟 ……… 093

目 录

防治病毒感染很关键 …… 093
准妈妈需要远离的工作环境 …… 094
准妈妈着装要宽松、舒适 …… 095
了解职场孕妈产假权利 …… 096
抚摸你的胎宝宝 …… 097
哼唱简单的英语儿歌 …… 098

孕10周　每分钟增加25万个脑细胞 …… 099

胎宝宝在长,准妈妈在变 …… 099
本周营养提示 …… 099
本周胎教提示 …… 100
内衣裤更要仔细选择 …… 100
孕期怎样选鞋 …… 101
电磁波对孕妇的危害 …… 101
孕期长痘怎么办 …… 102
孕期嗜睡、多梦都很正常 …… 102
适时运动很重要 …… 103
及时发现宫外孕 …… 104
什么情况下可以保胎 …… 105
应对孕期视力下降 …… 106
欣赏齐白石的名作 …… 106

孕11周　就像妈妈的拇指一样大了 …… 107

胎宝宝在长,准妈妈在变 …… 107
本周营养提示 …… 108
本周胎教提示 …… 108
尿频是正常的生理反应 …… 108
补钙,预防宝宝先天性佝偻病 …… 109
怀孕后应该适当运动 …… 110
护理指甲也是学问 …… 110
妊娠牙龈炎怎么应对 …… 111
孕早期也会便秘 …… 112
孕早期可以进行妇科检查吗 …… 112
警惕妊娠合并卵巢囊肿扭转 …… 113
什么是"妊娠期鼻炎" …… 113
练瑜伽:山立式 …… 114

孕12周　有了鼻子和下颚 …… 114

胎宝宝在长,准妈妈在变 …… 114
本周营养提示 …… 115
本周胎教提示 …… 115
可多吃豆类食物 …… 115
职场妈妈上班路上多小心 …… 116
吃火锅要讲究方法 …… 116
补镁有助于骨骼的发育 …… 117
远离化学制剂 …… 117
黄体酮不可随便使用 …… 118
正常范围的B超不会伤害宝宝 …… 118

鱼肝油和含钙食品要慎重服用 …… 119
糯米甜酒不适合准妈妈 …… 119
有趣的脑筋急转弯 …… 120

孕中期
宝宝努力在成长（孕4~7个月）

孕13周　就像一条小金鱼 …… 122

胎宝宝在长，准妈妈在变 …… 122
本周营养提示 …… 122
孕中期营养食谱 …… 123
本周胎教提示 …… 124
谨慎使用调味料 …… 124
认真选择准妈妈奶粉 …… 125
胎儿与羊水的关系 …… 125
适合孕中期的运动 …… 126
怀孕时如何预防妊娠纹 …… 127
哪些准妈妈应避免性生活 …… 127
如何选择音乐胎教 …… 128
准妈妈体操也是运动胎教 …… 129

孕14周　男宝女宝开始不同 …… 130

胎宝宝在长，准妈妈在变 …… 130
本周营养提示 …… 130
本周胎教提示 …… 131
适当摄入脂质类食物 …… 131
规律运动不可少 …… 131
做好唐氏综合征筛查 …… 132
孕期控制体重的重要性 …… 132
孕期体重应增加多少 …… 133
浴室安全需注意 …… 134
如何应对妊娠性瘙痒 …… 134
如何应对腿部抽筋 …… 135
给胎宝宝起个名字吧 …… 136
不要让宝宝性别成为自己的负担 …… 136
练习胸部瑜伽 …… 136

孕15周　长出头发和眉毛了 …… 137

胎宝宝在长，准妈妈在变 …… 137
本周营养提示 …… 138

目 录

本周胎教提示 ………… 138
缓解尿失禁的尴尬 ………… 138
怀孕期也会分泌乳汁 ………… 139
职业准妈妈该注意什么 ………… 139
孕中期是游泳的好时期 ………… 140
外出旅行要谨慎 ………… 141
补钙也要注意方法 ………… 142
维生素 B_1 的重要性 ………… 143
"脑黄金"对胎宝宝的重要性 ………… 144
故事胎教《公主的发夹》 ………… 144

孕16周 妈妈,你感觉到我了吗 ………… 146

胎宝宝在长,准妈妈在变 ………… 146
本周营养提示 ………… 146
本周胎教提示 ………… 147
宝宝第一次有了胎动 ………… 147
羊膜腔穿刺术适合哪些准妈妈 ………… 148
如何选择准妈妈装 ………… 149
孕期总头晕怎么办 ………… 150
练习腰部运动 ………… 151
上下班路上注意安全 ………… 151
准妈妈不宜睡席梦思床 ………… 152
抚摩胎教如何进行 ………… 152

孕17周 气管分支开始形成 ………… 154

胎宝宝在长,准妈妈在变 ………… 154
本周营养提示 ………… 155
本周胎教提示 ………… 155
准爸爸要多和胎宝宝说话 ………… 156
正确应对社交问题 ………… 156
选择高能量低脂肪的食物 ………… 157
准爸爸要学会听胎心 ………… 158
如何避免铅污染 ………… 158
哪些原因容易造成胎儿畸形 ………… 159
应对孕期五官不适 ………… 159
学做简单的四肢和腰部体操 ………… 161
和准爸爸一起呼唤你的天使 ………… 161

孕18周 听到子宫外的声音 ………… 162

胎宝宝在长,准妈妈在变 ………… 162
本周营养提示 ………… 163
本周胎教提示 ………… 163
正确应对怀孕期工作压力 ………… 164
如何按摩宝宝的"粮仓" ………… 164
准妈妈如何选择工作餐 ………… 165
不宜贪吃冷饮 ………… 165
掌握胎动的规律 ………… 166
孕期皮肤瘙痒怎么办 ………… 167
哪些食物最补血 ………… 167

如何发现胎动异常 …………… 168
产检为什么要做羊水穿刺 …… 169
10 首必听的胎教音乐 ………… 170
减少空调的使用 ……………… 170

孕 19 周　活动越来越频繁 …………………………………………………… 171

胎宝宝在长，准妈妈在变 …… 171
本周营养提示 ………………… 172
本周胎教提示 ………………… 172
缓解孕中期的疲倦 …………… 172
避免焦虑引发的胎动 ………… 173
应对妊娠斑 …………………… 173
久坐不动并不好 ……………… 174
准妈妈偏食怎么办 …………… 175
注意使用腹带 ………………… 176
孕期好眠胜千金 ……………… 177
应对乳头内陷 ………………… 178
清洗乳房要注意 ……………… 179
练习助产操 …………………… 180
用光照训练胎宝宝的昼夜节律 … 180

孕 20 周　视网膜形成了 ……………………………………………………… 181

胎宝宝在长，准妈妈在变 …… 181
本周营养提示 ………………… 181
本周胎教提示 ………………… 182
妊娠高血压的危害 …………… 182
适量服用卵磷脂 ……………… 183
不宜去拥挤的场所 …………… 183
准妈妈要注意工作的姿势 …… 184
孕期运动注意事项 …………… 184
为胎宝宝的视力打好基础 …… 186
本周可进行 B 超筛查 ………… 186
准妈妈不宜过多进行日光浴 … 187
让宝宝记住爸爸的声音 ……… 188
和胎宝宝玩踢肚游戏 ………… 188
学做闪光卡片 ………………… 189

孕 21 周　能听到妈妈说话了 ………………………………………………… 190

胎宝宝在长，准妈妈在变 …… 190
本周营养提示 ………………… 190
本周胎教提示 ………………… 191
不宜在仰卧位睡觉 …………… 191
适当增加奶类食物的量 ……… 192
肚子为何不显 ………………… 192
摘掉隐形眼镜 ………………… 193
孕期运动量监测法 …………… 193
维生素 D 对宝宝骨骼生长的作用 … 194
学会测量宫高和腹围 ………… 195
感到晕眩怎么办 ……………… 196
聆听音乐《勃兰登堡协奏曲》…… 197

目录

孕 22 周　大脑神经开始活动 …… 198

- 胎宝宝在长，准妈妈在变 …… 198
- 本周营养提示 …… 199
- 本周胎教提示 …… 199
- 肥胖孕妈妈要注意均衡营养 …… 199
- 孕期外用药也要警惕 …… 200
- 如何预防食物过敏 …… 201
- 孕期应对水肿 …… 201
- 做好羊水监测 …… 202
- 盘腿坐锻炼法 …… 204
- 吃东西时细嚼慢咽 …… 205
- 孕妈妈多吃核桃，宝宝更聪明 …… 205
- 孕期流鼻血怎么办 …… 205
- 做糖筛要注意什么 …… 206
- 有目的地训练宝宝的听力 …… 207
- 如何教胎儿"唱歌" …… 207

孕 23 周　像个小老头 …… 208

- 胎宝宝在长，准妈妈在变 …… 208
- 本周营养提示 …… 209
- 本周胎教提示 …… 209
- 准妈妈宜多吃豆类食品 …… 209
- 警惕孕期尿路感染 …… 210
- 手指操轻松去掉面部水肿 …… 211
- 孕妈妈怎样喝茶更健康 …… 211
- 职场孕妈妈如何吃好工作餐 …… 212
- 孕妈妈怎么做能防治妊娠肾病 …… 213
- 准妈妈预防胀气有方 …… 213
- 准妈妈爱出汗怎么办 …… 215
- 胎教音乐效果大不同 …… 215
- 孕期小故事.《萝卜回来了》 …… 216

孕 24 周　呼吸系统开始发育 …… 218

- 胎宝宝在长，准妈妈在变 …… 218
- 本周营养提示 …… 218
- 本周胎教提示 …… 219
- 吃准妈妈奶粉有什么好处 …… 219
- 孕期下肢水肿怎么办 …… 220
- 拍个孕期写真照 …… 221
- 避免胎儿窘迫 …… 221
- 骨盆底肌肉锻炼法 …… 222
- 准妈妈外出吃饭需注意 …… 222
- 短途旅行也是一种很好的胎教 …… 223

孕 25 周　大脑发育的高峰期 …… 224

- 胎宝宝在长，准妈妈在变 …… 224
- 本周营养提示 …… 225

本周胎教提示 ………………… 225
孕期呼吸急促应对方法 ………… 225
感觉"烧心"怎么办 …………… 226
顺产必学的拉梅兹呼吸法 ……… 227
解决孕晚期睡眠问题 …………… 228
适当摄取胆碱含量高的食物 …… 229
下蹲运动锻炼法 ………………… 230
缓解大腿疼痛的运动法 ………… 230
骨头汤的补钙效果并不是最好的 … 231
孕期多吃粗粮好 ………………… 231
补充DHA，促进胎宝宝脑部发育……
　………………………………… 232
准妈妈们该如何补充DHA ……… 233
应对胎位异常 …………………… 233
语言胎教是孕晚期的重点 ……… 235
音乐胎教不当可影响胎儿听力 … 235

孕26周 宫内第一次睁开了眼睛 …………………………… 236

胎宝宝在长，准妈妈在变 ……… 236
本周营养提示 …………………… 237
本周胎教提示 …………………… 238
不宜过量食用温热补品 ………… 238
缓解孕晚期精神紧张的方法 …… 239
缓解孕期便秘的粥 ……………… 240
孕期巧妙应对尴尬 ……………… 240
孕晚期活动更需小心谨慎 ……… 241
孕晚期做家务更要细心 ………… 242
及时调节心情，预防孕期抑郁症 … 242
应适时停止工作 ………………… 243

孕27周 宝贝长出了柔软的头发 …………………………… 244

胎宝宝在长，准妈妈在变 ……… 244
本周营养提示 …………………… 245
本周胎教提示 …………………… 245
注重补锌和铜 …………………… 245
开始规划你的产假 ……………… 246
解读妊娠期怪梦 ………………… 247
准妈妈警惕高热 ………………… 247
预防巨大儿 ……………………… 248
孕晚期准妈妈预防早产 ………… 249
孕妈妈在冬季感冒了怎么办 …… 251
进行规范的产前保健 …………… 251
学做准妈妈体操 ………………… 252
慎吃油炸食物 …………………… 253
给胎宝宝做英语胎教 …………… 254

孕28周 宝宝有了自己的性格 ……………………………… 255

胎宝宝在长，准妈妈在变 ……… 255
本周营养提示 …………………… 256

目录

本周胎教提示 ………………… 257
做好胎心监护 ………………… 257
洗澡更要有讲究 ……………… 258
学习腹式呼吸 ………………… 259
胎动、胎心的自我监测 ……… 260
孕晚期无须大量进补 ………… 261
警惕早产 ……………………… 262

不要见红就紧张 ……………… 262
数数胎宝贝的活动次数是否正常 … 262
预防和应对孕期痔疮 ………… 263
孕期护理好你的口腔 ………… 264
宝宝的口味源自妈妈 ………… 264
聆听音乐《花之圆舞曲》 …… 265

孕晚期
很快就要见面了（孕8~10个月）

孕29周　运动得更加有力了 ………………………………………… 268

胎宝宝在长，准妈妈在变 …… 268
本周营养提示 ………………… 269
孕晚期营养食谱 ……………… 269
本周胎教提示 ………………… 271
姿势正确防疼痛 ……………… 271
孕妈妈可多喝酸奶 …………… 272

7种坚果让宝宝更聪明 ……… 272
孕晚期的放松运动 …………… 274
如何预防早产 ………………… 274
帮助准妈妈顺产的运动 ……… 275
巩固胎教效果 ………………… 276

孕30周　大脑再次发育 ……………………………………………… 277

胎宝宝在长，准妈妈在变 …… 277
本周营养提示 ………………… 277
本周胎教提示 ………………… 278
警惕孕晚期腹痛 ……………… 278

预防肝内胆汁淤积症 ………… 279
应对孕晚期胃烧灼 …………… 280
注意胎位问题 ………………… 280
谨慎选择剖宫产 ……………… 280

准妈妈吃鱼有讲究 …… 281	应对腰痛有方法 …… 282
产前爱抚很重要 …… 282	做手工：蜂鸟和大树 …… 283

孕31周 视听触嗅觉，样样俱全 …… 283

胎宝宝在长，准妈妈在变 …… 283	孕晚期衣着要注意 …… 287
本周营养提示 …… 284	有关分娩的那些误区 …… 287
本周胎教提示 …… 284	孕晚期应注意的睡眠姿势 …… 288
准妈妈背痛怎么办 …… 285	预防孕晚期胎盘过早脱离 …… 289
布置一个可爱的婴儿房 …… 285	摸摸胎位是否正常 …… 289
脐带绕颈不可怕 …… 286	讲故事《鲤鱼住在水稻家》 …… 290

孕32周 身体快速长大 …… 291

胎宝宝在长，准妈妈在变 …… 291	前置胎盘有哪些危害 …… 295
本周营养提示 …… 292	应对妊娠合并心脏病 …… 296
本周胎教提示 …… 292	对胎儿进行运动训练 …… 297
做好分娩准备 …… 292	密切关注胎动变化 …… 297
为母乳喂养做好准备 …… 293	防止外力导致的异常宫缩 …… 298
可适当喝点淡绿茶 …… 293	讲故事《自私的巨人》 …… 299
孕妈妈需要充足的休息 …… 294	

孕33周 瞳孔能对光线有反应啦 …… 300

胎宝宝在长，准妈妈在变 …… 300	不宜过量吃的几种水果 …… 303
本周营养提示 …… 301	克服产前焦虑症 …… 304
本周胎教提示 …… 301	应对孕晚期小便失禁 …… 305
补充维生素K，预防产后大出血 …… 301	脐带血要不要留 …… 305
进行胎心监测 …… 302	给宝宝讲一天的生活 …… 306
需要提前入院的情况 …… 302	预防脐带绕颈 …… 306

目 录

准妈妈吸氧的好处 …………… 307
生宝宝要准备哪些证件 …………… 307
思维游戏：救救小鱼 …………… 308

孕34周　宝宝的皮肤变美了 …………… 308

胎宝宝在长，准妈妈在变 …………… 308
本周营养提示 …………… 309
本周胎教提示 …………… 309
日常动作更要小心 …………… 310
孕妈妈吸氧要谨慎 …………… 310
适合自然分娩的情况 …………… 310
尽量不要吃夜宵 …………… 312
吃一些清火食物 …………… 312
哪些情况下必须引产 …………… 313
欣赏电影《霍顿与无名氏》 …………… 313

孕35周　已具备出生的条件 …………… 314

胎宝宝在长，准妈妈在变 …………… 314
本周营养提示 …………… 314
本周胎教提示 …………… 315
查查胎盘功能 …………… 315
警惕胎膜早破 …………… 316
每日不超过2个鸡蛋 …………… 318
影响分娩的四大因素 …………… 318
提前让宝宝出生的危害 …………… 319
产前运动操 …………… 320
临产前的营养要求 …………… 320
准爸爸可考虑是否陪产 …………… 321
讲故事《小瓢虫旅行记》 …………… 321

孕36周　胎位固定，宝宝安静了 …………… 322

胎宝宝在长，准妈妈在变 …………… 322
本周营养提示 …………… 323
本周胎教提示 …………… 323
无痛分娩有哪些镇痛法 …………… 324
产前音乐运动 …………… 324
应对阴道流水的情况 …………… 325
准爸爸也可接受产前培训 …………… 326
胎头什么时候入盆 …………… 326
提前预防产褥感染 …………… 327
分娩前坚持胎教 …………… 327

孕37周　储备脂肪，为出生后保持体温 …………… 328

胎宝宝在长，准妈妈在变 …………… 328
本周营养提示 …………… 329
本周胎教提示 …………… 329
坚持护理好乳房 …………… 329

避免临产十忌 …………… 329
做好分娩的准备 …………… 330
练习运动催生法 …………… 331
勇敢面对分娩 …………… 332
分娩时不宜大声喊叫 …………… 333
脐带过长或过短的危害 …………… 334

孕38周 呼吸和消化功能已经完善 … 335

胎宝宝在长，准妈妈在变 …………… 335
本周营养提示 …………… 335
本周胎教提示 …………… 336
做好分娩前的检查 …………… 336
分娩为什么会感觉到疼痛 …………… 337
临产前吃什么好 …………… 338
了解分娩时的常见意外 …………… 338
辅助分娩的方式 …………… 339
准爸爸要做好陪伴 …………… 340
控制疼痛的小窍门 …………… 341
腹痛腹泻了怎么办 …………… 342

孕39周 从胎盘获取抗体，保护出生后的自己 … 343

胎宝宝在长，准妈妈在变 …………… 343
本周营养提示 …………… 343
本周胎教提示 …………… 344
过期妊娠的B超检查 …………… 344
什么是导乐分娩 …………… 344
导乐分娩的方法 …………… 345
每天增加20克蛋白质 …………… 345
决定陪产的准爸爸怎么做 …………… 346
选择何种分娩方式 …………… 347
突发紧急分娩怎么办 …………… 348
分娩时的呼吸法 …………… 349

孕40周 分泌催产激素，告诉妈妈我来了 … 350

胎宝宝在长，准妈妈在变 …………… 350
本周营养提示 …………… 351
本周胎教提示 …………… 351
自然产和剖宫产的优缺点 …………… 352
自然分娩的第一产程 …………… 353
自然分娩的第二产程 …………… 355
自然分娩的第三产程 …………… 356
如何预防和处理过期妊娠 …………… 357
配合医生生宝宝 …………… 357

目录

坐月子
辣妈的美丽新生活

产后科学护理 ………………………………… 360

坐月子有哪些原则 …… 360	适合产妇的锻炼方式 …… 365
产后基本护理 …… 362	做好产后打算 …… 366
产后如何护理伤口 …… 362	如何选择月嫂 …… 367
产后如何护理腹部 …… 363	克服产后抑郁 …… 368
新妈妈多久可以开始锻炼 …… 365	

产后饮食指南 ………………………………… 369

不要产后立即进补 …… 369	产妇可以喝红糖水吗 …… 370
促进乳汁分泌的方法 …… 370	为什么月子期要尽量少吃盐 …… 371
奶胀的预防与处理 …… 370	适合产妇的月子餐 …… 372

月子食谱推荐 ………………………………… 373

产后疾病预防 ………………………………… 375

产褥热 …… 375	子宫收缩不全 …… 378
乳腺炎 …… 376	迎接新生活吧 …… 379

附录1 产检具体时间与内容 …………………………………………… 381

附录2 如何办理宝宝的各种证件 ……………………………………… 388

为人父母是一件愉快的事,那些不曾亲身经历的人永远都无法体会这其中的乐趣。但另一方面,这也是一件非常不容易的事情。其中的辛酸苦辣也只有经历过的人才能感受到。

可是,为了这个可爱的小生命,再苦再累你也愿意付出,愿意牺牲。可你知道吗,在孕育一个小生命之前,你还需要了解很多,准备很多。

你们需要从心理、生理和物质等各方面做好准备,从现在起您将经历生命中最大的变化,从现在开始将进入一个全新的时期,你们将成为一个天使宝宝的父母。你做好准备了吗?

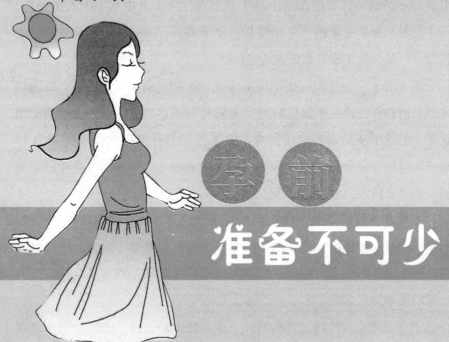

孕前准备不可少

了解遗传的秘密

遗传病的特点

目前已被人类认识的遗传病有4000多种，从对许多遗传病的分析中，总结出遗传病的几个主要特点。

(1) **具有遗传性** 患者携带的致病基因将会通过后代的繁衍而继续遗传下去。国外报道，在喀里卡克家庭中，大马丁的上三代均无异常，大马丁与一个低能的女子结婚，所生育的小马丁其下四代482人中有143人属低能。而大马丁与另一智能正常的女子结婚后，生下的五代496人中全部正常，无一个低能。可见，遗传病具有很强的遗传性。

(2) **具有先天性** 往往在孩子出生前就带有畸形或遗传性疾病，以致孩子一来到人世，就已经是个遗传病的"老病号"了。当然，也有一些孩子出生时正常，但若干年后出现临床症状。如X连锁隐性遗传的发病年龄为16岁，遗传性舞蹈症则要到30~40岁时才有临床表现。尽管是出生多年后才发病，祸根却是在精卵结合的瞬间就已种下，因此，仍属于遗传病。

(3) **具有终身性** 多数遗传病都很难治愈，具有终身性的特点。当然，有少数遗传病可以矫形，如显性遗传病多指（趾）与蹼指。然而，这类病人即使通过矫形，并与健康人结婚，但体内的致病基因却是终生不变的，后代出现症状的概率约为50%。

(4) **发病率高** 遗传病患者的后代，很可能重蹈覆辙，尤其是近亲结婚带来的遗传病，患病比例更高。因此，为了减少遗传病的患病率，要坚决制止近亲结婚。

哪些情况需要进行遗传检查

进行遗传检查的目的是防止畸形儿出现，是保证优生的有效措施之一。因此，具有下列情况之一的准妈妈，应在孕前和孕后进行遗传检查和咨询。

（1）年龄在 35 岁以上的准妈妈。因卵子老化，染色体容易发生突变，产生胎儿先天性畸形或先天愚型儿的危险性较大。

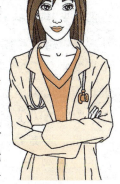

（2）曾生过无脑儿、脊柱裂或其他畸形胎儿的女性。这类女性再次怀孕后，应进行产前检查和遗传咨询。因为她们再次生育同类异常孩子的危险性较一般准妈妈高得多。

（3）习惯性流产、多次胎死宫内的女性。这类女性再次怀孕后，要进行相关项目的检查。因为这种情况有可能是由夫妇一方或双方染色体异常引起的，再次怀孕，仍可出现畸胎。

（4）家族中有先天性代谢性疾病的患者，或准妈妈本人曾生育过代谢性疾病患儿。孕期应做产前检查和遗传咨询。

（5）夫妇双方均为同一种地中海贫血患者。

（6）怀孕早期曾患过风疹、巨细胞病毒、单纯疱疹等病毒感染的准妈妈。

（7）孕前及孕期饲养宠物并经常接触宠物的准妈妈。宠物尤其是猫，是弓形体病的传染源，准妈妈感染后生下的婴儿可能患有脑积水、脑钙化、先天性失明等畸形。

（8）孕早期曾服用可能致胎儿畸形的药物，或接受过放射线诊断、治疗的准妈妈。

近亲结婚与遗传疾病

一般认为，3 代（或 5 代）以内有共同祖先的男女，均为近亲，他们之间通婚，就称为近亲结婚。近亲结婚的首要危害为遗传病发病率高。近亲结婚的夫妻，从共同祖先那里获得了较多的相同基因，很容易使对后代生存不利的基因相遇和集中，从而加重了有害基因对子代的危害程度，容易生出有健康缺陷的孩子。据世界卫生组织估计，人群中每个人携带 5~6 种隐性遗传病的致病基因。在随机婚配时，由于夫妻二人毫无血亲关系，相同的基因甚少，他们所携带的隐性致病基因不同。而近亲结婚时，由于夫妻二人携带相同的隐性致病基因的可能性很大，很容易形成隐性致病基因的患者，从而使后代遗传病发病率升高。

另外，近亲结婚除了与单基因常染色体隐性遗传病有密切关系外，还发现部分多基因遗传病，如高血压、精神分裂症、先天性心脏病、无脑儿、脊柱裂、癫痫患者家族成员间如果近亲结婚，则其子女得病的机会较非近亲结婚子女要高。据一项调查表明，无脑儿和脊柱裂发病率在群体中（非近亲结婚）只有0.57%，而在近亲婚配的子女中却为1.46%。

因此，为了家庭的幸福、下一代的聪明健康，年轻的夫妻万万不可感情用事，要充分认识近亲结婚的危害，以科学的观念选择配偶，一定要避免近亲结婚。

避免将不良基因遗传给宝宝

现在，一对夫妻一般只生育一个孩子，这个孩子对整个家庭十分重要。谁都希望自己的孩子健康快乐，如果孩子生下来就有一些遗传性疾病，不仅孩子会一生痛苦，孩子的爸爸妈妈及其他亲属也将痛苦不堪。下面介绍的这些父母，有很大可能会将自己的不良基因遗传给宝宝。

（1）35岁以上的高龄孕妇　有关资料证明，染色体偶然错误的概率越到生殖年龄后期越明显增高。因为女性一出生，卵巢里就储存了她这一生全部的卵细胞，当年龄较大时，卵子就相对老化了，生染色体异常患儿的可能性也会相应增加。统计资料显示，此种可能性约为4.5%。

（2）夫妇一方为平衡易位染色体的携带者　如果父母一方为平衡易位染色体的携带者，他们的子女中有1/4将流产，1/4可能是易位型先天愚型，1/4可能是平衡易位染色体的携带者，只有1/4的可能生出正常的孩子。

（3）有习惯性流产史的夫妻　统计资料告诉我们，习惯性流产妇女的染色体异常的概率比常人高12倍。凡是胎儿有染色体异常的，均易流产。

（4）已经生过一个"先天愚型"患儿的母亲　已生过一个常染色体隐性代谢病患儿（如白化病、先天性聋哑、侏儒、苯丙酮尿症等）的母亲，再次生育时，其第二个孩子为"先天愚型"患儿的概率为3%，孩子的发病率为25%。

(5) **夫妇双方为高度近视者** 高度近视又称进行性近视，指600度以上的近视。夫妇双方如均为高度近视，其子女通常会发病。如双亲中一方为高度近视，另一方正常，其子女有10%～15%的可能会发病。如一方为高度近视，另一方为近视基因携带者，其子女高度近视的发生率约为50%。如双方均为近视基因携带者，但视力正常，则子女高度近视的发生率是25%。

父母哪些容貌特征会遗传给子女

外貌的遗传具有选择性，常听到人家说宝宝长得像爸爸或像妈妈，甚至长得像爷爷奶奶舅舅姑姑等。这是因为相同的基因在宝宝身上呈现出了显像。那准妈妈们，当你看着自己的肚子一大大大起来，你一定会跟孩子他爹争论肚子里的孩子会长得像谁的问题吧？虽说相貌遗传这问题是难预知的，但从科学角度来说还是有一定规律可循的。宝宝会有哪些遗传父母的特征呢？

(1) **声音** 孩子的声音通常都会非常接近父母，其相似程度会比长相、形体更甚。如果父亲笑声爽朗，母亲又是个大嗓门，很难想象孩子会细声细气。通常，儿子的声音与父亲很接近，女儿的声音则很像母亲。

(2) **寿命** 如果你的家族中有长寿的先例，那么你的孩子长寿的可能性是很大的。不过，寿命也受环境因素的影响，如饮食习惯、生活环境、工作环境等，也在不同程度上左右着人的寿命。

(3) **智力** 人的智力取决于遗传、环境两方面的因素。遗传决定60%，环境则决定了另外40%。在智力遗传中，不仅包括智商，还包括情商。

(4) **身高** 研究表明，人的身高有70%取决于遗传，后天因素的影响只占到30%。一般来讲，如果父母身材较高，孩子身材通常也比较高。

(5) **肤色** 肤色在遗传时往往不偏不倚，让人别无选择。它总是遵循着"相乘后再平均"的自然法则，给孩子打着父母"综合色"的烙印。比如，父母皮肤较黑，绝对不会有白嫩肌肤的孩子；如果父母中一个人较黑，一个人较白，那么在胚胎时"平均"后，便给孩子形成一个不黑不白的中性肤色。

(6) **眼睛** 父母的眼睛形状对孩子的影响显而易见。只要父母双方有一个人是大眼睛，生大眼睛孩子的可能就会大一些。还有双眼皮、眼球颜色、睫毛都是遗传的。

（7）**鼻子** 一般来讲，鼻子大、高而鼻孔宽的人呈显性遗传。父母双方中有一人是挺直的鼻梁，遗传给孩子的可能性就很大。

（8）**耳朵** 耳朵形状是遗传的。父母双方只要一个人是大耳朵，那么孩子就极有可能有双大耳朵。

（9）**下颌** 父母任何一方有突出的大下巴，孩子十有八九会一样。

（10）**胖瘦** 代谢率低的人就容易长胖，这是由于体形遗传因素而决定的。如果父母体形属于容易长胖的那种类型，孩子就容易偏胖。因此，这样的孩子出生后，喂养上要注意营养平衡，不要吃得过多。如果父母中有一人肥胖，孩子发胖的机会是30%。如果父母双方都肥胖，孩子发胖的机会是50%～60%。

身高的遗传法则

父母的身高对子女的高矮非常有影响，甚至起决定性作用，这是由遗传决定的。一般来说，父母双方都是矮个子，其子女一般情况下也是矮个子；如果双方都很高，其子女往往也是高个子。高与高结合生高，矮与矮结合生矮，是身高遗传的法则。

不过，身高遗传法则并不是绝对的。一般来说，身高的遗传度为0.75，即身高75%取决于遗传，25%取决于环境。不过，遗传只能决定身高生长的潜力，但这种潜力能否得到正确的发挥则有赖于各种环境条件（如营养、体育锻炼、疾病防治、规律的生活、心理健康等）。

子女成年后的身高可以用下列公式计算：

儿子成年身高（厘米）＝（父亲身高＋母亲身高）×1.08÷2

女儿成年身高（厘米）＝（父亲身高×0.923＋母亲身高）÷2

智力会遗传吗

在一个家庭中，父母双方有一方智力低下的，他们所生的子女中智力低下的发生率明显地高于父母亲智力均正常所生的子女，同样，父母亲都智力低下，他们所生的子女智能低的发生率更高。这说明了智力与遗传的关系。

虽然和某些遗传基因有关，但是，遗传也不是起着决定性的作用，还受着外界环境的作用。子女从小耳濡目染，受到环境熏陶，而且父母有意识在这方面给予的培养,加上本身主观努力,刻苦求学,才能作出成就。

在以往多子女的家庭中,同一个家庭的子女,有的孩子长大后取得了惊人的成就,而有的则一生平平。这也充分说明了遗传固然能传给下一代某些天赋,但后天因素如家长的教育、父母的行为对孩子的影响,以及个人学习和实践、刻苦的程度是造成智力差异的重要因素。

近视会遗传吗

很多近视的父母往往会担心:我的近视会遗传给孩子吗?目前,许多研究发现,近视确实跟遗传有关,但是否发病受环境因素的影响很大。也就是说,近视既决定于父母的遗传性状又受环境因素的影响。

近视一般分为普通近视和高度近视两种类型。普通近视一般在600度以下,可以从儿童时期发病,到25岁以后就很少发病,通过配戴眼镜可以将视力矫正到正常。一般认为,普通近视是不会遗传的,它的发生通常被认为是儿童不注意用眼卫生等因素引起的。与此相反,调查发现,有高度近视家族史的人近视发病率较没有近视家族史的人高,同时高度近视与环境因素也有关。高度近视多在600度以上,即使戴眼镜也很难矫正到正常。一般而言,越严重的近视,越可能是父母的遗传。高度近视是一种常染色体隐性遗传病。若父母都是高度近视,其子女发病率为100%,如父母一人高度近视,一人为致病基因携带者,子女的发病率为50%;如果父母均不是患者而只是基因携带者,则子女发病率为25%;若父母一人高度近视,另一人正常,则子女不会患病,但可能为基因携带者。明白了这一点,您应该理解为什么一些只有两三岁的孩子也戴着厚厚的眼镜了吧。

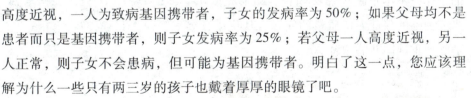

不过,高度近视有遗传性,但同时也与环境有关,后天的环境可能加重近视的程度。如果您正好是一位近视者,请注意孩子日后的用眼卫生,避免引起或加重近视。

优生小秘密

现代优生新概念

"优生"一词由人类遗传学专家于1883年首次提出,其原意是"健康的遗传"。主张通过选择性的婚配,来减少不良遗传素质的扩散和劣质个体的出生,从而达到逐步改善和提高人群遗传素质的目的。通俗地说,优生的"生"是指出生,"优"是优秀或优良,优生即生优,就是运用遗传原理和一系列措施,使生育的后代既健康又聪明。

优生学是研究如何改善人类遗传素质的一门科学。可分为两个方面:一方面是研究如何使人类健康地遗传,减少以至消除带遗传病和先天畸形的患儿出生,被称为消极优生学或预防性优生学;另一方面是研究怎样增加体力和智力上优秀个体的繁衍,叫做积极优生学。前者是劣质的消除,后者是优质的扩展。其目的都是为了扩展优秀的遗传因素,提高人类的遗传素质。

今天,我国的优生工作,大都属于消极优生学的范围,而且这是最基本的工作,不尽量减少那些弱智、畸形儿的出生,就谈不上人口质量的提高。当前面临的保证人口质量的问题,从优生角度来说,正是如何尽力降低以至消除严重缺陷儿的孕育。

成功受孕的要求

精子和卵子结合形成受精卵,受精卵再着床到子宫内膜上生长发育,称为受孕。受孕过程比较复杂,要完成这个过程,夫妻双方必须具备一定的生育条件,这些条件大致分为以下几个方面:

男子的睾丸能产生正常的精子。正常成年男子一次射出的精液量为2~6毫升,每毫升精液中的精子数应在2000万以上,有活动能力的精子达60%以上，精子的畸形率不超过15%。精子排出后可存活48~72小时。

女性的卵巢能排出健康成熟的卵子。月经正常的女性，每个月经周期都有一个健康成熟的卵子排出。

在女性排卵期前后要有正常的性生活，使精子和卵子有机会相遇受精。

正常而又通畅的生殖道。夫妇间性交时，男子必须将精子排入女子阴道。整个精子的必经之路，包括男子附睾、输精管、尿道、女子阴道、子宫颈管、输卵管和子宫腔，都必须畅通无阻。

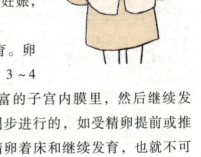

精子和卵子在输卵管的壶腹部相遇，精子有能力进入卵子，结合成受精卵。

受精卵能向子宫腔移行。受精卵借助输卵管的蠕动被送到子宫腔。如滞留，就成为输卵管妊娠，即宫外孕。

子宫内环境必须适合受精卵着床和发育。卵子受精后，一边发育一边向子宫方向移动，3~4天后到达子宫腔，6~8天就埋藏在营养丰富的子宫内膜里，然后继续发育为胎儿。受精卵发育和子宫内膜生长是同步进行的，如受精卵提前或推迟进入宫腔，这时的子宫内膜就不适合受精卵着床和继续发育，也就不可能怀孕。

做好孕前检查

每对夫妇都希望生一个健康聪明的宝宝，让宝宝赢在起跑线上，这就要求备孕的夫妇应该"从长计议"——做好孕前的优生健康检查，它可以降低或消除导致出生缺陷等不良妊娠结局的风险因素，从源头预防出生缺陷的发生。另外，也能让准妈妈做到心安，少一些紧张和焦虑，这既是对自己的健康负责，也是对未来宝宝负责。

一般建议孕前优生健康检查在孕前4~6个月内进行，当然也应根据具体的项目而定，检查的项目主要包括血常规、尿常规、肝功能、生殖系统检查、妇科内分泌检查等9项内容。具体项目可以查看下表。

孕前优生健康检查项目表

检查项目	检查内容	检查对象	检查目的	检查时间	注意事项
血常规	通过血液查看血红蛋白及细胞数量反应	女性	是否贫血	孕前3个月	
尿常规	尿液一般性状检查、尿液化学渣、尿沉渣显微镜检查	女性	是否患有肾脏疾病或糖尿病	孕前3个月	留中段尿,避免阴道分泌物污染尿液
肝功能	乙肝两对半检查、甲肝丙肝抗体测定	夫妇	是否患有肝病	孕前3个月	空腹检查
生殖系统	筛查滴虫、霉菌、支原体衣原体感染、阴道炎症,以及淋病、梅毒等疾病	夫妇	防止疾病传染给胎儿	孕前任何时间	检查前不宜进行性生活和阴道灌洗
妇科内分泌	促卵泡生成激素、促黄体生成素、垂体泌乳素、孕酮、雌二醇、睾酮	女性	是否患有不孕或月经不调等卵巢类的疾病	孕前任何时间	
脱畸全套	风疹、弓形虫、巨细胞病毒	女性	预防流产和胎儿畸形	孕前3个月	
ABO溶血	血型和ABO溶血滴度	女性血型为O型,男性为A型、B型,或有不明原因的流产史	避免婴儿发生溶血症	孕前3个月	
染色体异常	检查遗传性疾病	有遗传病家族史的夫妇	排除遗传病	孕前3个月	
精液检查	精液颜色、数量、液化时间、密度、精子1小时存活率、精子活力、畸形精子百分比、精液中白细胞数等	男性	判断男性生育能力情况	孕前3个月	禁欲3~5天

婚检后不宜生育的情况

婚检后如果有以下情况时可以结婚，但不能生育。

（1）男女双方任何一方患有严重的常染色体显性遗传病，如强直性肌营养不良、先天性成骨发育不全、软骨发育不全、显性遗传性视网膜色素变性、双侧视网膜母细胞瘤、先天性无虹膜及显性遗传性双侧先天性小眼球等。

（2）婚配双方患有相同的严重的常染色体隐性遗传病，如白化病患者结婚，子女发病率几乎是100%；先天性聋哑属遗传性病患者，其子女发病率也极大，所以也不能结婚。

（3）男女任何一方患有严重的多基因遗传病，如先天性心脏病、狂躁抑郁型精神病、原发性癫痫、精神分裂症等。有高发家系的精神病（指除患者本人外，其父母或兄弟姐妹中有一个或更多人患精神病者），后代再现风险率增高，即使病情稳定，可以结婚，但不能生育。

（4）影响性功能的生殖器缺陷，如属可以矫治者，应先治疗后才能结婚。对无法矫治的严重缺陷又不能性交或生育者，应劝阻其结婚。患有严重的脏器疾病或恶性肿瘤者应劝阻其结婚。

另外，近年来我国出入境人员大幅度增加，传染病的感染率加速不容忽视。自1985年，我国发现首例入境外籍艾滋病病人（已死亡）之后，至今艾滋病在我国呈蔓延趋势，如河南艾滋病村的例子让我们触目惊心，健康的人群不得不引起警惕。通过两性结合进行传播，是多种传染病的重要传播方式之一，而婚姻又为这些传染性很强的疾病提供了传播的温床，所以要想避免如艾滋病、乙型肝炎、梅毒等这些疾病传染给爱人或后代，婚前检查是必不可少的有效手段。

母婴血型不合不要紧张

母婴血型不合是一种与血型有关的，因为准妈妈和胎儿之间血型不合而发生的溶血性疾病，发生在胎儿期和新生儿早期。胎儿体内的红细胞被凝集、破坏，是引起胎儿或新生儿溶血的重要原因。

胎儿的红细胞携带着来自父体的抗原，所以胎儿的血型可能不同于母亲。胎儿由父亲遗传获得的血型抗原如果正是准妈妈身体所缺少的，那么当胎儿的红细胞进入母体的血液循环时，就会诱导母体的免疫系统产生相应的抗体，抗体再通过血液循环和胎盘进入胎儿的体内，从而会引起一系列的免疫反应。这种抗体能够结合胎儿的红细胞，使其凝集、破坏，导致溶血的发生。

母婴血型不合最常见的为母亲的血型是 O 型，婴儿是 A 型或 B 型。这种母子 ABO 血型不合在妊娠中并不少见，约占 20%，但是最终发生新生儿溶血的却很少，仅占这类准妈妈的 1/150，而且症状大多数都很轻，以至于常常被家长忽视。其中只有约 1/5 的婴儿可能会发生黄疸，其症状也比 Rh 溶血病要轻得多。

ABO 血型不合导致的溶血往往在第 1 胎就可能发生，不过第 1 胎血型不合发生胎儿和新生儿溶血的临床症状较轻，胎儿期一般无症状，新生儿可表现为轻、中度贫血及黄疸。有严重溶血症的新生儿，会出现逐渐加重的黄疸、贫血、精神萎靡、不吃奶、呕吐等症状，有的甚至会发生惊厥、抽搐，医学上称为核黄疸，严重者可于发病后 3～5 日内死亡。发生核黄疸时，经过救治幸存的宝宝也多数遗留智力和运动功能不全等后遗症。

因为婴儿遗传物质的选择无法控制，所以对于此病目前没有什么特别有效的办法可以预防，但是在孕前进行 ABO 血型检查，对于医生的监控和及时采取医疗手段是有很大帮助的。

孕前做好疫苗接种

每个准备做妈妈的女性都希望在孕育宝宝的 10 个月里平平安安，不受疾病的侵扰。虽然加强锻炼、增强机体抵抗力是根本的解决之道，但针对某些传染疾病，最直接、最有效的办法就是注射疫苗。

(1) **风疹疫苗** 风疹病毒可以通过呼吸道传播，如果女性感染上风疹，怀孕后有 25% 的可能性会出现先兆流产、早产、胎死宫内等严重后果。也可能会导致胎儿出生后出现先天性畸形，例如先天性心脏病、先天性耳聋等。因此，最好的预防办法就是在怀孕前注射风疹疫苗。

风疹疫苗至少应在孕前 3 个月予以注射，因为注射后大约需要 3 个月的时间，人体内才会产生抗体。疫苗注射有效率在 98% 左右，可以达到终身免疫。目前，国内使用最多的是风疹、麻疹、腮腺炎三项疫苗，称为麻风腮疫苗，即注射一次疫苗可同时预防这 3 项疾病。但如果女性对风疹病毒已经具有自然免疫力，则无须接种风疹疫苗。

(2) 乙肝疫苗 我国是乙型肝炎的高发地区，被乙肝病毒感染的人群高达10%左右。母婴垂直传播是乙型肝炎的重要传播途径之一。一旦传染给孩子，他们中的85%~90%会发展成慢性乙肝病毒携带者，其中25%在成年后会转化成肝硬化或肝癌，因此应及早预防。

乙肝疫苗应按照0、1、6的程序注射。即从第一针算起，在此后1个月时注射第二针，6个月时注射第三针。加上注射后产生抗体需要的时间，至少应该在孕前9个月进行注射，免疫率可达95%以上，免疫有效期在7年以上。如果有必要，可在注射疫苗后五六年时加强注射一次。一般注射3针需要4支疫苗，高危人群（身边有乙肝患者）可加大注射量，一般需要6支疫苗。

这两项疫苗在注射之前都应该进行检查，确保被注射人没有感染风疹和乙肝病毒。

哪些情况下不宜怀孕

为了宝宝的健康，女性应选择有利的受孕时机，最好避免在下列情况下受孕：

(1) 夫妻任何一方饮酒后都不能受孕 酒精可以损害生殖细胞，使受精质量下降，导致胎儿畸形或低能。所以，应该切记"酒后不入室"的古训。

(2) 夫妻任何一方大量吸烟后都不宜受孕 烟中的尼古丁、烃化合物、一氧化碳等毒素可损害生殖细胞。如果准备怀孕，最好在夫妻双方戒烟戒酒3个月之后再进行。

(3) 女性直接接触过放射线或有害物质不宜受孕 女性如进行过放射治疗，进行过腹部透视，在放射科工作或接触了有害物质后，不宜马上怀孕，应隔1个月以后再怀孕。

(4) 夫妻任何一方患慢性病服药期间不宜怀孕 长期服用可能对胎儿有不良影响甚至可以使其致畸的药物，如四环素、链霉素、抗癫痫药、抗癌药等，最好在停药一段时间以后再怀孕。服用避孕药者，最好在停药3个月以后再怀孕。

(5) 男女任何一方正在患病，或病后初愈时不宜受孕 急性传染病、风疹、流感、病毒性肝炎等疾病可能影响精子和卵子的质量与胚胎的发育。女方若患有心、肝、肾等慢性疾病，会影响到内脏功能，所以必须避孕，直到病情缓解，内脏功能恢复良好，不再用药时方可受孕。

(6) 新婚初期不宜受孕 新婚夫妇在旅行结婚期间，应采取避孕措施。因为旅途劳累、生活不定，卫生条件得不到保障，一旦怀孕，易于出现先兆流产和胎儿畸形。

孕后不要再接种疫苗

从优生优育的原则上来看，任何药物（营养类药物除外）在整个妊娠期间都是不宜使用的，没有确切的资料表明，哪一种药物对胎儿来说是绝对安全的。胎儿期是细胞分化、组织器官发育迅速的时期，很容易受到药物等外界因素的影响，尤其是妊娠的前3个月内，宝宝的重要器官都是在这个时期内形成的，药物致畸的可能性就更大。

即使是维生素、叶酸等营养类药物，仍应在医生的指导下使用，因为过量服用有可能出现中毒现象。例如，妊娠期大量服用维生素D，可致胎儿的高钙血症和智力低下；而大剂量补充维生素A，则可在妊娠早期造成胎儿畸形流产。此外，为避免患上传染病而接种疫苗，对准妈妈来说也是不适宜的，在整个孕期里准妈妈都不能接种疫苗。

避免伤害子宫的行为

各种子宫疾病使许多女性朋友不得不放弃怀孕，严重时还可能出现生命危险。因此，我们一定要警惕下面这些伤害子宫的行为：

反复流产：不要以为人工流产是小事一桩，如果反复手术，特别是在短时期内重复进行，对子宫损害很大，严重时还可能导致不孕。

多次妊娠：每增加一次妊娠，子宫就增加一分风险。有数据表明，怀孕3次以上，子宫患病及发生危险的可能性就会显著增加。

私自堕胎：有些女性朋友出于各种原因私自堕胎或找没有资质的江湖医生进行流产手术，这样做的严重后果是子宫破损或继发感染。

为什么要做孕酮检查

孕酮，在女性怀孕过程中起到十分重要的作用。在排卵期，女性可以通过检查血清确定孕激素是不是在正常范围内；而在排卵期之后，女性也可以通过基础体温判断黄体功能是不是正常。产检为什么要做孕酮检查呢？

孕酮又称为黄体酮，英文缩写为"P"，还有孕甾酮、黄体甾酮、黄体激素、助孕激素、助孕素或助孕酮等叫法，是一种涉及女性月经周期、妊娠和对人类还有其他动物的胚胎有影响的类固醇，妊娠早期由卵巢妊娠黄体产生。孕期，孕酮是支持胎儿早期生长发育的重要激素，高浓度的孕酮对增大的子宫起着明显的镇静作用，对早期妊娠的支持也十分重要。

妊娠时，HCG刺激黄体产生孕酮；7~9周逐渐过渡至胎盘产生，又称黄体胎盘转移；10~11周胎盘产生孕酮明显增加，这时胎盘的滋养细胞接替黄体产生孕激素并维持妊娠。孕期孕酮检查主要用于了解黄体的功能及卵巢有无排卵以及了解妊娠状态等。

有人认为孕酮可改变子宫肌细胞膜对离子的通透性，使膜处于超极化状态，因而降低子宫肌的兴奋性，同时也降低了子宫肌对各种刺激（特别是缩宫素）的敏感性。因此，妊娠子宫不会发生剧烈而有进展性的收缩，胚胎不受影响，妊娠得以维持。据此，临床常用孕酮保胎。也有人持相反的意见，认为实验固然证明孕酮抑制子宫肌的兴奋，但它是体外条件，且实验用的剂量远远超过生理浓度。此外，治疗先兆流产时，利用双盲法，发现孕酮与安慰剂的效果等同。

蜕膜细胞由内膜间质细胞转化而来，含有糖原颗粒，供给胚泡营养。给孕鼠注射"兔抗鼠蜕膜血清"可致流产，说明蜕膜对维持妊娠的重要性。切除假孕蜕膜反应动物的双侧卵巢，可致蜕膜坏死液化；如给予外源性孕酮，则可防止蜕膜退变。可见孕酮是维持蜕膜反应所必需的。

总之，孕酮对维持妊娠是必需的，因而称"孕"激素。无论其维持妊娠机制为何，总必须与其靶组织即子宫内膜细胞的受体相结合，才能发生效应。而孕酮受体的合成，则主要是由雌激素促进的。因而孕酮的作用，总有赖于雌激素的协作；而且雌激素还可刺激卵巢黄体合成并分泌孕激素。

什么是高危妊娠

高危妊娠，顾名思义就是本次妊娠有某种病理因素或致病因素对孕产妇及胎儿有较高危险性，可能会直接危害母亲及胎儿的健康和生命安全。具有下列情况之一者属高危妊娠：

❶孕妇年龄小于18岁或大于35岁；
❷有异常孕产史者，如流产、早产、死胎、各种难产及手术产、新生儿死亡、先天缺陷或遗传性疾病；
❸孕期出血；
❹妊娠高血压综合征；
❺妊娠合并内科疾病，如心脏病、肾炎、病毒性肝炎、重度贫血、病毒感染等；
❻妊娠期接触有害物质及服用对胎儿有害的药物；
❼母儿血型不合；
❽早产或过期妊娠；
❾胎盘及脐带异常；
❿胎位异常；
⓫产道异常；
⓬多胎妊娠；
⓭羊水过多、过少；
⓮多年不育，经治疗受孕者。

将体重调整到最佳状态

女性过胖或过瘦，内分泌功能都会受到影响，不仅不利于受孕，还会增加婴儿出生后第一年内患呼吸道疾病或腹泻的概率。

实际体重低于平均体重15%为过瘦，这样的女性要多摄取优质蛋白质和富含脂肪的食物，如瘦肉类、蛋类、鱼类及大豆制品。

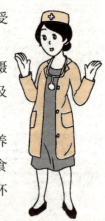

实际体重高于平均标准体重20%以上为肥胖，应请营养医生制订科学合理的食谱，即注意控制热量的摄入，少进食油腻及甜食，争取将体重减到标准范围内，这样也可避免怀孕后并发妊娠高血压综合征及糖尿病。

事实上，无论男女，过胖或过瘦都会影响优生优育。所以在准备怀孕前，夫妻双方都应采取积极措施，将体重控制在正常状态。

高龄女性与优生

医学研究发现，35岁以后生育的女性，其臀位产、手术产和先天愚型的发生率都较高。加之这个年龄准妈妈骨盆和韧带功能退化、软产道组织弹性较小，子宫收缩力相应减弱，易导致产程延长而引起难产，造成胎儿产伤、窒息。另外，由于高龄准妈妈的卵细胞易发生畸变，因此，胎儿畸形及某些遗传病的发生率也较高。据医学研究和临床实践表明，最佳生育年龄为24～28岁。这一时期女性发育已完全成熟，卵子的质量最好，盆腔内韧带和肌肉弹性最佳，子宫收缩力强，这个时期生育，流产、早产、死胎、畸形和痴呆儿的发生率也最低。

高龄准妈妈通过孕前检查则可让医生及早发现问题及早处理。如35岁以上产妇最多见的高血压和糖尿病，都可在孕前得到控制。在计划怀孕前3个月（至少1个月）至孕后3个月，每天补充0.4～0.8毫克的叶酸，或以叶酸为主要成分的"斯利安"等，则可防止有神经管缺陷的婴儿出生（如以前生产过神经管缺陷的婴儿则每日补充4毫克的叶酸）。

疾病与孕育

心脏病对孕育的影响

准备怀孕时，女性最好去医院检查是否患有心脏病，如有，则应慎重做出选择。因为女性在妊娠期间的血容量比妊娠前增加40%～50%，在妊娠32～34周时达最高峰。每分钟心搏量比未孕时增加20%～30%，在妊娠22～28周达高峰。

在妊娠期间，随着子宫增大、膈肌升高、心脏移位，机械性地增加了心脏负担；分娩时由于子宫收缩、产妇屏气用力、腹压加大及产后子宫迅速收缩，大量血液进入血循环，均会增加心脏负担。这些情况对健康准妈妈来说不成问题，但对患有心脏病的孕产妇则不然，严重时可导致孕产妇死亡。

但也并非凡患有心脏病的女性都不能怀孕，这要看所患心脏病的性质、心脏被损害的程度、心功能状况及能否进行心脏手术纠正等，具体情况由医生综合考虑后决定。

一般来说，患轻度心脏瓣膜疾病和先天性心脏病的女性如能胜任一般体力劳动，或活动后稍有心悸气短和疲劳感的，可以妊娠和分娩，但可能会出现一些问题。这类患者必须选择有心脏病专科的医院，在心脏科与产科医生的共同努力下来处理整个妊娠与分娩过程。

如果患者稍事活动就感到心悸气短，夜间不能平卧，口唇颜色发绀，呼吸困难，咯血或痰中带血丝，肝脏肿大和下肢水肿，则千万不可冒着生命危险而怀孕。另外，有病毒性心肌炎的女性，应在病愈后怀孕。

高血压对孕育的影响

平时血压在17.3/12千帕（130/90毫米汞柱）或以上的女性被认定为患有高血压病。这就需要去医院检查血压高的原因，若排除由于肾脏病或内分泌病所引起的高血压后，只要是确定没有明显血管病变的及处在高血压病早期女性，一般都可以怀孕。

但高血压患者在妊娠后很容易患妊娠高血压综合征。患此病会加重血管痉挛，影响子宫血流量，使得胎盘由于缺血而功能减退，导致胎儿宫内缺氧、发育停滞，而且易产低体重儿，严重时胎儿可能会死亡。另外，由于胎盘坏死出血，可发生胎盘早期剥离，严重威胁母子生命。

患高血压病的女性妊娠后，在妊娠中期约有1/3的人血压可降为正常，但即使这样，也不能放松警惕。要注意休息，避免精神过度紧张；要摄取高蛋白、低盐食物；应及早进行产前检查，根据病情适当增加检查次数；及时服降压药和利尿药，使血压维持在正常水平。只有这样才能降低妊娠高血压综合征的发生率，或使发病推迟到妊娠35周以后，以减轻对胎儿的影响。通过采取以上措施才能使母子平安。

尖锐湿疣对孕育的影响

尖锐湿疣是由人类乳头瘤病毒（HPV）感染引起的，多发于女性的大小阴唇、肛周、会阴部，严重时可波及阴道、宫颈、尿道等处。因其传染途径主要是性接触，故属性传播疾病。

尖锐湿疣在妊娠时会因性激素刺激而迅速增大，并可经阴道上行感染子宫。如准妈妈在阴道内或阴道口发生尖锐湿疣，分娩时新生儿会被感染，出生后不久就可能发生喉乳头瘤。为避免感染新生儿，患严重的外阴或阴道尖锐湿疣的女性，宜先行治疗。治疗时，小疣可做冷冻治疗，大疣可用电刀切除。

综上所述，患有尖锐湿疣的女性，应待病愈后再怀孕。

盆腔炎对孕育的影响

女性盆腔内子宫、输卵管及卵巢或其周围的组织，包括盆腔内腹膜，任何一处发生炎症时，均可称为盆腔炎。炎症可局限于一个部位，也可几个部位同时发炎。临床上，狭义的盆腔炎指的是输卵管炎。

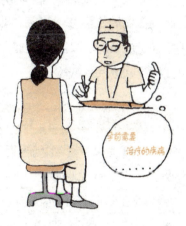

盆腔炎可由外生殖器的炎症向上蔓延而来，也可由邻近器官的炎症或身体其他部位的感染传播引起。病菌常在月经、流产、分娩的过程中，或通过生殖道各种手术的创面进入盆腔而引起炎症。盆腔炎分为急性和慢性两种，前者起病急，一般有明显的发病原因，若治疗及时、彻底、有效，则常可治愈。当急性炎症未能彻底治疗时会转变成慢性的，但更多的是由于起病缓慢，病情较轻未引起注意，故而治疗不及时所转变成的慢性的，这类盆腔炎常常造成女性不孕。不管是急性还是慢性盆腔炎，只要治疗及时、彻底是完全可以怀孕的，不过患病期间不宜怀孕。

淋病对孕育的影响

淋病是性病之一，淋病由淋病双球菌（简称淋菌）引起，淋菌的特点是侵袭黏膜，主要通过性接触感染，也可间接传播。许多女性感染淋病后并无症状，在有症状的病人中，早期主要表现为下生殖道和泌尿道炎症，表现为白带多、阴部灼痛、尿痛、尿频、排尿困难，随病情发展，其病变范围可延及内生殖器，治疗不彻底或不及时可转为慢性淋病，慢性淋病也常常是女性不孕的原因之一。

因此，患有淋病的女性，应在治愈后再怀孕，治疗务必积极彻底，并要选择恰当的治疗方案，同时对患有淋病的配偶也应同期治疗，以免淋病复发再受感染。

梅毒对孕育的影响

梅毒是性病之一，是由梅毒螺旋体（苍白螺旋体）引起的性传染病。

梅毒的病变范围不仅仅限于泌尿生殖道，还是生殖系统、淋巴系统乃至神经系统、心血管系统等全身性病变的性传染病，所以应积极治疗，并且要待彻底治疗后方能妊娠。同时，梅毒通过传播会使胎儿致畸、早产，出现死胎及形成胎传梅毒（先天梅毒）患儿，或者流产。所以，患有梅毒的女性妊娠，更应及时、妥善、彻底治疗，以防止先天性梅毒儿的出生，并降低新生儿的死亡率和致残率。

宫颈糜烂对孕育的影响

一般来说，育龄女性得了宫颈糜烂后，宫颈分泌物会比以前明显增多，并且呈现黏稠状态。由于含有大量白细胞，当精子通过子宫颈时，炎症环境会降低精子的活力。同时，黏稠的分泌物会使精子难以通过。另外，炎症细胞还会吞噬大量的精子，剩下的部分精子会被细菌及其毒素破坏。如果还有大肠杆菌感染，还会使精子产生较强的凝集作用，从而使精子丧失活力。以上各种对精子的毒害作用均会使精子能量消耗过多，寿命变短，这样既对精子的活动度产生一定影响，同时又妨碍精子进入宫腔，最终降低精子和卵子结合的机会。因此，总体而言，宫颈糜烂女性的生育能力普遍低于正常人群。

女性患宫颈糜烂后如果得不到积极治疗，以后引发恶性肿瘤的机会会随之增高。所以医生建议，如果发现有宫颈糜烂，一定要采取积极的治疗措施。重度的宫颈糜烂一般都伴有宫内感染，在这种情况下怀孕有可能对宝宝有影响，最好还是进行系统的根治后再怀孕。

糖尿病对孕育的影响

患糖尿病的女性只要能够在怀孕那一段时间里保持血糖基本正常，那么完全可以怀孕并且最终获得一个健康的宝宝。但是，在准备怀孕之前，必须做好计划，建立有益健康的习惯，并且要控制好血糖。

患糖尿病的女性想怀孕时应了解以下几个问题。

（1）女性糖尿病患者患不孕症的比例约为2%，流产率可达15%~30%。

（2）糖尿病妊娠高血压综合征的发生率达13%~30%，有糖尿病血管病变时则高达68%。

（3）糖尿病女性羊水过多的发生率为非糖尿病女性的20~30倍，而羊水骤增可致准妈妈心肺功能不全。

（4）剖宫产的概率显著增加。

（5）产后出血的发生率也较非糖尿病的女性高一些。

（6）糖尿病女性较非糖尿病女性更易继发感染，而且产后感染通常比较严重。

（7）糖尿病女性容易生产巨大儿，巨大儿会使分娩受阻、胎儿缺氧。

（8）围产儿死亡率为5%~20%，多发生在怀孕36~38周。

（9）糖尿病女性的胎儿及新生儿畸形率为非糖尿病女性的4~10倍。

因此，患糖尿病的女性在打算怀孕之前应安排好孕前检查，并需要了解对胎儿的危险性以及如何在怀孕之前和怀孕期间控制好血糖的有关知识和方法。医生可能要采血样，测试患者的糖基化血红蛋白水平，从而得知这段时间的血糖控制情况。

肿瘤对孕育的影响

良性肿瘤如果不是生长在生殖系统，一般不影响妊娠。但如果生长在生殖系统，最好不要怀孕。

妇科生殖系统的良性肿瘤，一般以卵巢肿瘤（卵巢囊肿、卵巢畸胎瘤等）和子宫肌瘤为多见。卵巢位于子宫体旁，随着妊娠时子宫的增大，卵巢肿瘤也随之从盆腔上升到腹腔，由于活动空间扩大，此时如果准妈妈突然发生体位变化，易发生肿瘤扭转，即发生急腹症。当肿瘤较大时，易发生流产和早产，临产时还会影响正常分娩。

子宫肌瘤由于与胎儿共同处于子宫体内，所以对胎儿的影响较大。子宫肌瘤体积较大的时候，可以使子宫腔变形，加之宫腔内压力增加，容易引起流产。子宫肌瘤的存在会造成子宫肌收缩无力，从而出现临产时子宫收缩无力的现象，并引起大量出血。子宫肌瘤合并妊娠，会使发生早产、死胎、异常胎位、难产和新生儿死亡的概率增加。如果想怀孕就必须治愈疾病后再怀孕。

感受胎教的魅力

了解胎教

胎教，是为了促进胎儿身心健康地发育成长，并确保孕产妇安全所采取的各项保健措施，同时利用一定的方法和手段，通过母体给予胎儿有利大脑和神经系统功能尽早成熟的有益活动，进而为出生后的继续教育奠定良好基础。

(1) **实施胎教的科学依据** 胎儿具有惊人的能力，为开发这一能力而施行胎儿教育，近年来愈来愈引起人们的关注。研究结果表明，胎儿在 6 个月时，大脑细胞的数目已接近成人，各种感觉器官已趋于完善，对母体内外的刺激能做出一定反应。这就给胎教的实施提供了有力的科学依据。

(2) **广义胎教** 广义胎教指为了促进胎儿生理上和心理上的健康发育成长，同时确保孕产妇能够顺利地度过孕产期所采取的精神、饮食、环境、劳逸等各方面的保健措施。

(3) **狭义胎教** 狭义胎教是根据胎儿各感觉器官发育成长的实际情况，有针对性地、积极主动地给予适当合理的信息刺激，使胎儿建立起条件反射，进而促进其大脑功能、躯体运动功能、感觉功能及神经系统功能的成熟。换言之，狭义胎教就是在胎儿发育成长的各个时期，科学地提供视觉、听觉、触觉等方面的刺激，如光照、音乐、对话、拍打、抚摸等，使胎儿大脑神经细胞不断增殖，神经系统和各个器官的功能得到合理的开发和训练，以最大限度地发掘胎儿的智力潜能，达到提高人类素质的目的。从这个意义上讲，狭义胎教亦可称之为"直接胎教"。所以胎教已经是临床优生学与环境优生学相结合的实际具体措施。

总之，胎教过程中夫妻双方进行的是一场潜移默化的灵魂交流，要想孕育出健康聪慧的宝宝，夫妻双方共同努力是至关重要的，当妻子用身体辛勤培育胎儿时，丈夫也要从精神上付出相应的努力。

好心情是最好的胎教

在孕早期，正是胎儿主要器官生长的时期，譬如心脏、肝、肾等会在怀孕4个月前都发展成形，而后慢慢长大。

鼻子、眼睛、嘴巴等器官，在第8周就开始成形，但是要等到16周以后，这些器官才会逐渐发展出功能。因此，在孕早期，胎儿对外界的刺激尚无法反应，过早的胎教并不能真正"因材施教"，这一时期的胎教重点主要是保持愉快的情绪。

准妈妈情绪不佳，长期过度紧张，如发怒、恐惧、痛苦、忧虑，会对胎儿产生不良影响，出生的宝宝好动、情绪不稳定、易哭闹，消化功能紊乱发病率高。

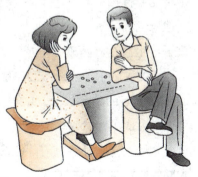

人类脑下垂体的激素可以分为两种。一种是与情绪有关的激素，当情绪不好的时候，人体会分泌一些肾上腺素、压力激素或是紧张激素，这些激素对胎儿及整个子宫环境来说，都会产生负面的生理反应。另外一种则是良性激素，也可以说是快乐激素。快乐激素能够让一个人的心情好起来，它从妈妈的胸部开始分泌，之后到达全身，当然也会到达子宫的血管，通过脐带送到胎儿身上，由脐带血管的放松过程中，提供给胎儿更多、更好的养分和氧气。

胎教能使孩子更聪明

人的大脑有140亿个神经细胞和1万亿个以上特殊接头——突触。被人们喻为"高度进化了的巨大的计算机"。人的大脑依靠神经细胞、神经纤维和突触传导的生物电完成复杂而迅速的信息处理任务。现已查明这种生物电的传递储存如计算机一样，也是以2进位方式，即0和1两个进位的形成。大脑的神经纤维越多越复杂，突触越多则神经细胞间信息交换越频繁，联系越紧密，人也就越聪明，即联想力、创造力越强。

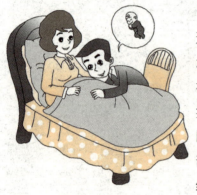

人的神经细胞、神经纤维和突触的基本形态结构即"基本设计图"是从父母那里继承下来的。但是，这个基本设计图上增加新神经纤维和突触则是受周围环境影响。有事实证明，小儿大脑的神经纤维和突触的数量因所受适宜刺激的增加而增加。儿科神经解剖学和神经心理学家研究表明：人的正常神经—精神发育需要经常有某些感觉性刺激并且需要刺激的多样性。人的神经—精神发育的连续过程开始于胎儿时期。多种无条件反射是在胎儿时期出现的，适量的声音刺激会提高胎儿听觉及其他感觉的灵敏性，有利于巩固和发展孩子原始的无条件反射，并有利于孩子出生后在此基础上形成新的条件反射。

人的大脑中神经纤维和突触的70%是在3岁以前形成的。到6~7岁已形成90%。有的学者认为，4岁以前大脑发育程度基本定型，而到12岁以后就可全部形成了，从这个意义上说，胎儿、婴儿和幼儿时期教育比学校教育更重要。胎儿3个月龄，内耳已发育较好，大脑已开始发育。到6个月龄左右，大脑细胞构筑基本类似成人，在这时期给以大量适宜刺激（胎教），对促进大脑发育，形成更多的神经纤维和突触则是十分有益的。

胎教需要多长时间

胎儿是没有思维能力的，因此什么也学不会，那么胎教还有什么意义呢？许多人以为胎教就是教育胎儿，或者说让胎儿接受教育。实际上这是一种误解。所谓胎教实际上是给胎儿创造一种更加良好的发育环境，使胎儿的神经系统发育得更加完善。

胎儿发育5个月以后才开始出现对外界"刺激"的神经反应。准妈妈抚摸腹部，或在准妈妈腹部放置小型收音机，播放优雅动听的音乐，胎儿会出现心跳加快、胎动次数增多等反应。这些接受优雅动听音乐"刺激"的胎儿，其中枢神经系统发育比较快而完善。根据妇产科医生的研究，接受过胎教的婴儿，在出生后的前6个月内，比未接受过胎教的婴儿发育得快一些，如果出生后继续让婴儿听悦耳的音乐，并接受母亲的抚摸，其身体整体发育水平和反应智力的微笑、语言方面明显高于未接受过胎教的婴儿。如果出生后停止胎教时的"刺激"内容，那么胎教所产生的作用会逐渐消失。

一些妇产科医生认为，胎教对胎儿发育是有好处的。一般从孕后6个月时，准妈妈要经常抚摸腹部，与胎儿进行"交流"，在腹部播放悦耳动听的音乐。待准妈妈分娩后，让婴儿继续听胎儿期所听过的音乐，一直持续到婴儿6~8个月龄，这样可以保持胎教的作用，使婴儿全身发育更加完善，为婴儿的将来获得较高的智商和健壮的体魄打下基础。

古人是如何胎教的

准妈妈们要做到所谓"四勿"："非礼勿视，非礼勿言，非礼勿听，非礼勿动。"即从身、语、意三方面要保持内心的清静。

"非礼勿视"：是指凡是不好的，不应该看的，作为一个准妈妈就不能看。现在电视等传播媒体非常地普遍，很容易看到不好的画面、暴力的镜头。为什么这些不能看？因为会影响你的情绪。母亲的情绪不稳定，当然会影响胎儿。

"非礼勿听"：耳朵所听到的都是好的、善良的、正确的。对于不好的、不堪入耳的，包括不良的音乐也都不可以听到。

"非礼勿言、非礼勿动"：自己讲话时，好的才讲，不好的不讲。作为一个准妈妈对于自己的言语动作，和内心的起心动念都要非常注意。因为这些都会影响自己胎儿将来的性情。胎儿的性情完全受母亲怀胎时候的情绪影响，母亲的情绪安稳，胎儿就安定。

母亲如果喜欢吃，也会影响胎儿。尤其有些准妈妈在怀孕的时候，难免身体有些不适，吃东西就没有节制。古人认为饮食方面也应该有所节制，正所谓"割不正不食，不时不食"。"割不正不食"是指切割得不恰当，很难咀嚼，准妈妈不能吃，以防影响消化。"不时不食"是指不应该吃东西的时间，准妈妈也不要嘴馋，也不能想到什么就吃什么。在孩子还没有生出来之前，要有好好保护儿女的本性，防止孩子在胎儿期受不好的影响。所以古人从怀孕的第一天开始就非常重视胎教。

现代胎教包括哪些内容

随着社会的进步和科学的发展，人们对胎教的认识越来越深，提出了更全面和科学的胎教内涵和理念。现代胎教包括三方面内容。

(1) 创造最优良的条件以保证胎儿正常发育 准妈妈要提高自身的文化素质，要保持情绪稳定，心情愉快，避免精神紧张等不良刺激，生活要有规律，饮食均衡，环境卫生、安静，宜在环境优美、空气新鲜处散步，要掌握必要的胎教知识，在科学养胎的基础之上进行科学的胎教。

(2) 对胎儿进行动作训练 准妈妈要对胎儿进行动作训练，采用某些适宜的方法对胎儿进行感觉教育，如抚摸胎教法等，即轻轻地拍打或抚摸胎儿，以刺激胎儿主动运动的积极性和动作的灵敏性。

(3) 对胎儿进行听觉训练 着力于加强准妈妈和胎儿的沟通，开发音乐胎教法、对话胎教法等，对胎儿进行听觉训练。音乐和语言的胎教，多在妊娠后期进行。轻松愉快的乐曲既可促进胎儿的身心发育，还能培养其出生后对音乐的兴趣。准妈妈或丈夫可采取唱歌、朗诵或讲故事等形式，使胎儿接受人类语言的声波信息，这对孩子出生后的语言发展很有好处。

准爸爸也要参与胎教

胎儿对男性低频率的声音比对女性高频率的声音还敏感。男性特有的低沉、宽厚、粗犷的嗓音更适合胎儿的听觉功能，所以胎儿会对爸爸的声音表现出积极的反应。

准爸爸平时可为准妈妈朗读富有感情的诗歌散文，常同腹中的宝宝说话，哼唱轻松愉快的歌曲，给宝宝更多的父爱。丈夫这样做对妻子的心理也是极大的慰藉。

胎儿也很喜欢爸爸的爱抚。当妻子怀孕后，丈夫可隔着肚皮经常轻轻抚摸胎儿，胎儿对父亲手掌的移位动作能做出积极反应。

准爸爸参与胎教，能让准妈妈感觉受到重视与疼爱，胎儿也能感受到愉快的心情，使得胎儿日后成为一个快乐的孩子，因此准爸爸在胎教中所扮演的角色非常重要。

胎教没有固定的模式

人在轻松的环境下，学习东西会非常快，胎宝宝也是一样。只要准妈妈感到舒适，并且感到胎宝宝在醒着，就可以随时把自己听到、看到的一切与胎宝宝分享。但要注意的是，如果听胎教音乐，时间不可太长，每次控制在30分钟以下，刚开始施行胎教时，时间更要短一些，毕竟小宝宝最需要的是休息。

准父母必须明白：胎宝宝不是一个无感觉的物体，而是一个有各种感觉的、鲜活的生命，他（她）的感觉经过不断的外界良性刺激会得到更好的发展。因此，不管你以何种方式关注他（她），每天早起与他（她）打招呼也好，在他（她）躁动时轻轻地抚摸他（她）也好，一定要让他（她）感觉到你在爱他，每时每刻。

什么是斯瑟蒂克胎教法

在美国，一对普通的夫妇生下的孩子竟然都是智商高达160以上的天才。他们把这样的成果归功于从受孕就开始进行的认真的胎教。

此胎教法根据这对夫妇的名字命名，被称为斯瑟蒂克胎教法。斯瑟蒂克胎教法的中心思想是，只要以父母对孩子的爱为基础制订完整的怀孕计划，并积极地将其付诸实践，无论是谁都可以生下聪明伶俐的孩子。

斯瑟蒂克夫妇非常看重宫内教育。他们一直坚信"每一个胎儿都是天才"，他们从得知怀孕的那一天起就坚持对胎儿说话，还利用卡片教授胎儿文字和数字。除此以外，他们还保持着听音乐和浏览图书的习惯，并将夫妻两人的生活趣事用非常自然的语调说给胎儿听，努力为胎儿创造温馨的环境。

胎教对宝宝性格的影响

宝宝的性格跟胎教是有很大关系的。妈妈的子宫是胎宝宝生长的第一个环境，这个小小的生命在这里直接感受母亲的各种情绪波动。当他（她）感受到你温暖、和谐和慈爱时，那颗小小的心也会被同化，逐渐形成热爱生活、活泼外向、果断自信等优良性格的基础；当他（她）受到你焦虑、厌烦甚至还有敌意和怨恨的心情影响时，这颗心灵也同时被蒙上了孤独、寂寞、内向和自卑的阴影。事实证明，孕妈妈如果能在怀孕期间拥有良好的环境和心态，并且能坚持对腹中的宝宝进行适当的胎教，那么宝宝出生后，拥有乐观开朗性格和健全人格的可能性就会大大增加。

胎教对宝宝习惯的影响

每一个人都有各自的生活习惯，而养成一种良好的生活习惯是不容易的。一个人的习惯是什么时候养成的呢？其实，早在胎儿时期，一个人的某些习惯就已基本养成。胎儿的生活习惯在母亲腹内受到母亲本身习惯的影响，而被潜移默化地继承下来，这不是某个人的凭空想象，而是经过科学家实践证明的事实。

瑞典医生舒蒂尔曼曾对新生儿的睡眠类型进行了实验，结果证明，新生儿的睡眠类型是在怀孕后几个月内由母亲的睡眠习惯所决定的。他把准妈妈分为早起型和晚睡型两种类型，然后对这些准妈妈进行追踪调查，结果发现，早起型的母亲所生的孩子天生就有同妈妈一样的早起习惯，而晚睡型母亲所生的孩子也同其妈妈一样喜欢晚睡。

由此可见，母亲的习惯将直接影响胎儿的习惯。如果有些母亲本身生活无规律，那么从你怀孕起就要养成良好的习惯，才能培养出具有良好习惯的婴儿。

第一次怀孕的准妈妈，肚子里忽然多了一个"小家伙"，在欣喜中又会惶恐不安。不用担心，只要能掌握科学的孕育法，另外在日常生活和饮食营养方面多加注意，胎宝宝一定能够茁壮成长。

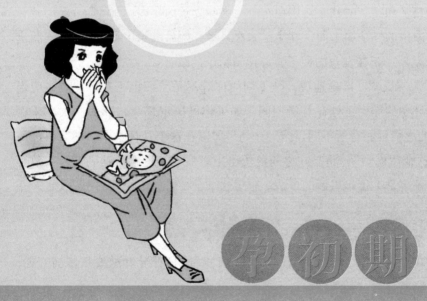

孕初期

生命从这里开始

(孕1~3个月)

孕1周 进入排卵期

胎宝宝在长，准妈妈在变

（1）**胎宝宝在长** 严格地说，现在还没有"胎宝宝"。此时"胎宝宝"还只是以精子和卵子的状态分别存在于丈夫和妻子的体内。

这里所说的怀孕第1周，其实是末次月经开始后的第1周。此时，"胎宝宝"还只是一个正在发育的卵子，等待与精子的结合。

（2）**妈妈在变** 准确地说，孕1周的你既不是孕妇也不是准妈妈，应当说是准备怀孕的你，正处在月经期间。如果你已决定怀孕，那么这次"来例假"，你的心情可能有所不同。因为，如果如愿在这个月怀孕了，那么再经历"例假"这个"麻烦"，将是在你的孩子出生以后，跨过整个哺乳期，大致算起来，差不多是1年半以后的事情。想想这个，试着忽略经期的不适吧。

本周营养提示

多样化摄入营养、少食多餐取代"一日三餐"，补充叶酸要从孕前开始，不宜吃高脂肪食物，刺激性饮料不要喝。

孕早期的膳食营养强调营养全面、合理搭配，避免营养不良或过剩。虽然第1周的精子和卵子还未真正结合在一起，但也一定要遵循这样的饮食原则。

母亲应适当增加糖类和蛋白质的摄入量，糖类每天150克以上，蛋白质每日不少于40克。另外要确保无机盐、钙质和维生素的供给。

理想膳食：每日牛奶250~500克，鸡蛋2个，瘦肉150~200克，蔬菜250~500克，水果2个，谷类500克；豆制品、鱼类、肝脏等每周也可加用3次左右。

孕早期营养食谱

鱼片豆腐

材料 豆腐100克，鱼片150克，上汤900克，姜1克，油、料酒、精盐、胡椒粉各适量。

做法 热锅油熟后放姜、鱼片在锅中煎透，烹入料酒，加入豆腐条，入上汤。汤滚至奶白色，撒上精盐、胡椒粉即可。

冬菇菠菜汤

材料 冬菇50克，菠菜250克，姜片、上汤、盐、糖各适量。

做法 冬菇用清水浸软，切片；菠菜切段。热锅下油爆香姜片，放入冬菇及上汤煲滚，小火煲约15分钟。下波菜滚熟，放入盐、糖调味即成。

鲜菇肉丸

材料 鲜菇、青菜各50克，瘦猪肉馅100克，上汤600克，盐、酱油、葱片、胡椒粉、水淀粉各适量，蛋清1个。

做法 鲜菇、青菜洗净切细。瘦肉馅入酱油、葱片、水淀粉、蛋清、盐调匀。将锅洗净，注入上汤，放入鲜菇、青菜烧滚，把调好的瘦肉馅做成肉丸逐个迅速落汤烧滚至熟，用盐、胡椒粉调味即成。

蛋糕蒸鲫鱼

材料 活鲫鱼1尾，鸡蛋200克，料酒10克，盐1.5克，鸡油5克，葱段20克，鲜姜块（拍松）适量，高汤150克，姜汁适量。

做法 ❶把鲫鱼去掉鳞、鳃、鳍，从鱼的反面鳃下部用刀切一个三角口，取去内脏，要特别注意不要弄破苦胆，洗净鱼身；将鱼在开水锅中煮至5~6成熟时捞出，控净水分。刀口朝下放在大碗中，并将葱段、姜摆放在鱼身上。

❷鸡蛋取蛋清用筷子搅散，加料酒、盐、姜汁、高汤，用筷子搅拌均匀，倒在鱼身上，盖上盖，放入笼屉蒸熟（不超过20分钟），取出后拣去葱姜，淋上鸡油即成。

糖醋白菜

材料 大白菜200克，胡萝卜50克，花椒2粒，团粉3克，油、糖、醋、酱油各适量。

做法 将白菜洗好，切成斜片；将胡萝卜也切成斜片。将糖、醋、酱油、团粉混合在一起。油入锅，炸花椒，待油热后，先煸白菜，后放胡萝卜，待近熟烂，将糖醋汁倒入调匀即成。

清蒸大虾

材料 带皮大虾500克，香油10克，料酒、酱油各15克，醋25克，汤50克，葱、姜、花椒各适量。

做法 大虾洗净，剁去脚、须，摘除沙袋、沙线及虾脑，切成4段，葱切条，姜一半切片，一半切末。大虾段摆入盘内，加入料酒、葱条、姜片、花椒和汤，上笼蒸10分钟左右取出，拣去葱、姜、花椒装盘。用醋、酱油、姜末和香油兑成汁，供蘸食。

神奇的子宫

早在排卵之前，子宫壁就开始增厚，这很像一个新妈妈在为未曾谋面的孩子铺好床。它每个月都认认真真地做着这份工作，直到终于等到受精卵的到来。然后，它组建胎盘，蓄积羊水，给小宝宝以最合适的生长环境。现在，你的子宫里

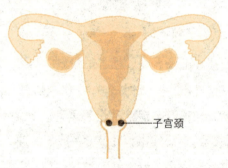
——子宫颈

已经开始孕育一个新生命了，但它仍像孕前那么大——如一枚中等大小的鸡蛋，重量仅有50克而已，可是，令自己都难以相信的是，在孕末期，它的体积将增加近1000倍，重量也将增至900克，这还不包括胎盘和脐带的重量。然而，在它完成孕育工作后，仅需6周的时间，它又恢复到原来的大小。这一切都令人叹为观止——人体没有任何其他器官成年后经历过这样戏剧性的变化。

不过，不用担心子宫突然膨胀会有什么后患，要知道有胎盘的哺乳类动物，已经存活了1.2亿年，这么长的时间足够让子宫可以很好地解决扩展、回缩问题。当然，子宫的工作需要孕妈妈身体的支持，睡眠充足、饮食均衡、饮水适量是非常重要的保障。还有更重要的是，怀着一份愉悦的心情，给胎宝宝一个温暖的、充满着幸福的子宫。

准妈妈应该知道的数字

（1）孕期

胎儿在母体内生长的时间	280天，即40周
预产期的简便算法	以末次月经的第一天为基数，月份+9，日期+7
确认怀孕检查的时间	停经10天后，或出现早孕反应时
早孕反应出现的时间	一般受孕后40天左右开始
早孕反应消失的时间	妊娠12周后
自然流产发生的时间	大多数发生在怀孕3个月内
人工流产适宜的时间	停经后2个半月后，7～9周最适宜
药物流产适宜的时间	停经后49天内
体重增加范围	每周增重不超过0.5公斤，整个孕期增重12公斤左右
孕妇洗澡适宜的水温	以39～40℃为宜，不可超过42℃
自然胎动出现的时间	妊娠16～20周开始
胎动最频繁的时间	妊娠28～34周
胎动正常次数	每12个小时30～40次，不应低于15次
听胎心音时间	妊娠18～20周后
胎心音正常频率	120～160次/分钟
早产时间	妊娠满28周至满37周前（196～258天）
足月妊娠	妊娠满37周至不满42周（259～293天）
过期妊娠	超过预产期天数14天
分娩时间	初产妇12～16小时，经产妇6～8小时

（2）产后

可以下床时间	顺产后24小时	可以轻微活动时间	产后2周
可做一般家务时间	产后5～6周	身体完全恢复时间	产后6～8周
可恢复性生活时间	产后6～8周	可以喂奶时间	出生后半小时
新生儿正常体重	2500～3500克	巨大儿体重	超过4000克
未成熟儿或早产儿	低于2500克		

叶酸对整个孕期的重要性

叶酸，是一种水溶性维生素，是人体必需的三大造血原料之一，人体内不能合成，所需全部要从食物中获取。叶酸进入人体后，转变成四氯叶酸参与人体代谢功能，发挥生理作用。

如果孕期缺乏叶酸，会造成红细胞生成障碍，引起巨幼红细胞贫血。如果怀孕早期缺乏叶酸，会影响到胎儿神经系统的正常发育，导致脊柱裂或无脑儿等神经管畸形发生。

绿叶蔬菜中含有叶酸，叶酸是蛋白质合成的基础，也是血细胞和新生细胞形成的基础。胎儿生长发育离不开叶酸。妊娠期出现贫血和疲劳症，则是叶酸缺乏的症状。妊娠期如发生贫血，必须每天从摄入的食物中补充，因为叶酸不能在人体内储存。

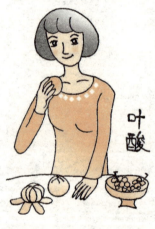

如果属于服用过避孕药后怀孕的情况，更加应当注意补充叶酸和维生素 B_6 和维生素 E，因为体内的这些营养物质完全可能已经耗尽。如果在计划怀孕阶段，孕前补充足够量的叶酸，可以减少胎儿出现脊柱裂的发生率。

如果体内叶酸缺乏，纠正需要 1~2 个月，所以，服用叶酸最好是在怀孕前 3 个月直到孕后 3 个月，剂量每天 0.4 毫克，最大剂量每天不能超过 1 毫克。服用和补充叶酸，要遵医嘱。

建议：每天都食用含有 2~4 种蛋白质的肉类、鱼类、家禽类、奶制品、豆制品、蛋类或果仁、谷物、豆奶混合食物。

富含叶酸的有新鲜绿叶蔬菜，如菠菜、生菜、花椰菜、芦笋、绿芥菜、酵母、豆芽等，动物肝脏和黄色、橙色的蔬菜和水果。

准爸爸要保证精子的健康

健康宝宝是由健康的精子和卵子相结合的，所以准爸爸的精子健康至关重要。在生精过程中，各种有害因素产生的危害作用在蓄积和累加之后明显增大，所以丈夫要重视自身状况哦。

（1）保持适当的运动 运动不仅可以保持健康的体力，还是有效的减压方式。要注意的是，运动应以不引起疲劳为准，应穿宽松的衣服，有利于散热。

（2）定期体检接种疫苗 男性的免疫能力其实并不如女性可靠。定期体检可以预防很多疾病，接种疫苗则可以预防一些传染病，特别是可能影响生殖健康的传染病。

（3）养成良好生活习惯 男性应该养成好的卫生习惯，应每天对包皮、阴囊进行清洗；要避免持续2小时以上的活动，不要穿紧身而透气性差的裤子；脱离接触放射性物质、高温、汽车废气及农药等环境，如果想要孩子，最好脱离此类环境半年后再做安排。

（4）保证营养 男性通常存在营养过剩的问题，应多摄入蔬菜、水果和海产品，定期摄取动物肝脏。

及时发现受孕的可能信号

女性在怀孕以后，身体会发生一些变化来向你传达"有喜"的信号。充分了解这些信号，不但可以让备孕女性及时发现自己怀孕的事实，还能让那些意外怀孕的女性及时发现孕况以便去医院检查。一般来说，当你怀孕时，身体会发出如下信号。

（1）"好朋友"没来 已到育龄的女性，每隔1个月左右就会排出1个成熟的卵细胞，如果和精子相遇形成受精卵，月经便不会来潮。如果备孕女性平时月经很准时，而这个月却过了10来天月经都还没来，那么首先应该考虑的是自己是否怀孕了。如果备孕女性平时月经不准，就要多留意一下自己的身体是否还有其他怀孕的信号。

备孕女性在一些特殊的情况下，如环境改变、过度疲劳、突然受刺激、发热、精神过度紧张等，都会导致月经推迟，应注意区别。

（2）早孕反应 大部分女性在怀孕40天左右（即停经后的10天左右）会出现早孕反应，即恶心、呕吐、胃口不好等。这种现象一般发生在早晨，因此也被称为"晨吐"。当孕妈妈闻到油腻味或其他特殊气味时更易呕吐，严重时还会出现头晕、乏力等现象。

女性在怀孕后还会变得挑食，其饮食嗜好也会发生改变，如有的孕妈妈一会儿想吃这种食物，一会儿又想吃那种食物；有的孕妈妈则是平时喜欢吃的东西不想吃了，而讨厌的食物反倒很想吃。最为常见的则是，孕妈妈在怀孕后特别喜欢吃酸、甜和清淡的食物，厌恶油腻荤腥等食物。

（3）**尿频** 备孕女性如果月经过期不来，没有早孕反应，但小便次数明显增多，则怀孕的可能性也很大。因为怀孕后孕妈妈的子宫充血、增大，会压迫到膀胱而导致尿频。孕妈妈小便次数增多的现象多在夜间出现。

（4）**乳房变化** 女性在怀孕1个月后，便会感到乳房发胀并伴有轻微的刺痛，同时还能观察到乳晕颜色加深。这是因为女性在怀孕后，乳房的血液供应加强，并开始为以后的哺乳做准备了。

（5）**孕早期易疲劳** 女性怀孕后，由于受激素分泌的影响，身体极易感到疲劳，对任何事都提不起兴趣。如果向来精力充沛的备孕女性突然出现这种情况，就要考虑自己是否怀孕了。

（6）**基础体温居高不下** 备孕女性正常的基础体温呈双向曲线，即排卵前较低，排卵后升高。在备孕女性怀孕后，除了上面所说的身体信号，女性的身体会出现基础体温居高不下的现象，这种现象将持续整个孕期。

以上是怀孕后身体所发出的六大信号，备孕女性可以根据这些信号来初步判断自己是否怀孕。当然，以这些信号来确定怀孕与否，并不是绝对可靠的，因为有些备孕女性在备孕期间过于紧张，也会出现一些类似的假孕现象。建议备孕女性在发现信号后进一步到医院做检查，这样既可以知道确切结果，也可以知道胚胎发育是否正常。

微量元素的检查

根据科学研究，到目前为止，已被确认与人体健康和生命有关的必需微量元素有18种，即铁、铜、锌、钴、锰、铬、硒、碘、镍、氟、钼、钒、锡、硅、锶、硼、铷、砷，每种微量元素都有其特殊的生理功能。尽管它们在人体内含量极小，但它们却有参与体内各种酶或激素的合成、调节人体各种生理功能的作用，对于胎宝宝的生长发育同样也是必不可少的。

缺乏微量元素，会影响胎宝宝的体重增长，妨碍胎宝宝各个器官的发育，早产、流产、死胎、低出生体重儿也会增加。出生后则表现为先天不足、发育迟缓、智力低下等多种病症。准妈妈及时检查微量元素，可以及时补充，有利于胎宝宝的健康发育。

定期进行产检的意义

从确诊怀孕开始,准妈妈就要树立起定期做产前检查的观念。产前检查是按照胎儿发育和母体生理变化特点制订的,其目的是为了查看胎宝宝的发育和准妈妈的健康情况,以便及早发现问题,及早纠正和治疗,使准妈妈和胎宝宝能顺利地度过妊娠期。

定期产检能连续观察、了解各阶段胎宝宝发育和准妈妈身体变化的情况。例如胎宝宝在子宫内生长发育是否正常,准妈妈营养是否良好等;也能及时发现准妈妈常见的并发症,如妊娠水肿、妊娠期高血压疾病、贫血等疾病的早期症状,以便及时治疗,防止疾病发展。此外,在妊娠期间,由于胎宝宝在子宫里是浮在羊水中能经常转动的,胎位会经常变化,若及时发现正常的头位转成不正常的臀位时,就能适时纠正。

初步了解孕期各种检查

(1) 孕早期(1~3个月) 常规检查:产前常规项目检查包括体格检查及测量体重、体温、血压和心率等;产前常规项目检测,包括血常规、尿常规、肝肾功能、妇科检查、胎心测量等。产前常规项目检查和常规项目检测是每次产检的必查项目。而首次检查的体重和血压两项结果,有助于医生掌握准妈妈的健康状况,如果以后某次检查孕妇的血压或体重上升得比较快,医生就会有所警觉,并采取相应的方法解决。另外,初次产检时,准妈妈要建立孕期保健手册,以方便定期产检。

特殊检查:为了了解胚胎在宫内发育的情况,在怀孕后7周左右进行一次B超检查。如果孕妇在早期出现了令人揪心的情况,如阴道流血、突然腹痛,借助B超确定胚胎是否存活,能否继续妊娠;有无异常妊娠像宫外孕或葡萄胎,则是最直接和可靠的手段。

(2) 孕中期(4~7个月) 常规检查:胎龄越大,超声波对胎儿的影响越小。因此正常情况下,准妈妈在20周后做第一次B超。它能准确地诊断胎儿是否畸形、观察脏器的活动状态;对那些被高度怀疑的胎儿,像无脑儿、脑积水、神经管畸形中的脑脊膜膨出、脐带异常、消化道异常、连体畸形、小头畸形等,能很快给出"答案"。另外孕中期准妈妈比较容易出现贫血,需要进行血红蛋白检查。

特殊检查：怀孕中期发生阴道流血现象，这可能是胎盘前置或胎盘早剥，应立即到医院就诊。如果准妈妈的腹部在一段时间内增大的幅度超出了正常的增长速度，最好借助 B 超或其他手段弄明白是羊水过多、多胎妊娠，还是胎儿畸形。孕 24～28 周需要进行 50 克糖筛查或进行 75 克糖耐量试验检查。

(3) 孕晚期（8～10 个月） 常规检查：这个阶段准妈妈一般要做两次 B 超检查，分别被安排在怀孕第 30～32 周和第 37～38 周。目的是监测羊水量、胎盘位置、胎盘成熟度及胎儿有无畸形，了解胎儿发育与孕周是否相符，最后一次 B 超检查将为确定生产的方式提供可靠的依据。

特殊检查：孕晚期要进行产道检查胎位，以及早发现胎位不正，并及早矫正。在 38 周以前，阴道有流水现象、哪怕是一点点的水也不正常，这说明羊膜破裂羊水流出，就是俗称的"早破水"。通常，"早破水"后胎儿在 12～24 小时左右就会出生。如果阴道断断续续地有少量的水流出，持续几天或更长时间，胎儿在失去了完整的羊膜保护的状态下，受感染机会较多，脐带也容易脱垂，死亡率较高。所以，一旦出现这种情况，要平躺并立即上医院。

散步，也是一种胎教

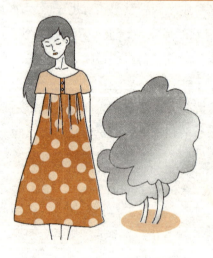

散步不仅是第 1 周的运动方案，也是整个孕期的最佳运动方案，因此，孕妈妈可以从现在起就养成散步的好习惯。

不过孕妈妈要注意，散步要避开嘈杂喧闹、空气污浊的地方，比如闹市区、交通干道、市集等。空气清新、花草茂盛的公园是最佳场所，绿树成荫的小区花园，或放学后的校园也可以。

在散步的同时，孕妈妈稍稍调整一下自己的步伐，还可以达到减压的效果。首先要以放松短小的步伐向前迈，一定要以一个你感觉到舒适的调子进行，手臂自然放在身体两侧。散步最好在清晨或晚饭后进行。

孕2周 等待受精

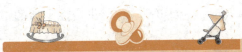

如果妈妈一次不是排一个卵，而是排两个卵，分别与精子结合，就有可能成为双卵双胎。如果一次排两个以上的卵，可以形成多卵多胎。

胎宝宝在长，准妈妈在变

（1）**胎宝宝在长** 卵子在输卵管中的寿命为12～36个小时，在这期间，差不多有3亿个精子努力要成为那个找到并进入卵子的幸运儿。众多精子经过子宫到输卵管，走过了18厘米的路程。一部分进入排卵一方的输卵管，一部分踏上歧途，进入了这次未排卵的输卵管。精卵相遇时，卵子像块磁铁，吸住一大群精子。许多精子穿过卵子的表层，但最终只有一个精子钻入卵细胞内，与卵细胞融合。第一次的细胞分裂将在今天发生。你的宝宝安全地发育了。

（2）**准妈妈在变** 月经与卵巢内周期性卵泡成熟、排卵和黄体形成有关。大约在月经周期的第5～13天卵泡成熟，这时子宫内膜增生，排卵后大约在月经周期的第14～23天时是黄体成熟阶段，这时子宫内膜继续增厚，犹如肥沃的土壤，为养育胎宝宝做好准备。新的卵子在成熟中，即将在本周结束时排出。此时健康的精子也在准爸爸体内不断成熟，等待着与卵子相遇。如果没有受精，子宫内膜即脱落，成为月经。正常的月经持续2～7天，第2～3天时出血量最多，大约为20～60毫升。在月经前的第13～20天是您的最佳怀孕期，你可以与丈夫共同调整身体健康状态，在最佳时间完成你们的使命。

本周营养提示

为保证胎宝宝神经系统的正常发育，要多吃富含叶酸的食品，如樱桃、桃、李、杏、红果等新鲜水果中都含有丰富的叶酸，不妨根据自己的喜好酌情选用。也可以遵照医嘱补充叶酸片剂。

饮食上要保证热量的充足供给，最好在每天供给正常人需要的5116千焦（2200千卡）的基础上，再加上1672千焦（400千卡），以供给性生活的消耗，同时为受孕积蓄一部分能量。

理想膳食：每日牛奶250～500克，鸡蛋2个，瘦肉150～200克，蔬菜250～500克，水果2个，谷类500克；豆制品、鱼类、肝脏等每周也可加用3次左右。

本周可多吃鱼、豆类食品，多吃嫩玉米、多喝牛奶等。

本周胎教提示

进入第2周后期，根据基础体温你会发现你已经进入排卵期，现在你就应该做好准备了。你可以与丈夫共同调整身体健康状态，在最佳时间完成你们的使命。而且从现在起要加强营养，多吃富含叶酸的食品。如樱桃、桃、李、杏、山楂等新鲜水果中都含有丰富的叶酸。

爱吃酸酸的了

在最近这段时间里，有没有发现自己的口味变化，特别偏好吃一些酸味食物？

传统民俗把这种变化叫做"害喜"。旧时家庭中做婆婆的如果发现儿媳妇有了这种嗜好，会喜不自禁，因为这种口味变化看上去是小事儿，却意味着家庭要有添人加口的大喜事了。

为什么怀孕后的女性喜欢吃酸味食物？

怀孕后的女性，体内胎盘会分泌出一种物质，称为绒毛膜促性腺激素，有抑制胃酸分泌的作用，使孕妇胃酸分泌量显著减少，各种消化酶的活性也大为降低，从而影响到孕妇的正常消化功能，伴随产生恶心、呕吐和食欲不振。此时，吃一些酸味食品，这些症状会得到明显的改善。因为酸味能刺激胃的分泌腺，使胃液分泌增加，还能提高消化酶的活力，促进胃肠蠕动，增加食欲，有利于食物的消化吸收。因此，怀孕后的女性适当吃一些酸味的鲜水果，如柑橘、杨梅等，对身体颇有好处。实际上，在妊娠期喜欢吃酸味食物，是孕妈妈机体自我调节的一种方式。酸味能刺激胃液分泌，提高消化酶的活性，促进胃蠕动，有利于食物的消化和各种营养素的吸收。怀孕后爱吃酸味食物，有利于胎儿和母体健康。

很多新鲜的瓜果含酸味，这类食物含有丰富的维生素C。维生素C可以增强母体的抵抗力，促进胎儿正常生长发育。因此喜吃酸味食物的孕妈妈最好选用一些带酸味的新鲜瓜果，如番茄、青苹果、橘子、草莓、葡萄、酸枣、话梅等，也可以在食物中放少量的醋或者番茄酱，增加一些酸味。

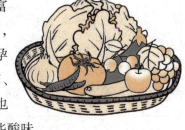

整个孕期，孕妈妈的体重要增加10~14千克，因此，怀孕后的食物摄入量要比平时增加10%~20%。在妊娠初期，针对早孕反应引起的恶心、呕吐症状，可以多餐少食，饮食宜清淡，不宜吃腌菜之类。

怀孕期间需要丰富的营养食物，不需要忌口。因为这段时间不仅要保证维持自己的生理需要，还要保证胎儿生长发育所需的全部营养物质，还要为分娩和哺乳期的高度消耗做准备，保证这时的营养直接关系到优生优育。

虽说孕妈妈不忌口，但也应当注意调味品的食用。如果吃得太咸，随后喝水太多，易出现水肿。每天食盐摄入量应当控制在10克左右。如果酸甜食物进食太多，也会影响食欲，对牙齿不利。有痔疮的孕妈妈不可多吃芥末、姜、胡椒、辣椒等，以免加重痛苦。

最好不要经常吃咸菜和醋渍类腌制品，因为这一类食物中的维生素、蛋白质等营养成分受到破坏，而且可能存在致癌物质亚硝酸盐，对胎儿和母体有害无益。

别让腹部着凉

妊娠中由于体内激素的变化，准妈妈的体温一直较高，很容易感觉到热，因此很多准妈妈都喜欢穿比较薄的衣物。不过，妊娠中要避免让自己处于低温的状态，尤其是腹部。可以及早穿上内衣，无论在室内还是室外都注意随手带一件外衣。

准爸爸需要改变的

在日常生活中,有些男士的一些不良习惯和生活方式会影响自己的生育能力。如果你准备要宝宝了,就要改掉它。

(1) **过频的热水浴** 睾丸产生精子,需要比正常体温低1~1.5℃的环境。研究表明,连续3天在43~44℃的温水中浸泡20分钟,精子密度会降到1000万/毫升以下,且这种情况会持续3周之久。

(2) **营养不良和偏食** 精子的产生需要原料,因此生精功能和营养水平密切相关。并不一定要吃甲鱼、黄鳝之类。但多吃些瘦肉、鸡蛋、鱼类、蔬菜,保障必要的蛋白质、维生素和微量元素的供给,是必不可少的。有偏食习惯的人,往往容易发生某些营养物质的缺欠,影响到生育能力。

(3) **嗜好烟酒** 吸烟不仅会影响到受孕的成功率,而且也会严重地影响受精卵和胚胎的质量。长期大量地吸烟,更容易发生性功能障碍,也间接地降低了生育力。酗酒可造成机体酒精中毒,影响了生殖系统,使精子数量减少,活力降低,畸形精子、死精子的比率升高,从而会影响受孕和胚胎发育。因此在准备怀孕前至少要提早3个月开始戒烟戒酒。

(4) **精神抑郁及过度疲劳** 忧郁和疲劳可影响性功能和生精功能。过多地骑自行车、摩托车、三轮车和骑马,往往会使前列腺和其他附性腺受到慢性劳损和充血,影响功能或加重慢性炎症,最终影响生育能力。

(5) **不重视孕前检查** 男性朋友们千万不要认为自己身体各方面条件一直很好,不愿意到医院检查,其实有一些症状,如无精子症等,自身并不一定有不适感。另外,有些男性朋友如果连续几年也没有进行体格检查或者没做过婚检,那么肝炎、梅毒、艾滋病等传染病检查也是很有必要的。

千万不要随意用药

孕妈妈用药后,多数药物能通过胎盘进入胎宝宝体内。孕早期胎宝宝各器官尚未发育健全,功能还不完善或者没有功能,不能很好地对药物进行分解代谢,药物及其代谢产物容易在体内蓄积,引起中毒,甚至影响胎宝宝各个器官的发育,导致畸形。因此,这一时期孕妈妈用药要特别小心,如果必须用药,一定要在医生指导下,选择一些"久经考验"的对胎宝宝没有影响的药物。孕期用药对胚胎、胎宝宝可能产生的损害主要包括：流产、大小结构上的异常、生长发育迟缓、视听缺陷及行为异常等。

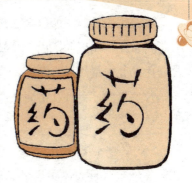

胎宝宝的药物反应与孕妈妈所用药物的作用、剂量、给药时间、胎盘通透性有关，而且在很大程度上取决于药物作用的器官或组织，以及胎宝宝发育的成熟度。据报道，婴儿重要器官畸形和次要器官畸形多多少少都与怀孕3~8周用药有关。

怀孕时，不论服用何种药物，或多或少都会影响到胎宝宝，其中包括阿司匹林这种用途很广的药物。服用阿司匹林会容易出血，因为阿司匹林会改变血液中血小板的功能，而血小板是促使血液凝固的重要因子。因此，如果怀孕期间出血或当你已经接近分娩，服用此药更要特别注意。

在妊娠的中晚期，胎宝宝各器官均已成形，用药一般不会致畸。但药物的毒性仍然可以间接地通过母体或直接地通过胎盘影响胎宝宝。在妊娠晚期，胎盘变薄，有利于药物的吸收运输，例如服用磺胺类药物，可能通过胎盘到胎宝宝体内蓄积，加重新生儿黄疸。

即使是某些孕妈妈需要的维生素类药物，也不可自作主张地滥用。例如，在孕第12天起服用大剂量维生素A，可引起胎宝宝唇裂、腭裂等畸形；大剂量维生素B_6可造成新生儿维生素B_6依赖症，即抽搐时必须给予维生素B_6才能制止。

孕期发热危害大

胎儿在母体内发育，尽管有子宫保护，但也不是安全无患，常常受到来自外界的干扰。其中，孕妇因感染而高热，可直接危害胎儿的正常发育。医学专家指出，高热是致人类先天性畸形的原因之一。

过去认为流感使先天性畸形发生率升高，是流感病毒和治疗药物所造成的。实际上畸形儿是由母亲高热造成的，而且高热在孕早期对胎儿危害较大；高热程度越高，持续时间越长，重复次数越多，畸形出现率越高。

胎儿的神经细胞在孕早期繁殖旺盛，易受损伤，一次高热可使胎儿8%~10%的脑细胞受到损伤，损伤后的脑细胞由胶质细胞来充填，这些细胞无神经细胞功能，所以会表现出脑发育迟缓。高热也同时损伤其他器官，形成千奇百怪的畸形儿。由此可知，凡是能够使孕妇体温升高的一切因素都能影响腹中胎儿，最终导致畸胎。因此准妈妈一旦体温升高，应立即就诊，解除高热，治疗原发病。另外，平时还应注意预防一切发热性疾病，以保母婴平安。

及时补充维生素

维生素是人体必需的营养物质之一，是维持生命的要素。对于孕妈妈而言，维生素更有着非同凡响的作用。

(1) 补充维生素有利受孕　据英国某大学一项研究发现，每天服用维生素的女性，怀孕的机会较没有服用的高40%。在那些服用维生素的女性中，她们的卵子四周的液体中均含有丰富的维生素，这些液体负责给卵子以养分，而其中的维生素C和维生素E则对卵子的受精机会起重要作用。也就是说，补充适量的维生素可以增加受孕机会，而且培育健康胚胎的概率更高。

(2) 补充维生素要合理　虽然缺乏维生素会给身体带来很多不利影响。但是，准妈妈也不能盲目补充维生素。凡事过犹不及，补充太多维生素不仅无益于自己，而且还会给胎宝宝带来伤害。譬如，补充适量的维生素A对机体有益，一旦过量将会出现蓄积中毒，严重还会致畸或引发流产。

一般情况下，每天合理的混合性食物就可以充分满足准妈妈对维生素A的需求量。而对于其他维生素，如果准妈妈的身体中过量缺乏哪种营养素，在孕期检查时，医生将会提醒你特别补充。所以，在医生没有特别提示的情况下，准妈妈不要自己随意补充维生素。

精子决定生男育女

古今中外，人们早就有控制胎儿性别的强烈愿望。几千年来，许多学者在这个问题上花费了大量心血。在我国的古书中，很早就有"一三五生男、二四六育女"的说法（即月经净后奇数日性交生男，偶数日性交育女）。"换胎饮"过去曾被奉为神方，说以往生女孩的服此方后可生男，以往生男孩的服此方后就生女。在《皇宫秘诀》中还有利用父母年龄控制生男育女的说法。关于怀孕后鉴别胎儿性别的方法也有很多记载，如说左脉滑大为男，右脉滑大为女；或左脉疾为男，右脉疾为女，等等。古代欧洲人曾用占星法、计算法、做梦法等推算男女，后来也根据准妈妈腹部的不同情况、准妈妈走路时两腿的不同表现等加以猜测。以上种种，由于历史条件的限制，荒谬之处是可以想象的。

然而，生男育女的真正奥秘是什么呢？继 17 世纪末人类发现了精子以后，直至 19 世纪后叶和 20 世纪初叶，现代人类遗传学的崛起，人类才真正搞清了其中奥秘。人体细胞的染色体都有 22 对常染色体和 1 对性染色体，常染色体是专门管理人体除性别外全部生命活动的密码，而性染色体则是专门管理人体的性别。性染色体有两种：即 X 染色体和 Y 染色体。男性的性染色体是由一条 X 染色体和一条 Y 染色体配对而成的，即 XY 配对；而女性的性染色体都是由两条 X 染色体组成，即 XX 配对。

但是，作为人类生育"使者"的精子和卵子，由于在发育演变过程中发生细胞分裂的缘故，使其染色体数目减半，它们的染色体数量只有普通细胞的一半，即由原来的 23 对（46 条）变为 23 条，性染色体只有 1 条。由于卵细胞原来的染色体为 XX 型，分裂后变成两个各含有一个 X 染色体的卵子。而精细胞的染色体为 XY 型，经过分裂后，则形成两类精子，一类含有 X 染色体，形体较长，行动较迟缓，称 X 型精子；另一类含有 Y 染色体，头小而尖，行动较敏捷，称为 Y 型精子。

由此可见，精子和卵子都只含有 1 条性染色体。当性交后，精子在女性生殖道里与卵子相会，精子和卵子结合成受精卵，各自的 23 条染色体加在一起，就成了一个完整的细胞，其中两条性染色体加在一起就成为一对性染色体。如果 X 型精子与卵子相遇而成 XX 型配对，就会孕育女孩；如果 Y 型精子与卵子相遇而成 XY 型配对，则生下的就是男孩。

从以上叙述可以看出，决定生男或育女的关键是男性的精子，是两种含有个同性染色体的精子，而不是女性的卵子。性别是在卵子受精的刹那决定的。其实，生男育女并不是男方或女方能决定的，而是一种自然选择，X 型精子和 Y 型精子与卵子结合是随机的。

警惕多囊卵巢综合征

怀孕第 2 周，你需要特别警惕多囊卵巢综合征。多囊卵巢综合征是生育期妇女月经紊乱最常见的原因。具有月经紊乱、闭经、无排卵、多毛、肥胖、不孕和双侧卵巢增大呈囊性等症状。如果患病,那么需要在注意饮食的同时放松心情,建立治病信心,耐心治疗。另外,患病后应改变生活方式,调整饮食,控制体重,积极配合医生进行治疗。

注重环境胎教

优境养胎的概念,是指为胎儿创造一个良好的生活环境,使胎儿受到更好的调养调教。胎儿的生活环境可分为内环境和外环境。

胎儿生活的内环境,包括母亲的精神状态、思想意识活动、母亲自身营养状况以及母亲的内脏器官、内分泌系统及母亲的自身品格和修养等。内环境直接作用于胎儿。

外环境是指母体所处的自然和社会环境。

外界环境通过对怀孕女性的眼、耳、口、鼻等感觉器官的刺激,以及大脑的思维活动,间接地对胎儿发生作用。使胎儿的生长受到影响。积极的、高尚的、乐观的事物给胎儿以有利的影响;消极的、低级的、悲观的事物给胎儿以不利的影响。怀孕女性与胎儿之间虽无直接的神经联系,但胎儿可通过母体中化学物质的变化来感受母亲的情感和意图。母亲的情绪会直接影响胎儿神经系统的发育和性格的形成,这是优境养胎的原理。

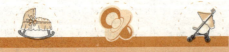

孕3周 精子与卵子的相遇

胎宝宝在长,准妈妈在变

(1) 胎宝宝在长 第3周末,胚胎有2毫米长。在最初的几周内,胚胎细胞的发育特快,有三层,称为三胚层。三胚层是胎体发育的始基,每一层都将形成身体的不同器官:

最里层形成一条原始管道，它以后发育成肺、肝脏、甲状腺、胰腺、泌尿系统和膀胱。中层将变成骨骼、肌肉、心脏、睾丸或卵巢、肾、脾、血管、血细胞和皮肤的真皮。最外层将形成皮肤、汗腺、乳头、乳房、毛发、指甲、牙釉质和眼的晶状体。

(2) 准妈妈在变 在第3周里你可能会发现月经迟迟未来，或下体有少量的血水流出，这时候你可以到医院或自行做怀孕尿检，如果结果是阳性，那么恭喜你，你怀孕了。

此时你自身可能还没有什么感觉，但在你的身体内却在进行着一场变革。从现在开始，你的生命中就会增加一份责任，你和丈夫的二人世界也将告一段落，宝宝将与你同欢乐，你的母爱天性将会发挥得淋漓尽致。

本周营养提示

这是一个新生命的开始，也是你新生活的开始。这个时期你在补充叶酸的同时，也应该加强多种微量元素的吸收，因为微量元素锌、铜等也参与了中枢神经系统的发育。尤其是锌的需求量大大增加，为了避免孕期由于微量元素的缺乏而造成的神经系统发育障碍，在均衡饮食的同时也可以适当地吃一些香蕉、动物内脏，还有瓜子、花生、松子等坚果类，这些食品中富含锌元素。

多吃富含叶酸的食品，如樱桃、桃、菠菜等新鲜水果和蔬菜，也可遵照医嘱补充叶酸片剂。在每天供给正常成人需要的2200千卡的基础上，再加上400千卡。

理想膳食：每日牛奶250～500克，鸡蛋2个，瘦肉150～200克，蔬菜250～500克，水果2个，谷类500克；豆制品、鱼类、肝脏等每周也可加用3次左右。

本周可多吃鱼、豆类食物，多吃嫩玉米、多喝牛奶等。

本周胎教提示

怀孕第3周，胎宝宝还是胚泡，开始在子宫内着床。你的小胚泡现在只有通过显微镜才能看得见，微小通道与子宫壁血管相连，来获得氧气和营养物质。胎盘要到下个周末才能发育好，并接手这个重要的任务。

孕3周的胎教，最重要的是给胚胎提供一个优良的环境，此时应给予优境胎教。优境即优良的环境，包括胚胎发育的内环境和外环境，两个环境都应该是良好的，适合胚胎发育的。在胚胎发育环境中最重要的是合理、均衡的营养，情绪的稳定，以及避免接受外界不良因素影响。

预防病毒感染

生活环境中存在大量的病原微生物，如细菌、病毒等，它们随时可袭击人体，影响人体健康，甚至威胁生命。如果妊娠后受到感染，这很可能影响胎儿，造成不可弥补的后果。

致畸的病毒感染具体有以下几种：

（1）**风疹** 孕早期患急性风疹病可引起胎儿畸形。常见的有先天性白内障、视网膜炎、耳聋、先天性心脏病、小头畸形及智力障碍。

（2）**巨细胞病毒症** 可致小头畸形、视网膜炎、智力发育迟缓、脑积水、色盲、肝脾肿大、耳聋等。

（3）**水痘** 可引起胎儿肌肉萎缩、四肢发育不全、白内障、小眼、视网膜炎、脉络膜炎、视神经萎缩、小头畸形等。

（4）**流感** 可引起胎儿唇裂、无脑、脊椎裂等神经系统异常。

（5）**单纯疱疹** 可发生小头畸形、视网膜炎、晶状体混浊、心脏异常、脑内钙化、神经系统异常、短指。

（6）**弓形虫病毒** 弓形虫是一种肉眼看不见的小原虫，因形似月牙而得名。这种原虫寄生到人和动物体内就会引起弓形虫病，正常人感染弓形虫病大多没有明显症状，并且可自愈。但对于即将担负孕育重任的女性来说，就该另当别论了。如果妇女不慎感染，就可能将弓形虫传染给肚子里的胎儿，甚至导致早产、流产等严重后果。

有人认为，痴呆儿中有20%的染色体疾病是由于病毒感染造成的。所以，预防病毒感染对孕妇来说是非常重要的。

做好防辐射工作

辐射污染对孕期的胎儿有着显著的负面影响。如果是在胚胎形成期受到电磁辐射，有可能导致流产；如果是在器官形成期，正在发育的器官可能产生畸形；即使在胎儿的发育期，若受到辐射，也可能损伤中枢神经系统，导致婴儿智力低下。所以，为保护母婴的身心健康，对妊娠期妇女，特别是在孕早期的前3个月，要远离电磁辐射源。

辐射源	辐射危害	防辐射建议
手机	手机的辐射比较微小，但也可以对人体造成危害	孕妈妈最好减少使用手机的机会，并且长话短说，也尽量避免将手机挂在胸前、腰间
电脑	电脑开启时，显示器散发出的电磁辐射，对细胞分裂有破坏作用，在孕早期会损伤胚胎的微细结构	最好冷落你的电脑，即使是别人操作的电脑，你也要与它保持距离。如果必须上机的话，与屏幕保持一臂的距离。使用电脑的时间也不宜过长
复印机	复印机的线圈、电线圈和马达都是有辐射的	使用时，身体距离机器30厘米为安全距离，不要用身体贴着或靠着复印机进行操作。目前市面上较新型的复印机把有辐射的部分装在底盘上，这种复印机对身体危害较小
医疗器械	X线对胎儿的影响，较易造成胚胎死亡、胎儿畸形、脑部发育不良，以及儿童期的癌症概率增加	怀孕初期最好不要暴露于X线之中，否则易造成重大伤害，越接近预产期影响越小
装修材料	部分天然装饰石材，工业废渣制成的煤灰砖、矿渣砖等，都可能存在放射性。有些壁纸、壁布、涂料、塑料、板材等，会释放出大量有害气体，致使居室空气污染严重，变成了"辐射层""污染房"	购房或租房，都应该彻头彻尾地做辐射检查，尽量避免生活在不健康的环境中。如已无法改变住所，则要测出辐射最强的是哪里，加以屏蔽或调整家具位置，使家人接触辐射材料的距离加大，接受辐射的时间减少
家用电器	根据国家对家电辐射的相关标准，除了微波炉的辐射较大外，其他家电的辐射较微小，不近距离接触就可避免	挑选正规厂家的产品，保持一定的安全距离。孕妇要远离微波炉至少1米。同时，不要把家用电器摆放得过于集中，特别是电视机、冰箱等更不宜集中摆放在孕妇卧室里。还要注意缩短使用电器的时间

当心碘缺乏

准妈妈如果在孕期时缺碘，可能会使宝宝出生后生长缓慢，身材矮小，甚至反应迟钝、智力低下等。所以，在孕前准备阶段和孕早期多补充碘元素，将会给胎宝宝智力发展带来好处。孕期补碘非常讲究时间，如果在怀孕5个月后再补碘，就已经不能预防宝宝智力缺陷的发生了。含碘多的食物有海带、紫菜、菠菜、芹菜、海鱼、山药、鸡蛋等。准妈妈多吃一点这些食物，将会对碘缺乏症起到很好的预防作用。

减少方便食品的摄入

现在市场上各种方便食品很多，如方便面、饼干等。有些孕妇喜欢吃这些方便食品，觉得既方便，味道又好；也有的因工作繁忙，也愿意将方便食品作为主要食品。这种做法对孕妇与胎儿不利。

如果孕妇营养不良，就会影响胎儿生长发育，造成新生儿体重不足。孕妇营养不良的原因一般是吃得太少或过分依赖方便食品，尤其是在怀孕的前3个月，很多孕妈妈虽然摄入了足够的蛋白质，但必要的脂肪酸却往往摄入不足。

研究表明，在怀孕早期，要想形成良好的胎盘及其丰富的血管，特别需要脂肪酸，脂肪酸对胎儿大脑的发育也有好处。若孕妇过分依赖方便食品，就会使脂肪酸摄入不足。

孕妈妈还能化妆吗

每个女人都非常在乎自己的容貌，就算是孕妈妈也不例外，但是因为怀孕，孕妈妈会出现细纹、黄褐斑、蜘蛛斑，皮肤还会变得暗黄、油腻或干燥。针对这些情况孕妈妈应该怎么办呢？孕妈妈可以选择合适的化妆品来弥补皮肤的变化。

(1) **细纹** 皮肤越干燥细纹就会越明显，如果孕妈妈在孕期出现细纹一定要注意，不要选择那些让细纹更加明显的化妆品。

(2) **怀孕后皮肤格外油腻或干燥** 皮肤油腻的孕妈妈可以选择不含油质的粉底或者透明粉饼上妆。一般情况下孕妈妈的皮肤都不会变得格外的干燥，干燥的情况属于少数。如果孕妈妈出现了这种情况，应该避免使用化妆品，注意皮肤保湿就可以。另外还可以选用油性粉底或蜜粉来减少皮肤水分的流失。

（3）**肤色变深暗黄**　怀孕妈妈在孕期肤色都会变深，面对这样的情况孕妈妈可以在脸上擦些暗褐色的粉底，记住不要加腮红。如果觉得干燥可以涂上一层普通的粉底及透明蜜粉。

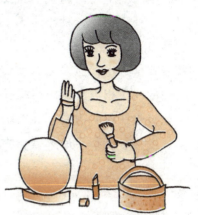

（4）**黄褐斑**　孕期在鼻梁、两颊以及颈部容易出现褐色斑点，也就是黄褐斑。处理黄褐斑就只有用妊娠纹霜加以掩饰了，不要尝试着去漂白。等孩子出生后自然就会慢慢地褪去，孕妈妈不用太担心了。

（5）**蜘蛛斑**　怀孕期间，孕妈妈们的血管会变得相当的敏感，热的时候容易扩张，冷的时候又会马上收缩，这样经常扩张收缩导致孕妈妈的两颊经常会出现小血管破裂，从而导致蜘蛛斑。这种情况在产后3个月也会慢慢地消失。爱美的妈咪可以擦点粉底加以掩盖。

怀孕妈妈选择化妆品一定要谨慎，最好选择婴儿系列的脸霜，橄榄油也要选择纯橄榄油。在购买的时候一定要注意看成分，不含添加剂的护肤品更好。

素食妈妈的饮食

如果准妈妈是个素食主义者，甚至不喝或不吃任何奶类制品，那么日常饮食必须确保能吸收均衡而充足的营养素，以供将来母体及胎儿发育所需。

总体来说，要从植物性食品中获得足够的蛋白质、维生素及矿物质，只要将各类植物性食品搭配着吃，力求均衡，便是一种可行的饮食方式。以下饮食建议对素食者孕前、孕中都极有帮助。

素菜中有互补的植物蛋白质，只要菜式相互搭配，也可以得到全部所需的氨基酸。譬如在吃米面食品时（如米、麦、玉米），应兼吃脱水豆类、豆角或一些硬壳果的果仁；煮食新鲜蔬菜时，也可加入少许芝麻、果仁或蘑菇以弥补欠缺的氨基酸。

素食准妈妈在补充钙质、铁质、维生素 D 及维生素 B_2 方面尤需注意，由于不能吃牛奶及鸡蛋，更要多吃海藻类食物、花生、核桃及各类新鲜蔬果，以补充钙及各种维生素。维生素 D 尚可从晒太阳中大量获得，但维生素 B_{12} 的吸收却难以解决，因为它只存在于动物性食品中，虽然人体对其需要量极小，但缺乏的话容易导致贫血。补铁更是关键，因为植物性食物中的铁质相当少，即使绿叶蔬菜及豆类也是如此，而且其中还含有妨碍胎儿吸收铁质的物质，如果吃得太少，则作用不大，所以必须大量进食海藻、麦片、菠菜、芹菜等食物。

保证孕期规律的睡眠

肚子里孕育着生命的准妈妈们负担重、消耗大、易疲劳，需充分睡眠以恢复体力，保持健康，以保证胎儿的正常发育。

医生建议准妈妈每天晚上 10 点前就寝，睡足 8～9 个小时。尤其是晚上 11 点到次日凌晨 4 点这段时间内，一定要保证最佳的睡眠质量。养成有规律的睡眠习惯，晚上在同一时间睡眠，早晨在同一时间起床。但是这样的睡眠对于大多数孕晚期的准妈妈来说，只能是一个美好的愿望。

不管你是怀孕的大部分时间都要躺在床上，还是只在最后几周才有这种需要，卧床休息对你的精神和身体都是一种折磨。在你要面对的许多挑战中，晚上睡个好觉是比较难做到的。为什么呢？因为在床上待几周或几个月会极大地破坏你的生物钟（即你自然的睡眠/苏醒周期），并最终打乱你的时间感。以下的几个建议，能让你在卧床休息时睡得更好。

（1）**坚持正常的昼夜生活习惯** 即使你大部分或全部时间都要在床上度过，也要保持白天的活动规律，比如早上洗淋浴（如果医生允许的话）和化妆（如果你平常也会这么做）等。把你的睡衣也换成舒适的日常衣服，运动裤和宽松的套头衫就不错。

（2）**晒晒太阳** 如果条件允许的话，把你的床或椅子挪到窗户旁边，这样你就能享受日光了。阳光也会让你更有精神，还有助于你的生物钟保持正常。

（3）**制订一套白天的活动计划表，并坚持下去** 可能你愿意上午读报纸、打电话,下午看电影或看书。不管你选择做什么,都要尽可能严格地执行自己的计划。

(4) **打个盹,但别睡太长时间** 你之所以卧床休息,是因为你的确需要休息。所以,不妨白天打个盹,但最好能在固定的时间睡。不过,要是你白天睡得太多,可能晚上就不容易睡着了。

(5) **每天在差不多的时间进餐** 找一个钟点工、保姆或亲戚给你做饭。坚持每天在固定的时间吃饭,有利于你的身体正常运转。

一周至少吃一次鱼

准妈妈多吃鱼,可使宝宝更加聪明。鱼类含有丰富的蛋白质、不饱和脂肪酸、氨基酸、卵磷脂、维生素 D 和钾、钙、锌等矿物质元素,这些都是胎宝宝发育所必需的。此外,鱼中有非常丰富的牛磺酸,它能够直接影响脑细胞的增殖与成熟,对促进大脑发育有非常重要的作用,而且,牛磺酸还能间接地刺激人体对锌、铜、铁及其他 16 种游离氨基酸的吸收与利用。

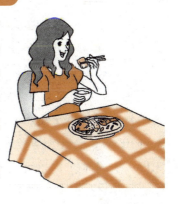

此外,经研究发现,经常吃鱼的准妈妈发生早产的概率也会减少。这是因为鱼肉中含有丰富的 ω-3 脂肪酸,这种物质能延长妊娠期,防治早产,增加胎儿体重。那些从来不吃鱼的准妈妈早产发生率为 7.1%,每周至少吃一次鱼的孕妈妈,早产率只有 1.9%。

聆听胎教音乐《晨光》

这首《晨光》是班得瑞《春野》专辑中的一首歌,排笛与横笛交错吹奏,意味着日与夜的替换,更添空灵感,能平静孕妈妈的心绪。

现在的胎宝宝还是一颗受精卵,不过不要着急,这颗受精卵马上就会迎接他生命中第一缕晨光了,在这样雀跃的心情中听这首曲子,是不是很应景呢?

孕4周 胚胎着床

胎宝宝在长，准妈妈在变

（1）胎宝宝在长 在卵子受精后1周，就是怀孕第4周，受精卵不断地分裂，其中的一部分将形成大脑，其他部分形成神经组织。你的宝宝在这个阶段叫做胚泡，此时胚泡开始植入子宫内膜，这个过程叫着床。将来会发育成为胎盘的那个部分开始分泌人绒毛膜促性腺激素（HCG），这种激素会让你的早孕检测呈现阳性。这周通过B超可以看到它的外形像一颗小小的松子，胚芽发育的这周即"胚胎期"，胚胎细胞在几周内以惊人的速度分裂。

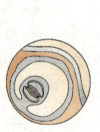
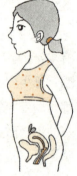

与此同时，在那个将来会发育成羊膜囊的空腔里，细胞群周围开始有羊水积聚。胎盘要到下个周末才能发育好，并接手这个重要的任务。

（2）准妈妈在变 在这个时期，大部分准妈妈都没有自觉症状，少部分人可出现类似感冒的症状：身体疲乏无力、发热、畏寒等。子宫、乳房大小形态还看不出有什么变化，子宫约有鸡蛋那么大。

由于没有妊娠的自觉症状，大部分准妈妈不知道自己已经怀孕，希望已婚育龄妇女注意观察自己的身体状况，一旦发现有怀孕的征兆，就不要随便吃药，不要轻易接受X线检查，更不要参加剧烈的体育活动。

本周营养提示

这一周要保证充足的热量和优质蛋白质的供给，还要摄入充足的无机盐、微量元素和适量的维生素，如钙、铁、锌、铜、碘及维生素A、维生素D等。

血虚、贫血的准妈妈，可适当食用些红枣、枸杞子、红小豆、动物血、肝等。

易疲劳、感冒的准妈妈，可适当食用些黄芪、人参、西洋参等。

脾胃较虚的准妈妈，可适当食用些怀山药、莲子、白扁豆等以补脾胃。

怀孕女性每天叶酸摄取量应达约1毫克，准妈妈缺乏叶酸，会引起胚胎细胞分裂障碍，导致胚胎细胞分裂异常、胚胎细胞发育畸形。

准妈妈应开始减少刺激性食物的摄入，不宜喝茶和咖啡，不宜多吃菠菜。另外，在均衡饮食的前提下应增加绿色蔬菜如菠菜、芦笋、西兰花以及动物肝肾、奶制品的摄入。

本周胎教提示

有研究表明，准妈妈如果经常想象胎儿的样子，这种设想的形象在某种程度上会与将要出生的胎儿较为相似。因为你与胎儿具有心理和生理上的联系，你的想象通过自己的意念构成胎教的重要因素，并转化渗透到胎儿的身心之中。更令人信服的解释是，你在想象胎儿的形象时，情绪安稳，是胎教的最佳状态，这能促进你身体的良性激素分泌，从而使胎儿面部结构及皮肤的发育良好。所以为了胎儿更好地发育，此时你可以进行情绪胎教。情绪胎教的具体方法：你要始终保持平和、宁静、愉快和充满爱的心理，这是整个孕期胎教计划的主要内容。选择空气清新、氧气浓度高、尘土和噪声都比较少的公园里散步，置身在宁静的环境里是保持健康心情的好方法，对你和胎儿的身心都将起到极好的调节作用。情绪胎教小提示：胎宝宝也是有记忆的，他对外界有意识的激动行为、感知体验，将会长期保留在记忆中，直到出生后。只有保持愉快、平和、稳定的心态，才能为胎儿大脑的全面发育提供有利基础，才能促进胎儿记忆的发展。

确定好你的产检医院

首先，一定要去正规大医院或正规专科医院，还要注意了解、比较医院妇产科的医疗设备和服务水平，以及是否提供人性化的优质的孕期和围产期医疗保健服务。

其次，还要根据自己的健康状况、需要、经济条件、居住地点及医院所提供的医疗服务水平为自己选定一家医院。同时，你还可以向一些有经验的妈妈们咨询一些详细情况，这样选择起来就更有信心了。不过，别人的经验虽然很宝贵，但最好还是亲自去医院参观了解，这样就更放心了。

最后，还要考虑你的主治大夫的业务水平和医德，以及医院护士、医院地点等。

进行一次早孕检查

在这周末，你一定要去医院做一次早孕检查，通过初诊检查，可明确是否怀孕、怀孕天数、准妈妈是否适合继续妊娠等。

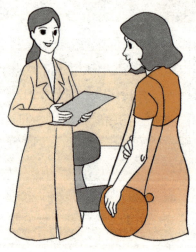

（1）**咨询** 如果你对宝宝的生长发育有疑问或发现异常现象，可到医院产科进行咨询。如果有这些情况，如高龄（35岁以上）准妈妈，曾有过病毒感染、弓形虫感染、接受大剂量放射线照射、接触有毒有害农药或化学物质、长期服药等情况，或已生育过先天愚型儿或其他染色体异常儿的妇女，有糖尿病、甲状腺功能低下、肝炎、肾炎等疾病的准妈妈，都应该进行相关的产前检查和咨询，以确保妊娠健康、顺利地进行。

（2）**检查**

❶体格检查：测量血压、身高、体重，检查甲状腺、心、肺、肝、脾、胰、肾、乳房等，虽然这些体格检查很平常，但是很有必要。

❷阴道检查：也叫内诊。内诊可了解产道、子宫及附件有无异常情况，核查子宫大小与怀孕天数是否相符，有无生殖器官畸形和肿瘤等。

❸实验室检查：进行尿液、血液的常规检查和疾病筛查，以确保准妈妈无相关疾病，确保孕育的顺利进行。

怀孕后是否继续工作

怀孕以后，会带来各种生理变化和身体的不适，继续上班工作，有助于调整情绪和生活节奏。

应当注意劳逸结合，不宜从事重体力劳动和劳动量过大的工作；也不宜做下蹲或长时间弯腰的工作，因为这种姿势会增加腹部压力，影响血液循环，压迫胎儿而不利生长发育，但也不可静坐不动。

孕期应当照常上班，参加轻体力劳动。适当活动能促进血液循环和新陈代谢，增强心肺功能，有助睡眠，能减轻腰腿酸痛及预防或减轻下肢水肿，使全身的肌力增加，有利于分娩。

工作时或路途中，尽可能做一些简单的颈、肩、骨盆和脚的锻炼。这样可以放松紧张的部位，增进血液循环。

工作中，做事要慢一点，感到疲劳就立即停下来休息一下。

在怀孕的早、中、晚期，劳逸的比例安排要合理：妊娠1~3个月时应适当静养，以防流产；4~7个月则应适当增加活动量，加强营养，促进食欲，保证此时胎儿的正常生长需要；7个月以后只能做较轻闲的工作，不能上夜班，宜适当增加睡眠，或工作期间应有休息时间。

多数专家认为，怀孕期间，工作不要超过第32周。在这一段时间，孕妈妈的心脏等重要器官都承受很大的负荷，脊柱、关节和肌肉也要承受身体的重压，要尽可能让身体得到休息。

最晚也应当在临产前2周开始休假，好好休息，以充沛的体力和饱满的情绪迎接分娩来临。

大脑发育高峰期

在怀孕第4周的时候，受精卵发育而成的内囊胚开始变为胚胎，出现3个不同的胚层，这些胚层将发育成不同的器官、肌肉、皮肤、骨骼等；第10周是胎儿发育的重要阶段，大脑正在迅速发育，每分钟约有25万个神经细胞形成，一直到第22周，胎儿的脑神经才基本发育完全，宝宝也有了感觉和意识。

由此可见，大脑发育的关键时期是孕期的最初12周，这个时期称为脑神经细胞激增期，而脑细胞增殖的特点是"一次性完成的"，这就需要准妈妈在这一时期特别要注意营养的摄入。若营养不良，胎儿的脑细胞分裂增殖就减少，也就造成脑细胞永久性减少，同时脑细胞的体积增大和髓鞘形成均受到影响，致使智力发生障碍。

腹痛腹胀要小心

孕期腹痛是孕妈妈最常见的症状。那么，哪些腹痛是正常的生理反应，哪些是身体发出的疾病警告呢？孕妈妈应谨慎辨别，不可大意。

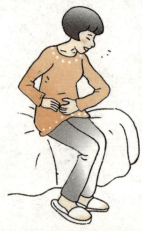

在孕早期，有些腹痛是生理性的，即由于怀孕所引起的正常反应；有些却是病理性的，可能预示着流产等危险的发生。但总的来说，在孕早期出现腹痛，特别是下腹部疼痛，孕妈妈首先应该想到是否是妊娠并发症。常见的并发症有先兆流产和宫外孕两种。

在孕期出现的一些疾病也可引起孕妈妈腹痛，但这些病与怀孕无直接关系，如阑尾炎、肠梗阻、胆石症和胆囊炎等。由于在孕期出现腹痛比较常见，所以有时出现了非妊娠原因的腹痛，容易被孕妈妈忽视。

有些孕妈妈认为在孕早期出现腹痛可能是偶然性的，不要紧，只要躺在床上休息一下就好了。这种盲目采取卧床保胎的措施并不可取。正确做法是及时到医院检查治疗，以免延误病情。

洗澡也要格外小心

洗澡对普通人来说，是一件随心所欲的小事。不过对孕早期的孕妈妈来说，可要有所讲究了。

水温不宜过高。热水的刺激可引起身体毛细血管扩张，使孕妈妈的脑部供血出现不足，还会使胎宝宝的心率加快，出现缺氧症状，严重的还会导致胎宝宝神经系统发育受损。在怀孕接近1个月时，高温对胎宝宝造成的不良影响最大。因此，孕妈妈洗澡时的水温最好控制在42℃以下。

时间不宜过长。如果洗澡时间过长，室内空气不流通、温度升高、氧气相对供应不足,容易使孕妈妈出现头晕、乏力、胸闷等症状,导致胎宝宝缺氧。胎宝宝缺氧时间较短并不会有什么不良后果。但若时间过长,就会影响其神经系统的生长发育,轻则影响胎宝宝出生后的智力,重则出现唇裂、外耳畸形等先天性疾病。因此,孕妈妈每次洗澡不要超过15分钟。

不宜坐浴。孕妈妈如果采用坐浴方式,浴液中的脏水有可能进入阴道内,容易引起宫颈炎、附件炎等,甚至发生宫内感染而引起早产。

正确对待可能发生的流产

一般胎宝宝死亡发生在怀孕20周之内或胎宝宝体重不足500克者称之为"流产"。自然流产率可高达10%左右,而其中绝大部分是因受精卵不健全所引起。另外一些因素则为母体的因素,如全身疾患(传染病、分泌不平衡、心脏血管或肾脏病)、蛋白质不足、维生素不足、血型不合、滥用药物;子宫因素(如肿瘤、位置异常、先天异常、子宫腔粘连、子宫颈机能不全)及黄体机能不足的因素。当然安胎的对象只限于母体的因素所引起的流产,而其中又以早期的"黄体机能不足"及中期的"子宫颈机能"最为重要。两者也是造成习惯性流产的主要原因。

(1) **黄体机能不足** 怀孕头3个月可说是最脆弱的时期。卵巢分泌的黄体酮一方面要使子宫腔的蜕膜组织增厚、充血,以利胚胎的着床发育;另一方面又要抑制子宫的活动,以免子宫收缩排出胚胎。有时在受精卵着床不久即流产,病人也不知道已怀孕过了,所以黄体不足的患者可以说弱不禁风,因此补充自己分泌不足的黄体酮也是刻不容缓的事。

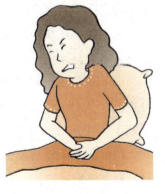

目前市面上的黄体酮可分为人工合成及天然制剂两种。人工合成黄体酮经体内分解代谢后会有女婴男性化的现象发生,早已为众所皆知,产科医生只会选择天然的黄体酮制剂。因为这段时间为器官发生期,如怀孕21天起心脏、脑部开始发生;怀孕30天四肢、腿部开始发生。这时超声波追踪检查很重要。超声波扫描,可以测量妊娠囊最大直径来对照周数,而胎心如果符合孕周,胎芽在第7、8周即可看到闪烁跳动。只有正常的成长胚胎才能决定继续安胎。萎缩卵、空囊腔或无胎心、无胎动都要人工流产终止妊娠。

(2) **子宫颈机能不全** 当怀孕到4～5个月的时候，胎宝宝的重量将松弛的子宫颈口压迫分开。而胎宝宝掉出来的现象就是子宫颈机能不全所引起的。由于分娩或人工流产的伤害或先天性原因而导致子宫颈括约肌松弛无力，以致胎宝宝重量达到一定值时就无阵痛性扩张了。治疗的方式是使用特殊的缝口线将子宫颈环扎起来。不过仍有半数病人不足月生下胎宝宝，都是未继续好好安胎的结果。

当然，准妈妈要明白，胎儿在孕早期，也就是头3个月的时候还属于不稳定时期。这一时期准妈妈干重体力活，剧烈运动或不小心摔倒等都容易引发流产。但优胜劣汰，这是自然法则。据统计，人类妊娠中胎儿异常发生率约占20%，但到了分娩时已减少到了0.6%，也就是说，发育不良的胚胎大多数是通过流产而被自然淘汰，由此可见，流产有时候并非坏事。

如何计算预产期

预产期，即准妈妈预计生产的日期。由于难以准确判断准妈妈受孕的时间，所以医学上规定，以末次月经的第一天开始计算，往后推280天左右即预产期。就是说妊娠维持40周，相当于10个月的时间。预产期可以通过以下方法来进行计算：

（1）根据末次月经计算：末次月经日期的月份加9或减3，为预产期月份数；天数加7，为预产期日。例如：末次月经是2014年4月15日，日期15＋7＝22，月份4－3＝1，预产期为2015年1月22日。

（2）根据胎动日期计算：如准妈妈记不清末次月经的日期，可以依据胎动日期来进行推算，一般胎动开始于怀孕后的18～20周。计算方法为：初产妇是胎动日加20周；经产妇是胎动日加22周。

（3）根据基础体温曲线计算：将基础体温曲线的低温段的最后一天作为排卵日，从排卵日向后推算264～268天，或加38周。

（4）根据B超检查推算：医生做B超时，根据测得的胎头双顶间径、头臀长度及股骨长度即可估算出胎龄，并推算出预产期。

（5）从孕吐开始的时间推算：孕吐一般出现在怀孕的第6周末，即末次月经后42天，向后推算至280天即为预产期。

（6）根据子宫底高度大致估计：如果末次月经日期记不清，准妈妈可以按子宫底高度大致估计预产期。妊娠4个月末，准妈妈子宫高度在肚脐与耻骨上缘当中（耻骨联合上10厘米）；妊娠5个月末，子宫底在脐下2横指（耻骨上16~17厘米）；妊娠6个月末，子宫底平肚脐（耻骨上19~20厘米）；妊娠7个月末，子宫底在脐上3横指（耻骨上22~23厘米）；妊娠8个月末，子宫底在剑突与脐的正中（耻骨上24~25厘米）；妊娠9个月末，子宫底在剑突下2横指（耻骨上28~30厘米）；妊娠10个月末，子宫底高度又恢复到8个月时的高度，但腹围比8个月时大。

绝大部分准妈妈会记住自己的预产期，并据此做相应的安排，但不要忘了预产期仅是一个大概时间，并不是精确的分娩日期。胎儿的分娩时间受宫内因素、准妈妈身体情况等多方面因素的影响，且对于月经周期不规则的女性来说，排卵和受孕时间很难确定，只有约半数的准妈妈会在预产期当天分娩。

胎教故事《可爱的小鹦鹉》

小王去逛鸟市，发现一只鹦鹉标价3元钱。于是他就问卖主："您这只鹦鹉怎么这么便宜呀？"

卖主："我这只鹦鹉特别笨！我教了它好长时间了。到现在为止就只会说一句话——谁呀？"小王一想反正也便宜，就买下来了。

晚上到了家，小王教了它一夜别的话，可是鹦鹉还是只会说"谁呀？"于是小王无奈地锁上门去上班了。

过了一会儿，来了一个查水表的，"咚咚咚"敲起了门。

鹦鹉："谁呀？"门外："查水表的。"

鹦鹉："谁呀？"门外："查水表的。"

……

到了晚上，小王回来了。看见家门口有个人躺在地上口吐白沫。小王惊呼："这是谁呀？"听见屋里传来鹦鹉的声音："查水表的。"

孕5周 小小心脏开始跳动

胎宝宝在长，准妈妈在变

（1）**胎宝宝在长** 现在你的宝宝还是一个胚胎，长度约0.6厘米，像一个小苹果籽。最初的胎盘细胞着床在子宫内膜上，为胎儿的血液输送制造空间。到了本周末，胎盘开始逐渐发育，便可以提供给宝宝成长所需要的营养和氧气了。这个时期还会出现包裹胎儿的羊膜囊。宝宝的心脏开始有规律地跳动及开始供血。

（2）**准妈妈在变** 从现在开始一直到后来的6周，你的体内会产生大量的孕期荷尔蒙。荷尔蒙的分泌影响着你体内的细胞，帮助你的身体更适合孕育宝宝。与此同时，你也会感到有些不适，你可能会和大多数准妈妈一样出现恶心、孕吐、乳房胀痛、疲劳以及尿频等症状。你的嗅觉会变得更加灵敏，讨厌烟、酒精或含咖啡因的饮料。

平时不贪睡的你，现在会感到"老是睡不醒"，别担心，这也是由于荷尔蒙的分泌引起的，它产生一种麻醉的作用，导致人体的行动变得有些迟钝。你的情绪容易改变，易焦虑不安，有时还会流泪，从兴奋、骄傲到怀疑、不安。有些是由荷尔蒙引起的，有些是由具体情况引起的。面临未知，我们感到不安是很自然的，与亲爱的老公和亲密的朋友分享你的正面及负面的情绪，会让你感到放松很多。

本周营养提示

3次正餐最好定时定量。特殊时期（有早孕反应和孕中后期）可以一天5~6餐，甚至可以想吃就吃。一定要吃早餐，而且保证质量。喜欢吃油条的要改掉吃油条的习惯，炸油条使用的明矾含有铝，铝可通过胎盘侵入胎儿大脑，影响胎儿智力发育。

早孕反应可能降临。早孕反应在不同的人身上有不同的表现,开始和持续的时间也不尽相同。准妈妈一定要坚信自己能克服这些不适,并说服自己尽量吃东西。

妊娠早期,由于血糖偏低、进食不足产生酮体,准妈妈易发生食欲不振、轻度恶心和呕吐,这时可以多吃粗粮等含糖较多的食物,以提高血糖、降低酮体。在这段时期宜多吃鱼(限适合准妈妈吃的种类),因为鱼营养丰富,滋味鲜美,易于消化,特别适合妊娠早期食用。

为了防止恶心、呕吐,要少食多餐,少吃油腻和不易消化的食物,多吃稀饭、豆浆等清淡食物。还可以在起床和临睡前吃少量面包、饼干或其他点心。注意不要缺水,让体内的有毒物质能及时从尿中排出。

准妈妈多吃清淡、易消化的食物,多吃富含蛋白质、糖、维生素的食物。

本周胎教提示

本周是胎儿各器官形成的敏感时期,如果准妈妈情绪不稳定,可能会造成胎儿畸形。保持积极、乐观的情绪不仅可以帮助准妈妈保持良好的食欲、提高睡眠质量,而且还能够使胎儿的血液供给、心率和呼吸保持在正常状态。怀孕的头3个月,因胎儿尚未完全成形,过分的运动容易造成流产。散步、练太极拳对这个阶段的准妈妈来说都是不错的运动,同时对胎宝宝来说,也是很好的运动胎教。

不适宜摆在家里的花卉

在居室内摆放几盆花卉,既有美化环境、增添雅兴的作用,也能调节空气,但也有很多花卉能影响到健康状况。对开始怀孕的夫妻来说,居室内的花卉需要精心挑选,才不至于使身体受到损害。

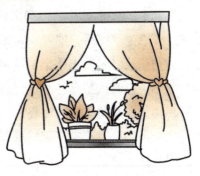

卧室内不宜摆放过多的植物。一般花卉在夜间会吸收氧气,呼出二氧化碳。因此,居室内若放花太多,就会造成花卉与人"争"氧气的现象,影响人体健康。

另外，有一些花草含有对人体有害的物质，如五彩球、洋绣球、仙人掌、报春花等易引起接触过敏。如果孕妇触及它们，汁液弄到皮肤上，会发生急性皮肤过敏反应，出现疼痒、皮肤水肿等症状。还有一些具有浓郁香气的花草如茉莉花、水仙、木兰、丁香等，会引起孕妇嗅觉不敏、食欲不振，进而出现头痛、恶心、呕吐等症状。所以，孕妇的卧室最好不要摆放花草，尤其是芳香浓郁的盆栽花。

此外，养花还要注意防虫，勿使讨厌的小虫满室乱飞。更要注意花盆中防蛆，警惕花盆成为苍蝇滋生的场所。

孕期的卧室里不宜摆放的花草主要有：

（1）水仙、玫瑰、月季、兰花、百合花、夜来香等。

（2）曼陀罗、断肠草等花草含有剧毒。

（3）紫荆花、含羞草、夹竹桃、洋绣球花等散发的物质会让人皮肤或呼吸道过敏。

（4）一品红、郁金香、万年青、虞美人、南天竹、黄花、杜鹃等如果误服，容易中毒。

警惕弓形虫的危害

现代有不少家庭喜欢养小动物，尤其是以养猫和狗居多。但对于即将怀孕的女性来说，最好远离小猫小狗，以免感染弓形虫。

弓形体又称刚地弓形虫、弓形虫，是一种人畜共患的寄生虫。如果怀孕之前的3个月感染了弓形体，胎儿就有感染弓形虫病的危险。

几乎所有的哺乳动物都能传染弓形虫。动物身上潜藏的病毒、弓形体、细菌等感染孕妇后，能经由血液循环到达胎盘，破坏胎盘的绒毛结构，造成母体与胎儿之间的物质交换障碍，使氧气及营养物质供应缺乏，胎儿的代谢产物不能及时经胎盘排泄，致胚胎死亡或发生流产。除此之外，更严重的是弓形体可引起胎儿先天性心脏病、小头、脑积水、脊柱裂等多种胎儿畸形。

弓形体一般寄生在猫的肠黏膜上，感染了弓形体的猫所产生的粪便可以把弓形体传染给人。但虫卵被猫排出后，至少要在24小时后才有可能有传染性，所以如果每天及时清理粪便，就会减少被感染的机会。

狗也可以感染弓形体，但是狗的粪便和排泄物都没有传染性，所以单纯与狗接触不会感染弓形体病。

建议饲养宠物的女性在怀孕前，要做一项叫做 TORCH 的检查，能查出有没有感染弓形体。如果 TORCH 检验显示已经感染过弓形体，可以不用担心，因为女性体内已经产生了抗体。如果显示从未感染过，则表明没有免疫力，那就要在整个怀孕期间，尽量远离宠物和注意自己的饮食卫生。如果化验结果显示正在感染，则暂时不能怀孕。如果在怀孕 3 个月内，女性的 TORCH 检验显示感染了弓形体，应立即终止妊娠，因为感染弓形体对胎儿的发育影响较为严重，可导致胎儿畸形。

不要再穿高跟鞋

高跟鞋的历史悠久，发展至今早已成为女性的时尚用品。长期以来，高跟鞋一直都是女性用以突出腿部性感的工具。穿上高跟鞋后，女性的身材更接近"黄金分割率"，在视觉上能给人以美的感受，女性会因此而更加从容、更加自信。

尽管穿高跟鞋可能会导致种种健康隐患，但是无论是从时尚还是职业要求，都很难说服一些女性放弃高跟鞋。

对于孕妇来说，脱掉高跟鞋则是必须做的一件事，因为穿高跟鞋会使孕妇腹压增高，腹腔血流量减少，影响胎儿的供血，而使胎儿的营养物质供应不足，影响发育。由于鞋跟过高，改变了人体重心，增加了腹部、腿部等肌肉群的负担，使人易于疲劳，诱发妊娠不良反应，不利于母体与胎儿的健康；同时由于影响足部血液循环，加剧下肢水肿，给行动增加不便。

适量吃些海参

海参是少有的高蛋白、低脂、低糖、极低胆固醇的天然滋补食品。因其富含多种天然活性营养物质，所含的丰富蛋白质是生命的物质基础，是胎儿细胞分化、器官形成的最基本元素，也是孕妇怀孕期和生产、哺乳期需要量最大、最重要的营养成分。准备怀孕或已经怀孕的女性适量吃些海参，可以为整个孕产期乃至哺乳期的母婴身体提供足够的优质蛋白、众多活性物质及微量元素，以保证胎儿生长发育的营养需要。

饮食不宜饥饱不一

准妈妈如果偏食，营养摄入单调，使体内长期缺乏某些营养物质或微量元素，会造成准妈妈营养不良，使妊娠合并症增加，如贫血或骨质软化症等。同时母体不能为胎儿生长发育提供所需要的营养物质，以至于造成流产、早产、死胎或胎儿宫内发育不良等。或出生后由于胎儿瘦小，先天不足，以致多病造成喂养困难。另外，胎儿期因缺乏营养，如缺乏蛋白质、不饱和脂肪酸，会造成脑组织发育不良，以致出生后智力低下，成为我们平时所说的低能儿。所以准妈妈饮食应该多样丰富，保证营养全面均衡。应尽量利用烹调多样化的方式，丰富自己的饮食，以保证妊娠期间母体与胎儿充足的营养供应。同时也可使产后乳汁分泌充足、身体健康，更能使宝宝发育良好，出生后健康成长。

有的准妈妈担心吃得过多胎儿过大过重，不利于分娩，或者是忧虑自身发胖增重，影响产后体形美，有意识地节食。如果营养物质摄入受到人为限制，可使准妈妈抵抗力下降，易患多种妊娠并发症和合并症，还可以使体力下降，不利于日后分娩。还有的准妈妈由于妊娠反应的干扰，不愿吃饭，可能准妈妈本人并不觉得饥饿，但实际上因身体得不到营养的及时供应，对胎儿生长发育不利。

同样，有的准妈妈大吃特吃，吃得过饱会造成肠胃不舒服。一次吃得过多，人体大量的血液就会集中到胃里，造成胎儿供血不足，影响胎儿生长发育。也有的准妈妈长期饮食过量，这样不但会加重准妈妈的胃肠负担，还会造成胎儿发育过大，导致分娩时难产。

所以，准妈妈对饮食要有节制，注重饮食种类的调剂和营养素摄入的均衡，会更加有益于准妈妈和胎儿。准妈妈进食不宜狼吞虎咽，因为准妈妈进食是为了充分吸收营养，保证自身和胎儿的营养需要。人体将食物的大分子结构变成小分子结构，有利于消化吸收，这种变化过程是靠消化液中的各种消化酶来完成的。人在进食时，慢慢咀嚼食物，可以使消化液的分泌增多，这时人体摄取食物营养则正常有利。咀嚼食物引起的胃液分泌比食物刺激胃肠而分泌的胃液量更大，持续时间更长。可见，咀嚼食物对消化液的分泌起着重要作用。吃得过快、食物嚼得不精细，不能使食物与消化液充分接触，食物未经充分咀嚼就进入胃肠道，食物与消化液接触的面积会大大缩小，会影响食物与消化液的混合，有相当一部分食物中的营养成分不能被人体吸收。此外，有时食物咀嚼不够，还会加大胃的消化负担或损伤消化道黏膜，使消化液分泌较少，易患肠胃病。

维生素不可盲目服用

维生素是维持正常人体功能不可缺少的营养素，对孕妇和胎儿尤为重要。孕期营养关键在"全"和"够"，即孕妇摄入的各种营养素种类要齐全，摄入量要满足自身和胎儿发育的需要。孕妇维生素的需要量是要有所增加，但只要膳食正常，一般是够用的。而在整个孕期连续大剂量服用维生素不但没有必要，反而有害。

国外也有研究表明，过多服用鱼肝油，会导致胎儿畸形，并且过量服用维生素A可使孕妇食欲降低；过量服用维生素D会引起肾损伤，胎儿骨骼发育异常；过量服用维生素E会干扰凝血机制；过量服用维生素C会诱发尿路结石，突然停用会引起维生素C缺乏症等。因此，孕妇不可盲目服用维生素药剂，如病情需要，应遵医嘱服用，以避免出现事与愿违、后悔莫及的情况。

缓解乳房的不适感

从怀孕后几星期开始，准妈妈就会感到乳房肿胀，甚至有些疼痛，偶尔压挤乳头还会有黏稠淡黄的初乳产生。并且随着乳腺的增大，乳房会长出肿块样物。这些都是做母亲的必然经历。自受精卵着床的那一刹那起，伴随着体内激素的改变，乳房也做出相应反应，为以后的哺乳做好准备。

准妈妈可以采用热敷、按摩等方式来缓解乳房的不适感；每天用手轻柔地按摩乳房，可促进乳腺发育；注意经常清洗乳头。

宝宝大脑发育的几个关键期

做父母的都希望生育一个聪明的宝宝，要想让宝宝更加聪明，就应该抓住宝宝大脑发育的3个高峰期，准父母好好利用宝宝大脑发育的黄金时间，将来宝宝才会聪明伶俐。

(1) 关键期1：怀孕前8周（脑细胞形成期） 在卵子受精后的第19天起，胚胎的神经系统便快速地发展，直到第26天左右从底端开始产生闭合，向下延伸成为脊髓，即胎儿的脑部发育，从卵子受精4个星期后就开始形成，而从怀孕第8周开始，胎儿已经有了基本雏形。在这段时期，准爸爸要保证妻子的营养均衡，帮助妻子纠正不正常的饮食习惯。

(2) 关键期2：怀孕20周（脑细胞增殖期） 在怀孕20周左右，胎儿的听觉、视觉等神经系统陆续发展。20周后，脑细胞的发育会愈来愈复杂。在这个时候，准爸爸要陪着妻子，一起与宝宝好好交流，这有利于帮助宝宝形成良好的神经回路，协助脑细胞逐渐朝向良性发展。

(3) 关键期3：怀孕30周左右到出生后（脑成长活泼期） 虽然胎儿的脑部基础发展在怀孕16周左右就已成形，但影响脑神经发展的神经元却不会停止作用，会持续进行树状突触直到出生后约3岁左右，甚至到青春期都可能持续发展。这些神经突触的刺激与发展是奠定胎儿日后许多能力的关键。此时，准爸爸要陪着妻子适当运动，可以刺激胎儿的前庭觉。

双胞胎准妈妈如何护理

准妈妈怀上了双胞胎，会比单胞胎更辛苦，出现妊娠并发症的概率也会高出很多，在享受到双胞胎带来的双倍甜蜜时，要付出双倍的辛苦。不过，准妈妈如果能对护理多一些了解，就能从容不迫地迎接宝宝的降生。

通常，在妊娠6~7周时，做超声波检查能看到胎儿的心跳，怀了双胞胎的孕妈妈在检查时，会被发现有两个心脏在跳动。不过，有时候两个胎儿心跳出现的时间不同，或者一个胚胎在母体内的角度刚好挡住另一个胚胎，有可能在下一次产检时，才能发现怀了双胞胎。如果孕妈妈告诉医生家族遗传有双胞胎史，或医生知道孕妈妈曾注射过排卵针，产检时就会特别留意是否有怀双胞胎的可能性。

双胞胎妊娠，医学上属于高危妊娠，在孕产过程中，孕妈妈和胎儿可能遇到的异常情况会比单胞胎妊娠要多。所以，如果确诊已经怀了双胞胎的孕妈妈，就更需要从生活、产检等各方面来注意自己及胎儿的健康。

(1) 每天多300卡热量（1.26兆焦） 怀双胞胎不代表妈妈要加倍吃，才能满足胎儿成长的需求，孕前体重正常的孕妈妈每天均衡摄取六大类的食物是最重要的，如果要仔细算，每天可以比一般孕妇增加约300卡（1.26兆焦）的热量，例如多喝1杯牛奶，多吃1份蔬菜水果就可以了。

此外，怀孕初期时妈妈可以多补充叶酸，怀孕中后期多补充钙、铁及二十二碳六烯酸（DHA）等营养素，这样就能满足两个胎儿需要的营养。

（2）避免口味重和太咸的食物 双胞胎孕妈妈发生妊娠糖尿病和妊娠高血压的概率比较高，所以，高热量、高油脂的食物要少吃，口味重和太咸的食物也要避免。因为怀了两个宝宝的关系，孕妈妈更容易出现尿频、便秘的问题。所以，每天临睡前可以少喝一点水，以免半夜要爬起来很多次，白天可以多摄取一些水分和蔬菜、水果，获得较多的食物纤维素，减少便秘的困扰。

（3）体重增加总量13～20千克 孕前体重正常的单胞胎孕妈妈，孕期体重总增加以10～12千克为宜，双胞胎孕妈妈的体重增加，则以13～20千克为宜。有不少双胞胎孕妈妈因为怀了双胞胎而放开来吃，认为多吃一些，腹中的胎儿就会更健康，却忽视了孕妈妈自身体重的控制，引发肥胖趋势，这种结果会让原本就困难的妊娠变得更加困难，容易诱发妊娠并发疾病。所以，孕期体重控制是孕妈妈必修的重要课程。

建议怀孕前体重过轻或过重、全素食、严重偏食或有特殊疾病的孕妈妈，在孕期要及时请教产检医生，做营养的调整及疾病的追踪治疗。

（4）少量多餐 由于怀双胞胎的孕妈妈肚子大得快，会较早出现胃部挤压情况，所以，孕妈妈可以早一些采用少量多餐的方式进食，饭后会觉得比较舒服。

（5）加强护肤保养 双胞胎孕妈妈的腹部胀大得快，妊娠纹也会较早、较明显出现，所以，从怀孕初期就需注意肌肤的保养，尤其是腹部。

（6）选择舒适的服装和鞋子 根据孕妈妈的喜好，配合孕期身材的改变，选择比较宽松的孕妇装，怀孕中期就可以开始使用托腹带来减轻腹部的负担。此外，因为容易腿肿及脚痛，可以选择气垫式的休闲鞋或凉鞋。每天晚上，用靠枕将腿部垫高一点，或用温水泡脚，以增强血液循环，减少酸痛和水肿问题。每天都要坚持适当的孕期运动，怀孕过程会更加舒适。

（7）提前1个月临产 大多数妊娠过程顺利的双胞胎孕妈妈，会在怀孕第35~37周时生产，比预产期约提前1个月，有一些胎儿则会更早出生。所以，进入怀孕30周左右，双胞胎孕妈妈就要多休息、多留意身体状况。

(8) 提前准备婴儿用品 双胞胎孕妈妈最好在妊娠6~7个月左右，就把大部分需要的新生儿用品准备好，避免因为宝宝提前出生而手忙脚乱。另外，越到怀孕后期，孕妈妈行动就越不方便，出门购物也更需注意安全。

注意潜移默化的影响

本周是胎儿各器官形成的敏感时期，如果准妈妈情绪不稳定，可能会造成胎儿畸形。保持积极、乐观的情绪不仅可以帮助准妈妈保持良好的食欲、提高睡眠质量，而且还能够使胎儿的血液供给、心率和呼吸保持在正常状态。怀孕的头3个月，因胎儿尚未完全成形，过分的运动容易造成流产。散步、练太极拳对这个阶段的准妈妈来说都是不错的运动，同时对胎宝宝来说，也是很好的运动胎教。

平缓情绪的呼吸胎教

前面已经说过，孕妈妈的情绪对胎宝宝有着不可估量的作用，因此，保持宁静、愉悦的心情，对于提高胎教效果非常重要。下面的呼吸法，对稳定情绪和集中注意力非常有效。

进行呼吸法的练习时，场地可以自由选择，可以坐在床上，也可以坐在沙发上，甚至平静地站着。关键是腰背舒展，全身放松，微闭双眼，手可以放在身体两侧，也可以放在腹部，总之孕妈妈觉得舒服就好。衣服尽可能穿得舒服。

孕妈妈准备好以后，用鼻子慢慢地吸气，在心里默默地慢数5下，如果平时肺活量好的孕妈妈可以数6下。吸气时，要让自己感到气体被储存在腹中，然后慢慢地将气呼出来，用嘴或鼻子都可以。总之，要缓慢地、平静地呼出来，呼气的时间是吸气时间的2倍。

孕妈妈实施呼吸法的时候，尽量不要去想其他事情，要把注意力集中在吸气和呼气上，一旦习惯了，注意力就会自然集中了。进行胎教前，先进行这样的呼吸，孕妈妈的精神被集中起来了，胎教效果自然就能提高。

孕初期 生命从这里开始(孕1~3个月)

孕6周
B超可以测到胎宝宝的心跳了

胎宝宝在长，准妈妈在变

(1) 胎宝宝在长 怀孕第6周的子宫里，胚胎正在迅速地成长，这个星期他（她）的心脏已经开始有规律地跳动，如果您做B超，已经可以监测到小宝宝的心跳啦。此时胚胎的长度有1.4厘米，像一颗小松子仁，包括初级的肾和心脏等主要器官都已形成，神经管开始连接大脑和脊髓。胚胎的上面和下面长出肢体的幼芽，这是将来孩子的手臂和腿。面部基本器官已经开始成形，能清晰地看到鼻孔，眼睛的雏形也已具备。

(2) 准妈妈在变 准妈妈的妊娠反应开始明显起来，胸部感到胀痛，乳房增大变软，乳晕有小结节突出，你会时常疲劳、犯困而且排尿频繁。有恶心的感觉，一整天你都会随时呕吐。停经6周以内的妊娠称为早孕，现在你的基础体温持续升高，还没有降下来。现在最好不要外出旅行，过量的运动有可能引起流产。如果你还没有做早孕检查，现在是去医院的时候了。

本周营养提示

准妈妈孕吐太厉害，很容易导致缺水、缺钠，所以要多喝水，可以在饮料中加些盐。妊娠剧吐易造成铁摄入不足，这时要增加含铁质丰富的食品，如鸡、鸭、猪的心和肝、肾脏还有蚕豆、番茄、芹菜、香菇、紫菜及桃子、红枣、葡萄干等。另外，为了克服晨吐症状，早晨可以在床边准备1杯水、1片面包，或1小块水果、几粒花生米，它们会帮你抑制强烈的恶心。

准妈妈要多吃小米、玉米、芝麻、核桃、瓜子、海鱼、黑木耳等有助于胎儿神经系统发育的食物。

本周胎教提示

运动可以防止妊娠中的体力衰弱,并逐渐增加肌力和持久力。这一周,准妈妈可以练习跳慢步交谊舞。胎教专家认为,慢步交谊舞对于准妈妈是一项很好的活动,有利于身心的调节和健康,并且整个孕期准妈妈都可以跳。但要注意如果跳舞场所空气不好最好不要参与,更不要弄得过于疲劳。

开始出现早孕反应

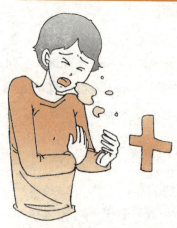

从孕6周开始,准妈妈的早孕反应开始明显。应对早孕期间的妊娠反应,心理状态十分关键。恶心呕吐是正常的反应。孕初期出现早孕反应者,无须治疗,3个月后症状自然消失。但严重到不能进食、进水者应该去医院查一下尿是否出现酮体阳性,必要时应输液,补充一定量的葡萄糖、维生素及水分。

有的准妈妈可能会问,为什么会出现早孕反应呢?

(1) 受内分泌的影响 怀孕后,人绒毛膜促性腺激素会急速上升,这种激素在血中的浓度愈高,反应就会愈严重。在正常情况下,人绒毛膜促性腺激素在10周后会开始下降,因此,症状也会随着改善。由于这个原因,怀双胞胎及葡萄胎的准妈妈,人绒毛膜促性腺激素通常较高,早孕反应自然也较严重。

(2) 营养因素 怀孕期间新陈代谢率增加,需要较多营养,故容易引起维生素不足而加重症状。若情况严重,可以补充一些维生素(如维生素B_6)来缓解症状。

(3) 与情绪、压力有关 通常承受生活压力较大,家庭成员关系紧张,反应也较厉害。

(4) 和代谢有关 糖类代谢速率改变,对高血糖或低血糖较敏感,所以过饱或饥饿过久就会想吐。

(5) 中枢神经对呕吐控制的机制改变 准妈妈在怀孕期间会对某些特殊气味,以及油炸、辛辣等食物较敏感。

因此，对于孕早期妊娠反应，最重要的是对怀孕要有心理准备。国外许多学者通过研究证实，早孕反应与准妈妈的情绪关系密切，怀孕后心态正常、情绪稳定的人反应就小。情绪不稳定可以产生早孕反应，此时丈夫的关心是至关重要的。

孕吐不宜勉强进食

孕早期困扰多数孕妈妈的就是孕吐。很多孕妈妈为了腹中的宝宝，刚吐完就开始吃东西。其实，这个时期的胎儿刚刚形成，所需的营养并不多，而且他会摄取母体储存的营养来生长发育，孕妈妈完全不用担心。勉强进食，往往会适得其反。重要的是，如何想办法缓解孕吐，想办法减少孕吐，精神好了，食欲强了，自然就能吃进食物了。

如何缓解早孕反应

不少孕妈妈在孕早期会出现恶心、呕吐、食欲不振等现象，大大影响了孕妈妈的心情，缓解早孕反应主要从以下4个方面下手。

(1) **饮食调节**　少吃多餐，每餐不要吃得太多，以免引起胃部不适或恶心、呕吐，两餐之间可以吃少量、多品种的食品，如苏打饼干、咸味面包、口味清淡的点心等。

(2) **适当喝水**　呕吐严重的孕妈妈应多吃些稀粥、藕粉、多汁的水果，这样既能增加水分、营养，又调节了口味。

(3) **保持心情愉快**　避免紧张、激动、焦虑、忧愁等不良心理，以减轻妊娠呕吐。为了缓解紧张情绪，孕妈妈应多学习一些保健知识，对早孕知识有一个正确的认识，减轻心理负担。

(4) **适量活动**　有些孕妈妈误以为恶心、呕吐就应该卧床休息，结果越是这样，早孕反应越严重。适当进行一些轻缓的活动，如散步、做保健操等，都有助于改善心情，强健身体，减轻早孕反应。

吃酸也要有讲究

孕妈妈怀孕后,胎盘分泌的某些物质有抵制胃酸分泌的作用,能使胃酸明显减少,消化酶活性降低,并会影响胃肠的消化吸收功能,从而使孕妈妈产生恶心呕吐、食欲下降、肢软乏力等症状。由于酸味能刺激胃分泌胃液,有利于食物的消化和吸收,所以多数孕妈妈都爱吃酸味食物。

从营养角度来看,一般怀孕2~3个月后,胎宝宝骨骼开始形成。构成骨骼的主要成分是钙,但是要使游离钙形成钙盐在骨骼中沉积下来,必须有酸性物质参加。

酸性食物大多富含维生素C,维生素C也是孕妈妈和胎宝宝所必需的营养物质,是胎宝宝形成骨骼、牙齿、结缔组织及一切非上皮组织间黏结物所必需的营养素,维生素C还可增强母体的抵抗力,促进孕妈妈对铁质的吸收作用。

然而,孕妈妈食酸应讲究科学。人工腌渍的酸菜、醋制品虽然有一定的酸味,但维生素、蛋白质、矿物质、糖分等多种营养几乎丧失殆尽,而且腌菜中的致癌物质亚硝酸盐含量较高,过多食用显然对母体、胎宝宝健康无益。所以,喜吃酸食的孕妈妈,最好选择既有酸味又营养丰富的西红柿、樱桃、杨梅、石榴、橘子、酸枣、青苹果等新鲜蔬果,这样既能改善胃肠道不适症状,也可增进食欲,加强营养,有利于胎宝宝的生长,一举多得。

噪音可能导致宝宝耳聋

噪声对胎宝宝危害极大,是诱发胎宝宝畸形的危险因素之一。高分贝噪声能损坏胎宝宝的听觉器官,长时间在较大的噪声中生活可能会造成胎宝宝先天性耳聋。国外的一些研究表明,孕妈妈在怀孕期间接触强烈噪声(100分贝以上),宝宝听力下降的可能性增大。这可能是由于噪声对胎宝宝正在发育的听觉系统有直接的抑制作用。

同时,噪声还能使孕妈妈内分泌腺体的功能紊乱,从而使脑垂体分泌的催产激素过剩,引起子宫强烈收缩,导致流产、早产。

不过,专家指出,一般情况下,短时期的噪声接触是不会造成明显伤害的，所以孕妈妈也不必过分紧张，只要平时注意尽量减少接触强噪声环境就可以了。如果孕妈妈孕前就一直在噪声较大的环境工作的话，最好在进行受孕计划前申请暂离或调离工作岗位。

孕期排除不良妊娠

在整个孕期的产检中，按常规来说，准妈妈需要进行4次B超检查。

孕期的4次B超检查如下：

孕9~12周（第1次B超检查）早期排除胎儿畸形和不良妊娠。

孕18~20周（第2次B超检查）筛查畸形胎儿。

孕30周左右（第3次B超检查）检查有无胎盘和羊水问题，及检查胎儿宫内安危、发育情况。

孕37~40周（第4次B超检查）确定最终的胎位、胎儿大小、胎盘成熟程度、脐带缠绕状况、羊水量等，进行临产前的最后评估。

在妊娠过程中，若准妈妈的身体出现了一些特殊的情况，就可以按照自身的情况加做B超检查，但过多做B超检查也是没有必要的。

第1次产检时，若准妈妈出现孕早期阴道出血、单项HCG高值，可结合B超检查，排除或确定不良妊娠，如葡萄胎等。

B超检查为何要憋尿

B超检查时需要憋尿，这是因为子宫以及附件等器官都处于盆腔底部，只有膀胱充盈到一定程度，才能将子宫从盆腔深处挤到下腹部，然后将B超探头放在下腹部从而观察到子宫及卵巢的真实情况。

在做B超检查之前，孕妇最好饮水500~800毫升，让膀胱适度充盈。且要安排好孕检各个项目的时间次序，才能不受憋尿之苦。如果想尽快憋尿，可以适当喝些碳酸饮料，如可乐、雪碧等，由于碳酸饮料中的咖啡因有利尿作用，会促进水分排出，加快尿液的生成。也可以喝些淡茶水或者吃些西瓜，这些饮品和水果也有利尿功能，比喝白开水生成尿液的速度要快。另外，做B超前，最好晨起将大小便排干净，空腹先喝上两大杯水（至少1000毫升），过半个小时再适当吃些东西。否则，食物消化需要水分，会使尿液更难生成。

充盈良好的标志是：被检者平卧时，下腹部轻微隆起呈浅弧形，加压时能下陷，且可以忍受。如果下腹凹陷，低于两侧髂前上棘，则为充盈不足。若腹部隆起很高，肚皮很硬，稍加压就难以忍受，则为憋尿太多，充盈过量了。

暂停出远门

妊娠期间，如果身体健康状况良好，妊娠检查正常，饮食起居都很正常，出远门一般不会有什么危险。

但妊娠初期和晚期的几个月里，最好不要外出旅游或出差，因为路途中可能会遇到很多对妊娠不利的因素，如车船的震动颠簸、旅途中的紧张劳累，有可能遇到行车速度过快或急刹车，或是人多拥挤等情况，都容易引起流产或早产。因此，怀孕初期的1~3个月和怀孕晚期的8~10个月期间，一般不宜外出。

外出或旅游活动安排，最好放在妊娠中期的4~7个月，因为到了妊娠中期，妊娠初期可能出现的问题已经不会再发生，流产的可能性也减少。但最好不要去离医院太远的地方。

孕期如果自身不舒服或者有妊娠并发症，最好不要出远门。

阅读诗歌《开始》

"我是从哪儿来的，你，在哪儿把我捡起来的？"孩子问他的妈妈。

她把孩子紧紧地搂在胸前，含泪微笑着答道——

"你曾被我当做心愿藏在心里，我的宝贝。"

"你曾存在于我孩童时代玩的泥娃娃身上；每天早晨我用泥土塑造我的神像，那时我反复地塑了又捏碎了的就是你。"

"你曾活在我所有的希望和爱情里，活在我的生命里，我母亲的生命里。"

"当我做女孩子的时候，我的心的花瓣儿张开，你就像一股花香似地散发出来。"

"你的软软的温柔，在我的青春的肢体上开花了，像太阳出来之前的天空上的一片曙光。"

"上天的第一宠儿，晨曦的孪生兄弟，你从世界的生命的溪流浮泛而下，终于停泊在我的心头。"

"当我凝视你的脸蛋儿的时候，神秘之感淹没了我，
你这属于一切人的，竟成了我的。"

"为了怕失掉你，我把你紧紧地搂在胸前。
是什么魔术把这世界的宝贝引到我的手臂里来的呢？"

孕7周 面部可以清楚识别

反复的对话，使胎儿产生了神经条件反射，使出生后的新生儿能有所熟悉和记忆。父母的不良行为、不高尚的行动，会在胎儿大脑留下痕迹，这不仅影响胎儿的生长发育，甚至会导致孩子出生后产生不良情绪。所以父母在孕期中要多看育儿教育等各种书籍，以充实早期教育的资料。

胎宝宝在长，准妈妈在变

(1) 胎宝宝在长 想知道胎宝宝现在的成长情况吗？现在胚胎的细胞仍在快速地分裂，而且分裂速度就像胚胎形成的初期一样快。到本周末时，胚胎的大小就像一颗豆子，如果你能看见自己的子宫，你会发现胚胎有一个特别大的头，在眼睛的位置会有两个黑黑的小点，而且鼻孔开始形成，耳朵部位明显突起。他的牙齿和口腔内部结构正在成形，耳朵也在继续发育。他的眼睛已显现出一些颜色，但是一部分被眼睑遮住了。他的小鼻头也止在冒出来。此时B超已经可以清晰地看到宝贝的面孔了。

他的皮肤非常薄，血管清晰可见。胚胎的手臂和腿开始伸出嫩芽，手指也从现在开始发育。这时心脏开始划分成左心房和右心室，而且每分钟的心跳可达150次，是成人心跳的2倍，现在脑垂体也开始发育。

(2) 准妈妈在变 怀孕7周了，早晨醒来后，作为准妈妈的你会感到难

以名状的恶心，而且嘴里有一种说不清的难闻味道。现在你随时可能有饥饿的感觉，你的体态很快就会发生改变，但不要过多地考虑体形，因为目前这几周是胎儿发展的关键时期，更应注意营养。

这一周，准妈妈会感到很疲劳，这种异常的疲倦通常过了前3个月就会消退，当准妈妈身体渐渐习惯于怀孕时，就会恢复正常的精力。你的心率会突然增快，新陈代谢率增高了25%。由于子宫压迫，你跑厕所的次数也比过去频繁多了，但是你并不会感到尿急、尿痛等，这种尿频属于正常的孕期现象，无须治疗，更不会影响到胎宝宝。

本周营养提示

保证摄取足量叶酸、维生素C和维生素A，维生素C和维生素A还可以促进钙、铁、磷等微量元素的吸收。这些都有利于胎宝宝神经系统的发育。

在饮食上，应选择清淡可口和易消化的食物。能吃多少就吃多少，不必太介意营养够不够的问题。

预防贫血是整个孕期都应重视的事，准妈妈除了维持自身的需要外，还要为胎儿生长供应铁质，胎儿除了摄取身体成长所需要的铁质外，还要在肝脏中储存一部分铁质，所以一定要注意补铁。

孕早期，准妈妈每天至少摄入15~20毫克铁，孕晚期，每天应摄入20~30毫克铁。可耐受的最高摄入量为60毫克。

准妈妈可多吃富含铁元素的食物，如鸡、鸭、猪的心和肝、肾脏，以及番茄、芹菜、香菇、紫菜、桃子、红枣、葡萄干等。

本周胎教提示

本周的胎教主要还是从舒缓准妈妈的情绪和身体出发。当准妈妈感到烦躁或焦虑时，要有意识地花一些时间让自己平静，告诉自己"不要着急，不要生气，宝宝正在看着呢！"你的积极、平和的情绪可以传递给腹中的胎宝宝，这将为孩子今后的人生打下良好的基础。在各种胎教方法中，音乐胎教有其特殊的位置。胎儿经常接受优美健康的音乐，可以改善胎盘的供血状况，使胎儿更健康地成长。

孕期千万不要节食

苗条的身材本来就不属于孕期，这个时候，孕妈妈应该分清主次，一切以宝宝的生长发育为中心。怀孕期间，胎儿从母体流经胎盘的血液中汲取营养，满足生长发育要求。所以，孕妇应避免节食，尤其应注意胎儿必需营养成分的摄取。

此外，孕期节食对孕妈妈自己的身体也是有害的。以减肥为目的的饮食往往导致缺铁、缺叶酸以及其他重要维生素和矿物质的缺乏。

睡一个好觉

怀孕早期，总是会觉得精神不济，总想睡觉，而且总会有睡不够的感觉。出现这种情况不必担心，因为嗜睡是妊娠初期的正常生理现象。

在妊娠初期，基础新陈代谢量增加，身体内分泌系统发生了较大变化，造成热量消耗快，血糖不足，导致困倦、乏力、嗜睡状态出现，这不是病态。加上因为刚刚怀孕，多少会产生一些焦虑、期待的心理，还会担心胎儿是否健康，担心自己是否能够胜任承担孕育、养护孩子的重任，担心自己将来身材是否能够恢复，担心自己家庭未来……精神负担会较大，感觉会很疲倦。

因此，安静而轻松、舒适而高质量的睡眠，对于孕妈妈来说十分重要。特别是在中午，最好能舒舒服服地睡一个午睡，克服漫长天气给自己带来的困倦、疲乏感。当然，午睡不宜睡得过久，以防止晚上会失眠，影响到整体睡眠质量。午睡时，要尽量把全身放松，可以把双脚垫得高一点。

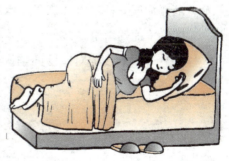

在怀孕初期的3个月，胎儿在母体子宫内的盆腔中，外力直接压迫或自身压迫的重量都不会很大，因此，选择睡觉的姿势可以很随意，哪样舒服就哪样睡，仰卧位、侧卧位皆无不可。但是，需要特别提醒的是，如果有趴着睡觉、抱搂着抱枕等物件睡觉的习惯，最好从现在开始改掉。及早纠正不良的睡姿，是为了未来几个月腹部变大后，保护好腹中胎儿和确保自己的良好睡眠质量，有益于母子身心健康。

这个月，尽量保证充足的睡眠。想要休息的时候就尽量休息，不要勉强自己。

用食物缓解孕吐

不好的情绪和心理对孕妈妈和胎宝宝都会产生不良的影响，所以孕妈妈要学会自我调节与放松。下列食物可以帮助孕妈妈赶走坏情绪：

（1）**豆类食物** 大豆中富含人脑所需的优质蛋白和8种必需氨基酸，这些物质都有助于增强脑血管的机能。身体运行畅通了，孕妈妈心情自然就舒畅了。

（2）**南瓜** 南瓜富含维生素B_6和铁，这两种营养素能帮助身体将所储存的血糖转变成葡萄糖，葡萄糖是脑部唯一的原料。

（3）**菠菜** 菠菜除含有大量铁元素外，更有人体所需的叶酸。人体如果缺乏叶酸会导致精神疾病，包括抑郁症和老年痴呆症等。

（4）**香蕉** 香蕉可向大脑提供重要的物质酪氨酸，使人精力充沛、注意力集中，并能提高人的创造能力。此外，香蕉中含有可使神经"坚强"的色氨酸，还能形成一种叫做"满足激素"的血清素，它能使人开朗、感受到幸福，预防抑郁症的发生。

（5）**樱桃** 长期面对电脑的孕妈妈会有头痛、肌肉酸痛等毛病，可吃樱桃改善这些状况。

教你看懂B超数据

孕检B超测量数据的说明：

（1）**CRL** 从胎宝宝头部到臀部的长度，又称为"头臀长"。妊娠8~11周，每个胎宝宝发育状况还没有太大差异，因此医院往往通过测量CRL来预测预产日期。

（2）**BPD** 头部左右两侧之间最长部位的长度，又称为"头部双顶径"。当初期无法通过CRL来确定预产日时，往往通过BPD来预测；中期以后，在推定胎宝宝体重时，往往也需要测量该数据。

(3) FL　胎宝宝的大腿骨的长度，又称为"股骨长"。大腿骨是指大腿根部到膝部的长度。一般在妊娠20周左右，通过测量FL来检查胎宝宝的发育状况。

(4) APTD　腹部前后间的厚度，又称为"腹部前后径"。在检查胎宝宝腹部的发育状况以及推定胎宝宝体重时，需要测量该数据。

开始写胎教日记

从现在开始写胎教日记吧！在随后10个月的妊娠期中，你的心情、想法、感受、故事都可以成为日记的内容。以后给你的宝宝看自己写下的怀孕日记，绝对是无比珍贵的记忆。

胎教日记里应该记录下孕妈妈每天为胎宝宝成长所做的胎教内容、胎宝宝的反应、父母的生活行动、重大事件、天气及当天要闻等。胎教日记可以用表格形式记录，这样会避免漏掉一些项目或内容，也可以随心所欲，当天发生了什么就记什么。也可以像小学生记日记一样，你可以在日记的每一页这样开始：

> 年　月　日　星期　天气
>
> 今天，你在妈妈的肚子里已经待了3个月了，所以特意去医院为你建立了档案，而且今天是妈妈第一次听到你有力的心跳，那么快！每分钟140多下（胎宝宝期的心跳频率一般为120～160次/分钟）！真让人激动啊……

准爸爸如何参与情绪胎教

生出一个聪明健康的宝宝不仅需要孕妈妈保持良好的情绪，准爸爸在情绪胎教中的作用也是非常大的，所以，需要准爸爸做好以下工作。

(1) **做一名尽职尽责的"后勤部长"**　孕妈妈1个人要负担2个人的营养需求，如果营养不足就会导致孕妈妈体力不支，并影响胎儿的生长发育，尤其是智力的发育。因为宝宝的智力形成物质基础多是在胚胎期形成的，作为丈夫有责任当好"后勤部长",满足妻儿的营养需要。

(2) 用风趣幽默的语言宽慰妻子 孕妈妈怀孕后,体内激素分泌变化较大,会产生令人不适的妊娠反应,所以情绪常常很不稳定,作为丈夫要充当妻子的开心果,用风趣的语言以及幽默的笑话宽慰和开导妻子。

(3) 丰富生活情趣 孕妈妈若情绪不好,不妨多带着她出去走走,去公园、树林或者是田野中散散步,陪妻子晒晒太阳,让她感觉到丈夫的体贴和关怀,这也有利于孕妈妈保持愉快的心情。

保养好面部皮肤

激素改变会使多数孕妈妈的面部变油或是更油,或是更干。不管出现哪种情况,都要注意清洁和保湿。由于易过敏,原则上不宜使用过多、过复杂的保养品和化妆品,1~2种天然品为宜。

(1) 油性皮肤 保养重点在于彻底清洁,避免油脂堆积引发疱痘、粉刺;多洗脸,早、午、晚和睡前各1次;使用清爽型油性皮肤专用保养品。

(2) 干性皮肤 注重保湿和滋润,适度保持皮肤水分和油分,避免皮肤过度干燥而敏感脆弱;少洗脸,起床和睡前各1次;使用滋润型干性皮肤专用保养品。

每天洗脸可以注意,夏天用冷水,冬天用温水,不要用刺激性强的清洗剂,可以改用刺激性较小的化妆品来清理皮肤,擦涂乳液后,淡匀一点粉底就足够。

白天,一般不用再做细致的化妆,如果因为出汗粉底脱落,只需简单地用粉底霜或粉饼补淡妆;夜间睡觉前,先用洁面乳洗净皮肤,然后记住要用润肤膏进行按摩拍击,再用乳液擦掉润肤品,最后匀涂营养露或乳液保养。

孕期可以化淡妆,应当注意的是皮肤变化很敏感,不能轻易改换化妆品和清洗用品及保养品,而且化妆品和清洗用品以纯天然者为佳。孕初期,皮肤变得油性强,容易长粉刺和小痘疱,如果更换化妆品,会适得其反。孕中期以后,皮肤会变得粗糙起来,更不能轻易改换化妆品,要加强营养饮食方面的调整,多吃含蛋白质和维生素丰富的食物,保证充足营养和休息。可以薄施一点粉底、淡胭脂和口红。

聆听胎教音乐《月光》

《月光》是法国作曲家德彪西的代表作,作品描绘了月亮透过浮云,影影绰绰地撒在平静的水面上的画面。孕妈妈听这首钢琴曲,仿佛能看到乐曲表达的画面,让人沉醉其中。

朦胧的月光洒在树梢上,树林发出沙沙的声音,月影婆娑,林间的小溪水波流转,闪着点点荧光……在这音乐描绘的迷人月色中,孕妈妈进入甜美安逸的梦乡,嘴角绽放出甜美的笑意。

虽然胎宝宝的听觉系统发育得还很不成熟,但已经具备了音乐胎教的最基本条件。当然,孕妈妈也可以自己哼给胎宝宝听,相信胎宝宝能感受到月光的甜美。

迷人的氛围让孕妈妈感觉安全而祥和,充满期待的旋律又让孕妈妈心情愉悦,不由得联想到未来的宝宝,把这种美好的感觉适时传达给胎宝宝,让胎宝宝对这个世界充满期待和信心,有助于宝宝以后的情绪更丰富。

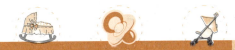

孕8周 手指脚趾开始发育

胎宝宝在长,准妈妈在变

(1) 胎宝宝在长 进入第8周后,胎儿已经初具人形。

从孕第8周开始到20周,胚胎将迅速成长,并且在几个星期内就会有明显的轮廓。现在,他有2厘米长了,看上去像颗葡萄。胚胎的尾部正在消失,眼睑几乎可以盖住眼睛。两个鼻孔已经形成,并且看起来有个鼻尖;牙和腭开始发育,耳朵也在继续成形,皮肤像纸一样薄,血管清晰可见。

宝宝的手指和脚趾长得更长,尽管隐约还有少量蹼状物,但正变得更清楚;臂和腿长长了很多,肩、肘、髋以及膝等关节都可以看出来了。

(2) 准妈妈在变 从怀孕到现在，由于子宫迅速地成长扩张，你可能会第一次有腹部疼痛的感觉。不必担心，在这个阶段，骨盆的任何一侧疼痛都是正常的，特别是扭腰或站起来的时候。虽然你的腹部可能看起来还很平坦，而实际上，你的子宫差不多已经有一个拳头大了，长短5厘米左右，同时，它还变得很柔软，阴道壁和子宫颈因为充血而变软，这也是造成腹部疼痛的原因之一。虽然你依然感觉到子宫里是静悄悄的，其实宝宝现在的小动作已经相当多了，他已经会做踢腿、伸腿、抬手、移动双臂的小动作了。

本周是最可能患上孕期呕吐症（晨吐）的时间。呕吐的强烈程度与荷尔蒙数值成正比，怀多胞胎的准妈妈会感觉更恶心。另外，你对气味越来越敏感，胃也开始变得敏感了，这些也是导致晨吐的原因。

本周营养提示

本周的妊娠反应更加剧烈，呕吐剧烈的准妈妈可以尝试用水果入菜，如利用柠檬、脐橙、菠萝等作为材料来烹煮食物，以这种方法来增加食欲，也可在烹调的过程中加入少量的醋让菜肴更美味。还可以试一试酸梅汤、橙汁、甘蔗汁等来缓解妊娠的不适。

由于妊娠反应，许多准妈妈会很倦怠，懒得活动，再加上吃得也比较精细，极易引起便秘。一旦发生便秘，准妈妈切记不要使用泻药，而应采取饮食调理，或外用甘油润肠等方法来缓解。

为确保孕期营养全面均衡，准妈妈应该注意摄入含有适量蛋白质、脂肪、钙、铁、锌、磷、维生素（A、B、C、D）和叶酸的食物。但主食和动物脂肪不宜摄入过多，防止胎儿长成巨大儿，给分娩带来困难。准妈妈不宜多吃热补食品，如桂圆、人参、鹿茸、荔枝、胡桃肉等。怀孕期更不宜吃全素食，荤素搭配才能满足孕期营养需求。

本周胎教提示

准妈妈可以多做呼吸练习，这可以帮助准妈妈放松和保持安静，也有助于在分娩过程中配合宫缩，因此准妈妈最好经常进行这种练习。浅呼吸：准妈妈最好坐在地板上，双腿在身前交叉，腰背挺直，用口呼气吸气。深呼吸：

孕初期 生命从这里开始（孕1～3个月）

双腿在身前交叉，以舒适的姿势坐在地板上，腰背挺直，用鼻孔深吸气，缓慢呼出，重复练习。

不宜再穿紧身裤

孕妈妈穿牛仔裤，会增加外阴部和腹部与裤子的摩擦。加上很多牛仔裤都是紧身的，面料也不透气，因此可能使分泌物不易排出，引起外阴炎和阴道炎等妇科疾病。另外，盛夏时，牛仔裤的金属纽扣长时间和腹部皮肤接触，容易诱发接触性皮炎。因此，孕妇不宜穿紧身牛仔裤。

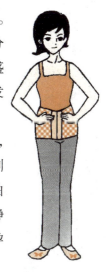

妊娠期间子宫逐渐增大，对下腔静脉和髂静脉持续压迫，使下肢静脉血回流不畅，导致下肢静脉压力增高。这个不利因素，使妊娠期妇女易发生下肢静脉曲张。为了防止静脉曲张，除了减少站立时间，孕期使用连裤袜和紧身裤对预防静脉曲张也有一定帮助。其实，穿着颜色鲜艳、宽松得体的孕妇服能让孕妇身心愉悦。

大米+粗粮更健康

在米饭中掺杂一些杂粮、蔬菜或药食两用的食物，米饭的营养价值就会提高，而且还能起到预防和治疗疾病的作用。

（1）**大米+绿豆** 做成绿豆米饭或绿豆粥，是夏天解暑清凉的佳品。因绿豆性凉味甘，具有清热祛暑、利水消肿、润喉止渴、明目降压等作用，可以预防和治疗中暑引起的发热、口渴、烦躁等症。

（2）**大米+薏米** 熬粥或做米饭，适合脾胃虚弱、食欲不振、慢性腹泻的人。因薏米蛋白质含量高达17.6%～18.7%，所含淀粉易溶于水，容易消化吸收。

（3）**大米+甘薯** 做成米饭，是一种很好的养生佳品。因甘薯营养丰富，有补虚乏、益气力、健脾胃、强肾虚之功。甘薯中含有较多淀粉和纤维素，能在肠内大量吸收水分，增加粪便体积，不仅能预防便秘，还有助于防止血液中胆固醇的形成，预防冠心病发生。

孕期应少吃桂圆

虽然从营养成分看，桂圆中含有葡萄糖、蔗糖、维生素A、维生素B及酒石酸等物质，营养很丰富；祖国医学也认为，桂圆有补心安神、养血益脾之效。但桂圆甘温大热，凡阴虚内热体质及患热性疾病者均不宜食用。妇女怀孕后大多阴血偏虚，阴虚则滋生内热，因此孕妇往往有大便干燥、口干等肝经郁热的症状。桂圆甘温大热，孕妇食之不仅不能保胎，反而极易出现漏红、腹痛等先兆流产症状。此时，如果及时停食桂圆，并在医生的指导下服中药清热保胎，尚可避免流产。然而，许多孕妇不懂得这些道理，出现漏红后照样吃桂圆，结果造成完全流产。

警惕胚胎停育

胚胎停育（又称过期流产）是指胚胎由于某种原因而停止了发育。这时，B超检查会显示出一个清晰可见的胚胎但无胎心搏动，或表现为妊娠囊枯萎，临床属于流产或死胎的范畴。不过，有时候孕妇荷尔蒙水平仍较高，从而掩盖了胚胎停育的事实，在这种情况下，孕妈妈可能还没有任何流产症状，如疼痛或出血，直到做B超，才被告知宝宝已经停止发育了，找不到胎心。

（1）胚胎停育的原因	（2）胚胎停育的症状
❶母体自身的内源性激素（雌激素、孕激素、人绒毛膜促性腺激素）不够，满足不了胚胎的需要。自身有某种抗体，抵制胚胎的发育。 ❷子宫内膜太薄或太厚、子宫畸形。 ❸宝宝的染色体异常。 ❹感染，如细小病毒或风疹病毒等。	❶妊娠反应逐步消失，不再有恶心、呕吐、乳房发胀等症状。 ❷阴道会有出血，常为暗红色血性白带。 ❸还可能出现下腹疼痛，排出胚胎。 ❹无任何迹象，直接出现腹痛、流产。 ❺无任何症状。

(3) 胚胎停育的预防

❶ 放松心情，不必过于紧张。

❷ 及时去医院检查，一般孕8周左右有胎心，胚胎停育在8~12周就有可能出现，所以建议孕妇在孕8周左右做B超，以便及早检查胎儿和胎盘的发育情况。

(4) 胚胎停育的治疗

❶ 如果医生认为可能是胚胎停育，通常会建议隔1周左右再做一次B超，根据胎囊胎芽的变化进行确认。

❷ 万一不幸被确诊为胚胎停育后，需要在医生的指导下做流产处理。

❸ 此时采用药流不容易完全排净，会引发宫内感染。可以做一个清宫手术。手术在全身浅麻醉的状态下进行，不需要住院。

❹ 已经出现过胚胎停育的女性，至少要在半年以后再怀孕，以恢复卵巢功能和子宫内膜。

进行绒毛细胞检查

怀孕6~8周是准妈妈进行绒毛细胞检查的最佳时间，因为这段时间胚泡周围布满了绒毛，抽取绒毛时容易一些，它比羊膜腔穿刺检查的时间要早。

什么是绒毛细胞检查呢？绒毛细胞检查是利用内径约为1.5毫米、长约30厘米的金属管，在超声波的引导下，通过准妈妈的子宫口，沿子宫壁插入，吸取40毫克左右的绒毛，然后放在培养液中进行观察。也可以通过腹部穿刺，穿过子宫肌肉到达胎盘，再抽取组织后进行培养观察。

绒毛细胞检查主要是用于了解胎宝宝的染色体病和性别，其准确性可高达90%以上。因为胎盘中的绒毛细胞是由胚胎细胞分化而来的，绒毛中心有微细血管与胎儿血管相通。抽取绒毛细胞做染色体以及基因检查，就可以判断胎宝宝是否患有染色体病或是其他的遗传性疾病。

绒毛细胞检查最大的优点就是准妈妈能比较早地知道诊断结果，这项检查在2周以内就能知道结果，即准妈妈在8~10周就能了解胎宝宝的情况，如果发现胎宝宝患有重大的遗传性疾病，此时准妈妈做流产的危险性可减小到最低，因为在14周以内做流产手术是最好的。不过，绒毛细胞检查存在一定的危险性，它可能导致准妈妈流产，其发生率为4%左右，比一般同周数胎儿的自然流产率要高3.5%，也可能造成胎儿肢体残疾。

那哪些准妈妈需要做绒毛细胞检查呢？

（1）以前生过一个染色体异常儿的准妈妈。

（2）有某些遗传病家族史的准妈妈。

（3）夫妇一方有染色体平衡易位者。

（4）有多次流产、死胎史的准妈妈。

警惕葡萄胎

孕早期发生阴道流血症状的，还应考虑是否为葡萄胎。葡萄胎没有正常的妊娠物，多是由胎盘绒毛形成的大小不等的水泡样胎块，相互间有细蒂相连成串形如葡萄而得名。

（1）葡萄胎的症状 停经后阴道流血。一般在停经8～12周出现，多为断续性少量出血，但其间可有反复多次大流血，如仔细检查，有时可在出血中发现水泡状物。部分患者在阴道流血之前可出现阵发性下腹痛。

子宫异常增大、变软。约有1/3的完全性葡萄胎患者子宫大于停经月份，并伴有血清HCG水平异常升高。

妊娠呕吐较正常妊娠发生早，症状重，持续时间长。

腹痛。葡萄胎生长迅速使子宫过度扩张所致，表现为下腹阵痛。若发生黄素囊肿扭转或破裂，可出现急性腹痛。

前期子痫征象可在妊娠20周前出现，如高血压、水肿和蛋白尿等，并且症状严重。

闭经8周前后，B超监测未发现有胎囊、胎心及胎儿，孕12周，甚至18周仍不感觉有胎动，听不到胎心，B超扫描显示雪片样影像而无胎儿影像。

部分患者出现卵巢黄素化囊肿。

部分患者可能有咯血或痰带血丝症状。还有一部分患者可出现轻度甲状腺功能亢进症状。

（2）葡萄胎的治疗 葡萄胎一经确诊应立即予以清除。目前采用的主要方式为吸宫术，无条件吸宫可行刮宫术。术后观察人绒毛膜促性腺激素（HCG）水平至少2年，预防恶变，2年内应严格避孕，适宜的避孕方法是避孕套或阴道隔膜。

(3) **葡萄胎的预防** 20岁以下或40岁以上怀孕，易得葡萄胎；连续自然流产的孕妇也容易发生葡萄胎。这些人群应高度警惕。

过量服用维生素的危害

维生素并不是百益而无害，当孕妈妈在选择使用维生素时，请务必慎重参考说明书或请教专家。维生素使用过量后，可能对胎宝宝产生的影响有：

(1) **维生素A过量** 医学界研究指出，孕妈妈如果服用大量的维生素A，会增加新生儿兔唇、腭裂、先天性心脏病及中枢神经系统异常等的发生概率。正常人每日建议摄取剂量约2000国际单位，孕妈妈要达到3000国际单位。如果每日摄取量超过1万单位，胎宝宝出现缺陷的概率就持续上升。摄取量超过2万单位以上，胎宝宝出现缺陷的概率就会增加4倍。最可怕的是维生素A和维生素D会储存于身体脂肪中，因此受孕前摄取过量也有可能导致日后的胎宝宝缺陷。

(2) **维生素D过量** 维生素D每日建议摄取量约为400国际单位，维生素D可以从天然食物、营养加强的食品以及阳光紫外线照射中摄取到，所以怀孕时并不需要特别刻意增加摄取。如果摄取过量有可能导致母体和胎宝宝的高钙血症，摄取量超过4000单位就会造成新生儿生长迟缓、脸形怪异和主动脉瓣闭锁等问题。

(3) **维生素E过量** 维生素E每日建议摄取量为10~20国际单位，这种维生素在食物中普遍存在，所以很少出现不足的问题。一些学者曾经建议用维生素E来治疗或预防心脏血管疾病、血栓栓塞、不孕症或防止老化，目前并无明确的医学证据显示维生素E过量会对孕妈妈或胎宝宝产生不良影响。

(4) **维生素C过量** 服用维生素C可以治疗或预防感冒的说法，虽然受到医学界质疑，但是却被大家接受。建议每日摄取维生素C 30~60毫克，维生素C不足会导致坏血病，但过量后会影响母体维生素B_{12}的吸收与代谢，所以怀孕期间不建议使用大量的维生素C。

学会缓解孕期疲劳

孕妇的身体承受着额外的负担，孕妇会变得特别容易疲劳，会出现嗜睡、头晕、乏力等症状，这种疲倦感在孕早期和孕晚期尤为明显。专家建议，怀孕期间，孕妇应想睡就睡，不必想太多的事，尽可能多休息，早睡觉。

以下列举6种缓解疲倦的方法：

(1) 想象 想象一些自己喜欢去的地方，例如公园、农家小院、海边、小溪、高山、一望无际的平原等。把思绪集中在美好的景色上，可以使人精神饱满，心旷神怡。

(2) 聊天 聊天是一种排解烦恼、有益心理健康的好方法，不仅可以释放和减轻心中的种种忧虑，而且可获得最新的信息。在轻松愉快的聊天中，也许你就忘却了身体的不适。

(3) 按摩 闭目养神片刻，然后用手指尖按摩前额、双侧太阳穴及后脖颈，每处16拍，可健脑养颜。

(4) 听胎教音乐 选择一些优美抒情的音乐或下载胎教音乐来听，以调节情绪。

(5) 发展兴趣 动手制作一些小玩具、小动物、小娃娃，或学习插花艺术，或为即将出生的宝宝做一些小衣物。

(6) 散步 去安静、安全、充满鸟语花香的场所散步。

学做十字绣，心情更开朗

孕妈妈在怀孕期间做手工可以培养胎宝宝的耐心和专注力，也可以帮助孕妈妈放松心情。孕妈妈有空的时候不妨多绣绣十字绣。十字绣简单易学，即使孕妈妈没有这方面的经验，在短短的几分钟内也能学会。

在刺绣的过程中，孕妈妈会沉浸到刺绣所带来的乐趣中，不知不觉就会忘记烦恼，当孕妈妈完成作品的那一刻，看看自己一针一线绣出的杰作，会有很大的成就感。

如果孕妈妈怕自己没有足够的耐心去绣好一幅复杂的刺绣，可先选择图案简单的刺绣。这也是一个很不错的胎教方法哦！但是在此期间孕妈妈注意不要过于劳累。

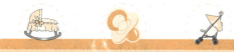

孕9周 骨骼开始变硬

胎宝宝在长，准妈妈在变

（1）胎宝宝在长 自怀孕第9周开始，胎宝宝就不再称为胚胎，而被称为胎儿了。这时的胎儿头臀径已经约有22毫米了。胎儿在胚胎期的小尾巴已经消失了，胳膊长出来了，在腕部两手呈弯曲状，并在心脏区域相交。腿在变长，而且脚已经长到能在身体前部交叉的程度，胎宝宝的骨骼也开始变硬了，肌肉开始发育，可以做轻微运动，他不断地动来动去，不停地变换着姿势。实际上，他的手看起来仍然像"手桨"，但很快会变成清晰的手指。另外，胎宝宝的眼睛上覆盖着一层膜，而且闭得很严，要到27周时才会睁开。

（2）准妈妈在变 现在到了你整个怀孕期的一个关键时期，胎儿现在开始发育形成器官系统。胎儿不断地动来动去，不停地变换着姿势，但你现在还感觉不到。现在你的体重没有增加太多，但是乳房更加膨胀，乳头和乳晕色素加深。现在你需要使用新的乳罩，让你的胸部感到更舒服一些。你的血液也在增加，到你怀孕晚期，你会有比孕前多出45%～50%的血液在血管中流动，多出的血液是为了满足胎儿的需要。

你现在的子宫已增大了2倍，大概有网球那么大。随着子宫逐渐增大，准妈会感觉到整个身体都在发生变化。虽然你的体重没有增加太多，但是乳房胀大了不少，乳头和乳晕色素加深，腰围也增加了很多。你可能常感到腿部紧绷发疼，腰部酸痛。

你的头发和皮肤也在发生着细微的变化。你可能感觉头发很厚、有光泽，或者油腻、薄、柔软，记住一定不要吹风、烫发或染发。恶心、呕吐的不适感让你很难高兴起来，有时你会感觉自己很孤独，其实大多数的准妈也处于这种状态。

本周营养提示

从这周开始调整自己的食盐量，控制在每日 5~6 克为宜。因为盐中含有大量的钠，在孕期，如果体内的钠含量过高，血液中的钠和水会由于渗透压的改变，渗入到组织间隙中形成水肿。因此，多吃盐会加重水肿并且使血压升高，甚至引起心力衰竭等疾病，但是长期低盐也会引起不良反应。

准妈妈要注意的是对营养素的合理摄入，摄入钙不能多于 2000 毫克，保持在 1000~1200 毫克；摄入铁不能多于 60 毫克，保持在 28 毫克左右；摄入锌不能多于 35 毫克，保持在 20 毫克左右；摄入维生素 C 不能多于 1000 毫克，保持在 130 毫克左右。

本周可多吃含纤维的食物防便秘。每天的纤维摄取量要分散在所吃的每一餐上。此阶段是流产的高发期，防治便秘，可预防流产。另外，准妈妈要少吃动物肝脏，少吃油炸食品，少吃高脂肪食物，最好别喝刺激性饮料。

本周胎教提示

妊娠反应还在持续，由于体内激素的变化，准妈容易性情急躁，情绪波动较大。色彩能影响人的精神和情绪。为了稳定你的情绪，可以多接触偏冷的色彩，比如绿色、蓝色、白色，以利于胎儿的生长发育。孕后 9 周，胎儿的听觉就开始发育了。但由于还处于最初的发育阶段，胎儿还听不到声音。所以，孕初期，听觉胎教的重点是准妈妈通过音乐来舒缓自己的情绪，所有能安抚准妈妈情绪的音乐都可以作为听觉胎教音乐。

高龄准妈妈更要定期检查

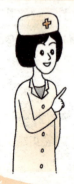
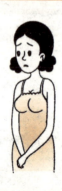

一般来说，女性最佳生育年龄是 24~29 岁。而超过了最佳年龄的高龄妈妈无疑会面对更大的生育风险，可能出现流产、胎儿发育不良甚至畸形、多种妊娠合并症、难产等情况。

所以，高龄准妈妈首先要定期做各项产检。在怀孕初期，准妈妈都要接受详细的产前健康检查。而对于高龄产妇来说，除了必备的一般产前健康检查项目，还有一些专门针对高龄产妇的特别项目。在这里向高龄孕妈妈们推荐四大必选的检查：胎儿颈部透明带、母血唐氏综合征筛查、羊膜腔穿刺、绒毛膜取样。只有定期做各项检查，才可能及时发现胎儿的发育异常以及孕妈妈的身体变化。

其次，在饮食方面应特别注意。应以高蛋白、低脂肪、性温和的食物为宜。此外还要注意对药物的使用要格外小心，格外注意出行安全和行动安全。

适当增加补铁物质

铁是人体生成红细胞的主要原料之一，正常妊娠时，孕妇的血容量要增加50%，这就要求有大量的铁来制备额外的红细胞。孕期的缺铁性贫血，不但可以导致孕妇出现心慌气短、头晕、乏力，还可导致胎儿宫内缺氧，生长发育迟缓，出生后智力发育障碍，出生后6个月之内易患营养性缺铁性贫血等。

在怀孕早期，每天应至少摄入15～20毫克铁；怀孕晚期，每天应摄入20～30毫克铁。富含铁的食物有瘦肉、猪肝、鸡蛋、海带、绿叶蔬菜（芹菜、油菜、苋菜等）、干杏、樱桃等。

准妈妈要远离二手烟

孕妈妈都知道不能吸烟，但往往忽略或者难以避免"二手烟"。

先看看"二手烟"的危害：

（1）可能增加孕妈妈患胃病的概率，还可能引起厌食情绪。

（2）烟尘中的有害物质可能引起胎宝宝畸形、流产。

（3）烟雾里含有的尼古丁可以引起子宫动脉收缩，使母体不能顺利地给胎宝宝供氧，从而可能导致胎宝宝氧气不足、营养不良。

为了自身及胎宝宝的安全，孕妈妈一定要远离"二手烟"。

防治病毒感染很关键

准妈妈感染病毒后，可通过胎盘血循环传染给胎宝宝，造成流产、死胎及胎宝宝畸形等严重后果。所以，准妈妈一定要谨防病毒感染。

(1) 致畸病毒感染的类型　一般来说，主要有下列致畸病毒感染：

❶风疹：孕早期患急性风疹可引起胎宝宝畸形，常见的为先天性白内障、视网膜炎、耳聋、先天性心脏病、小头畸形及智力障碍等。

这里告诉准妈妈一个常识：风疹属于终生免疫类疾病，即感染过风疹的人终生对风疹有免疫力，不会再被感染。

❷巨细胞病毒症：孕早期感染可引起流产及胎死，孕中晚期感染可引起胎宝宝黄疸、肝脾大、小脑畸形、脑积水、脑软化、白内障、巨细胞病毒性肺炎、先天性心脏病、唇裂、腭裂等。

❸流感：可引起胎宝宝唇裂、无脑、脊椎裂等神经系统异常。

❹水痘：可引起胎宝宝肌肉萎缩、四肢发育不全、白内障、小眼畸形、视网膜炎、脉络膜炎、视神经萎缩、小头畸形等。

❺单纯疱疹：可发生小头畸形、小眼畸形、视网膜炎、晶状体混浊、心脏异常、脑内钙化、神经系统异常、短指（趾）等。

(2) 怎样预防病毒感染　孕早期时，胎宝宝对各种致畸因素最为敏感，到3个月以后，敏感度下降，因此这一时期准妈妈要特别警惕，避免被可致畸病毒感染。

❶畸形的发生与孕期患病早晚有关，胎龄越小，畸形发生率越高。因此准妈妈在怀孕早期尽可能不到人多的公共场所，不接触传染病人，减少患病机会。

❷尽量避免到空气不流通的场所，准妈妈不能呼吸清新空气，被感染的概率增大。

❸准妈妈不要吃生的或未煮熟的肉类；切生肉时不要用手触碰口和眼，切后彻底洗手。

❹怀孕期间，家中不要喂养猫、狗等宠物，以防被它们所携带的弓形虫感染。

准妈妈需要远离的工作环境

现在越来越多的孕妈妈怀孕后也一样坚持上班，上班族孕妈妈可以参加一般日常工作，但不宜从事以下可导致流产、早产、胎儿致畸等严重危害母亲及胎儿健康的工作：

(1) **繁重的体力劳动** 繁重的体力劳动消耗热量很多，增加心脏的血液输出量，加重上班族孕妇的负担，会影响胎儿的生长发育，甚至造成流产、早产。

(2) **频繁弯腰、下蹲或攀高的工作** 长时间蹲位或弯腰会压迫腹部，影响胎儿发育，引起流产、早产。孕晚期，行动不便，且常伴有下肢水肿，更不适宜参加这类工作。

(3) **高空或危险工作** 有跌落危险的工作，距地面 2 米以上高度的工作以及其他有发生意外事故危险的工作不宜参加。

(4) **接触化学有毒物质或放射性物质的工作** 化学有毒物质及放射性物质等有致畸、致癌作用，严重危害母子健康。化学物质中的铅、汞、砷、氮化物、一氧化碳、氮气、苯、甲苯、二甲苯、环氧乙烷、苯胺、甲醛等，在空气中的浓度如超过卫生标准时，上班族孕妇不宜在此环境下工作。此外，超过卫生防护要求的放射性工作，上班族孕妇也不宜参加。

(5) **高温作业、振动作业和噪声过大的工种** 研究表明，工作环境温度过高，或振动甚剧，或噪声过大，均可对胎儿的生长发育造成不良影响。

(6) **接触电磁辐射的工种** 研究结果表明，电离辐射对胎儿来说是看不见的凶手，可严重损害胎儿，甚至会造成畸胎、先天愚型和死胎。所以，接触工业生产放射性物质，从事电磁辐射研究、电视机生产以及医疗部门的放射线工作的人员要加强防护。

(7) **医务工作者** 这类人员在传染病流行期间，经常与患各种病毒感染的病人密切接触，而这些病毒（主要是风疹病毒、流感病毒、巨细胞病毒等）会对胎儿造成严重危害。因此，临床医务人员在计划受孕或早孕阶段若正值病毒性传染病流行期间，最好加强自我保健，严防病毒危害。

准妈妈着装要宽松、舒适

有些爱美的女孩喜欢穿紧身的衣服，以显示体形美，以致在怀孕以后，还不愿穿对身体有利的宽大舒适的衣服。其实这是不对的。孕妈妈怀孕后，由于胎宝宝在母体内不断发育成长，会使得母体逐渐变得腹圆腰粗，行动不便。同时为了适应哺乳的需要，孕妈妈乳房也逐渐丰满。此外，孕妈妈本身和胎宝宝所需氧气增多，呼吸通气量也会增加，胸部起伏量增大，孕妈妈的胸围也会增大。如果再穿原来的衣服，特别是紧身的衣服，就会影响呼吸和血液循环，甚至会引起下肢静脉曲张和限制胎宝宝的活动。

孕早期，孕妈妈的服装应以宽松、舒适、大方为主。一般来说，孕妈妈夏季易出汗，宜穿肥大不贴身的衣服，如穿不束腰的连衣裙，或胸部有褶和下摆宽大的短衣服，裤子的腰部要肥大，也可穿背带裤。冬天要穿厚实、保暖、宽松的衣服，如羽绒服或棉织衣服，既防寒又轻便。现在市场上有很多孕妇装出售，孕妈妈可购买适合自己的孕妇装。

了解职场孕妈产假权利

身在职场的孕妈妈，这些权利是你应当享有的：

产假时间。《女职工劳动保护规定》第八条第一款规定："女职工产假为九十天，其中产前休假十五天。难产的，增加产假十五天。多胞胎生育的，每多生育一个婴儿，增加产假十五天。"

流产产假。《女职工劳动保护规定》第八条第一款规定："女职工怀孕流产的，其所在单位应当根据医务部门的证明，给予一定时间的产假。"具体时间可以根据各地各行业的规定或由所在单位酌情考虑。

晚育者产假。《中华人民共和国人口与计划生育法》第二十五条规定："公民晚婚晚育，可以获得延长婚假、生育假的奖励或者其他福利待遇。"各地规定不一，具体参照所在省份的《人口与计划生育管理条例》。

丈夫休护理假。丈夫休护理假受是否是晚育及所在省份的规定。大多数省份《人口与计划生育管理条例》中都规定了晚育者丈夫休护理假的时间，一般在7~10天，有的地方如河南省可长达1个月。

产前检查。《女职工劳动保护规定》第七条第三款中规定："不孕的女职工，在劳动时间内进行产前检查，应当算作劳动时间。"单位不应当以此为理由扣发职工工资。

怀孕期间工作安排。《女职工劳动保护规定》第七条规定："女职工在怀孕期间，所在单位不得安排其从事国家规定的第三级体力劳动强度的劳动和孕期禁忌从事的劳动，不得在正常劳动日以外延长劳动时间；对不能胜任原劳动的，应当根据医务部门的证明，予以减轻劳动量或者安排其他劳动。怀孕七个月以上（含七个月）的女职工，一般不得安排其从事夜班劳动；在劳动时间内应当安排一定的休息时间。"

上班期间哺乳假。《女职工劳动保护规定》第九条规定："有不满一周岁婴儿的女职工，其所在单位应当在每班劳动时间内给予共两次哺乳（含人工喂养）时间，每次30分钟。多胎生育的，每多哺乳一个婴儿，每次哺乳时间增加30分钟。女职工每班劳动时间内的两次哺乳时间，可合并使用。哺乳时间和在本单位内哺乳往返途中时间，算作劳动时间。"

抚摸你的胎宝宝

现在，孕妈妈的身体已经渐渐适应生理上的变化，心理上也比刚得知怀孕的时候平静了许多，在这个月里，你要继续保持平和而愉快的心情，这仍是胎教的关键。

怀孕3个月时，胎儿已具人形，活动也非常丰富。他开始进行踢腿、吃手指等活动了。当隔着母体触摸胎儿的头部、臀部和身体的其他部位时，胎儿会做出相应的反应，从而激发胎儿活动的积极性，形成良好的触觉刺激。

在抚摸胎儿之前，孕妈妈应排空小便。抚摸胎儿时，孕妈妈应保持稳定、愉快的心情。进行抚摸胎教时，室内环境要舒适，空气新鲜，温度适宜。

孕妈妈仰卧在床上，头不要垫得太高，全身放松，呼吸均匀，双手从上到下，从左至右，轻柔缓慢地抚摸胎儿，反复10次后，用食指或中指轻轻抚压胎儿，然后放松，每次时间不要太长，5~10分钟即可。

等到宝宝五六个月的时候，常常会对妈妈的按摩给予"还击"。当宝宝用小手或小脚给予还击时，孕妈妈可在被踢或被推的部位轻轻地拍两下，一会儿宝宝就会在里面再次还击，这时孕妈妈应改变一下拍的位置，宝宝会很快向改变的位置再作还击。但需要注意的是，如果胎儿有过强的反应，应立刻停止。

经常受到抚摸的胎儿，对外界环境的反应会比较机敏，出生后翻身、抓握、爬行、坐立、行走等大运动发育都能明显提前。

抚摩胎儿的时间，以5~10分钟为宜，一般早晚各1次，选择在胎儿精神状态良好时进行，如傍晚胎儿活动频繁时，动作要轻柔，不宜过度用力。若孕妇有不良产史，如流产、早产、产前出血等，则不宜使用抚摩胎教。

哼唱简单的英语儿歌

英文儿歌简单、押韵，准爸爸孕妈妈可以绘声绘色地、重复缓慢地唱给胎宝宝听。唱这类儿歌还可以平静孕妈妈的情绪。下面这两首儿歌，来唱给宝宝听吧！

Little Star

Twinkle, twinkle, little star,
How I wonder what you are!
Up above the world so high,
Like a diamond in the sky.

小星星

小星星，亮晶晶，
你是什么小精灵！
高高住在云天外，
好似钻石嵌天空。

How Are You

Hi. Hello. How are you? I'm fine. I'm fine.
I have a dog. This is my dog. How are you? How are you?
Hi. Hello. How are you? I'm fine. I'm fine.
I have a cat. This is my cat. How are you? How are you?
Hi. Hello. How are you? I'm fine. I'm fine.
I have a bird. This is my bird. How are you? How are you?

你好吗

嗨！你还好吗？我很好，我很好。
我有一只小狗，这是我的小狗，你好吗？你好吗？
嗨！你还好吗？我很好，我很好。
我有一只小猫，这是我的小猫，你好吗？你好吗？
嗨！你还好吗？我很好，我很好。
我有一只小鸟，这是我的小鸟，你好吗？你好吗？

孕10周
每分钟增加25万个脑细胞

胎宝宝在长，准妈妈在变

（1）**胎宝宝在长** 胎儿的身长会达到40毫米，从形状和大小来说，都像一个扁豆荚，身体所有的部分都已经初具规模，包括胳膊、腿、眼睛、生殖器以及其他器官。如果是个男孩，他的睾丸已经开始产生睾酮。现在，胎儿的耳朵的塑造工作已经完成，但是用B超还是分辨不清性别，现在胎儿的生殖器开始发育，胎盘已经很成熟，可以支持产生激素的大部分重要功能。

从比例上看，他的头虽然小了一些，但仍占整个身体长度的一半左右。宝宝手腕和脚踝发育完成，并清晰可见，宝宝的手臂更长，肘部更弯曲。

（2）**准妈妈在变** 你的身体开始变形了，体重快速增加，腰更粗了，胸更大了。乳头上可能会长出白色的小微粒，这些微粒内含有白色的润滑剂，提早为母乳喂养做好准备。受孕激素的影响，这个阶段你的情绪变化会很剧烈，常会因一点小事而大动肝火。你要调整心绪，让自己有一个愉快的孕期。

另外，随着荷尔蒙的增加，本周雌激素也在急剧增加，这时阴道酸性增大，容易感染念珠菌，由此引发阴部瘙痒、妇科炎症等各种症状。如果你也出现了这种情况就需及时处理，使用护理液是一个简单易行的方法，但一定要在医生指导下购买，以免影响胎儿健康。

本周营养提示

为了宝宝将来能有聪明发达的大脑，准妈妈应补充含DHA（又称脑黄金）的食物或制剂，DHA只存在于鱼类及少数贝类中，多吃海鱼能有效补充DHA。α-亚麻酸可以在人体内转变成DHA，所以准妈妈可以多吃富含α-亚麻酸的食物。

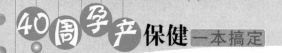

从现在开始,准妈妈不宜多吃酸性食物,不宜过多地吃肉,偏食肉类会使人体偏酸性,影响宝宝智力发展。准妈妈可多吃红花油、葵花子油、大豆油、芝麻油、花生油、茶油、菜籽油、核桃仁、松子仁、杏仁等食物。最有效的办法就是直接服用DHA制品。

本周胎教提示

闻到一种味道,准妈妈就描述这个味道,这也是一种好的胎教方式。迷迭香能帮助提高准妈妈的记忆力,缓解头痛。桉树香能帮助提高准妈妈的免疫力,预防感冒,特别适合不能随便吃药的准妈妈。非洲菊还能帮助准妈妈促进血液循环,温暖身体。

内衣裤更要仔细选择

孕妇阴道分泌物增多,宜选择透气性好、吸水性强及触感柔和的纯棉质内裤。这种内裤对皮肤无刺激,不会引发皮疹和痒疹。切忌贴身穿化纤衣裤。

(1) 适合孕妇的内裤

❶覆盖式内裤:覆盖式内裤能够保护孕妇的腹部,裤腰覆盖肚脐以上部分,有保暖效果;松紧可自行调整,随怀孕不同阶段的体形自由伸缩变化;强有力弹性伸缩蕾丝腰围,穿着更舒适;有适宜与多种服装搭配及穿着需要的款式和花色,如平口、灰色等。

❷产妇专用生理裤:产妇专用生理裤采用舒适的柔性棉制成,弹性高,不紧绷。分固定式和下方可开口的活动式两种,便于产前检查和产褥期、生理期等特殊时期穿着。

(2) 适合孕妇的内衣

❶舒适:为适应乳房的胀大,最好选用可调整型的罩杯。所谓舒适合身的胸罩,在穿起来的时候,应该能够与你整个乳房紧密贴合在一起,乳罩的中央紧贴胸部,没有空隙。

❷材质:以较透气的棉质胸罩为优先考虑,避免选购样式花哨、但可能会引起皮肤过敏的蕾丝材质。也不要购买用化纤布做的不透气或不吸水的乳罩,以免发生湿疹。

孕期怎样选鞋

准妈妈穿鞋首先要考虑安全性，选择鞋子时应注意以下几点。

（1）最好穿大约2～3厘米高的中跟鞋。

（2）鞋的前部应软而宽。

（3）鞋帮要松软，面料有弹性，如羊皮鞋、布鞋等。

（4）脚背部分能与鞋子紧密结合。

（5）有能牢牢支撑身体的宽大后跟。

（6）鞋底带有防滑纹。

（7）能正确保持脚底的弓形部位，宽窄、长度均合适，鞋的重量较轻。

（8）孕后期，脚部水肿，要穿有松紧性、稍大一些的鞋子。

（9）孕妇弯腰扎鞋带不方便，应穿便于穿脱的轻便鞋。

电磁波对孕妇的危害

（1）电磁波的危害 电磁波污染已经在生活中无处不在。为了母体和胎宝宝的健康，孕妈妈们应该对电磁波有足够的认识，并加强自我保护。

只要是电器，都会产生电磁波。电磁波包括长波、中波、短波、超短波和微波。电磁波安全标准是：长、中、短波电磁辐射小于10伏/米，超短波电磁辐射小于5伏/米，微波电磁辐射小于10微瓦/平方厘米。

（2）电磁波对孕妈妈的危害 孕妈妈一旦受到电磁波侵害以后，可能会对机体中枢神经系统、视觉系统、心血管系统、血液系统、生殖系统等产生不良影响，对免疫功能也有影响。

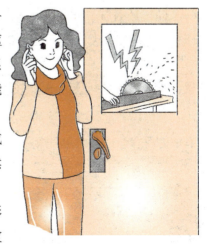

据有关调查和报道指出，在胚胎形成期，如果受到电磁辐射，可能会导致自然流产。

（3）电磁波对胎宝宝的危害 在器官形成期，如果受到电磁辐射，可能会损伤胎宝宝正在发育的器官，导致宝宝智力障碍、发育畸形。

在胎宝宝成长期，如果受到电磁辐射，可能会造成胎宝宝机体免疫功能低下，导致宝宝身体弱，抵抗力差。因此，在日常生活中，孕妈妈一定要做好防范，远离电磁波。

孕期长痘怎么办

到了孕三月，很多孕妈妈发现以前一直光滑的脸上冒出了一些"不速之客"——痘痘，这是由于体内雌激素增多了的缘故，孕妈妈可以从以下几个方面努力，消灭痘痘。

(1) 调节饮食 多吃蔬菜、水果，少吃油炸、高热量及辛辣食物。怀孕时长痘厉害的孕妈妈，坐月子时也要尽量少吃油腻的食物。

(2) 谨慎使用外用品 有些孕妈妈为了美观，掩饰脸上的痘痘，会擦上厚厚的粉底，其实，这样做只会让毛孔阻塞更严重。再者，如使用外用品不当也有可能会影响到胎儿的健康。

(3) 注意清洁 保持脸部及全身的清洁是防止长痘最好的办法，清洗时，可以轻轻按摩患处，以确保毛孔的畅通。

(4) 保持心情愉快 情绪紧张、睡眠不足也是导致孕妈妈长痘的重要原因之一。越紧张，越烦恼，越会失眠，痘痘长得就会越多，从而形成恶性循环。

(5) 切勿用手去挤痘痘 痘痘冒出后，切忌用手去挤，不然就会在皮肤深层引起脓性发炎，或是并发细菌性感染，严重时会造成严重的后遗症。

孕期嗜睡、多梦都很正常

孕妈妈确定自己怀孕的事实后，几乎每天晚上都会做梦。而且，一般梦境中的内容会比平时更加刺激，更加逼真和奇特多彩。出现这种情况不必担忧，完全属于正常现象，因为孕妈妈在潜意识中，正在期待腹中胎儿的健康孕育和成长发育。

妊娠期做梦，与平时不同，一般说来，与怀孕后睡眠质量改变有关，而梦境中的内容，往往与怀孕女性本人在不同阶段的思想内容密切相关。

在怀孕早期，梦境的内容大多数是一些象征着生命与大自然的事物，会有大海、波涛、种子萌发、森林甚至大漠等，梦境的内容，基于对于生命、自然和世界认识的理解和想象。

怀孕中期以后，梦境中会常常出现幻想中、自己未来宝宝出生后的样子，还会梦到一些小动物、卡通人物等，原创性内容较多，并且因每个人的经历和见闻各自不同，可以算得上丰富多彩，极具幻想与想象力。

到怀孕晚期，各种噩梦往往会令孕妈妈焦虑难耐。到了此时，因为身体笨拙，全身各处不适感等多方面的因素，往往睡不踏实，极易被惊醒。生理特点和心理上的压力感，使得孕晚期孕妇常常处在浅睡眠期。而在浅睡眠期里，虽说身体处在休息状态，但大脑却并没有完全休息，部分大脑区域因朦胧睡意却分外活跃，日常生活中一些琐碎小事，潜意识中担忧的一些恐惧感，往往会在这种梦境中被夸大和渲染，随着各人想象力和经历见识不同，极尽丰富多样化。而且因为身体的不适，焦虑和隐晦恐惧的内容较多，做噩梦会比较多。例如，会梦见遭遇难产、生产怪胎，梦见孩子被人抢走，梦见生下孩子以后没有奶水哺育等，夸张和变形，反映出自身潜意识中的忧虑。

做了愉快、积极的梦，当然会令人身心愉悦。但对于噩梦的困扰，则不必忧心忡忡，整天自寻烦恼。要知道，梦境并没有预示未来的功能。

孕期多梦，而且总是有多种相同内容的梦境重复出现，反映出孕妈妈潜意识中的焦虑因素，这些夸张和渲染的噩梦梦境，具有缓解孕期的精神压力的作用，通过梦境可以了解到自己不明白的疑虑，从而自我疏导，对症解决，加倍小心保护好自己和腹中胎儿。

适时运动很重要

如果在怀孕之前有运动习惯的，妊娠期内可以继续做一些较为轻松的运动，不会妨碍怀孕。如果在怀孕之后才开始有意识地做运动，要避免长时间、大活动量的剧烈运动，以防流产。

不仅度过漫长的40周妊娠期需要做适度运动，临产时，必须运用肌肉的力量使分娩过程顺利完成。因此，在妊娠期如果完全不做运动，则容易在这数月之内，使自身的肌肉变得松弛、无力，临产时面临阵痛劲力微弱，会因为使不出劲来而延长分娩时间，给自身造成不利，还会在临产后因肌肉组织机能欠缺而导致子宫恢复迟缓。因此，在妊娠期内，需要保持适当的运动，锻炼肌体组织活力。

家务劳动，也可以算作一种运动。每天都以不累为原则，适当做一些力所能及的家务事，于健康有益。

最值得推广的妊娠期运动方式是散步，每天在户外有新鲜空气的阳光下，缓缓步行20～30分钟，不仅可以舒畅身心，增进血液循环，补充身体所需的氧气，增加机体活力，还能促进新陈代谢功能，增强食欲，帮助消化吸收，更有助于夜间安然入睡，效果显著。

运动量较小的体育活动，对于正常的妊娠是安全的，既能增强孕妈妈的体质，又能给宝宝以积极的暗示，能使出生后的宝宝性格开朗、体格健壮。

除了散步之外，在怀孕前习惯进行的运动仍然可以继续，但要注意：

不要做腹部运动及弹跳运动。

不宜做急速、猛力拉扯肢体的动作。

不要参加任何比赛。

运动时，以自身不要感到太累、太疲乏为宜，太热、过多流汗都不宜。

在妊娠期，不要做挑战自身体能极限的运动。

运动时要注意，穿着舒适一些，尤其是鞋子。

自己习惯的运动，也应当向医生做一做咨询，征得同意并听取医生关于运动量的建议。

及时发现宫外孕

怀孕第2个月要做的检查主要有2项：一确诊怀孕，二是否宫内妊娠。

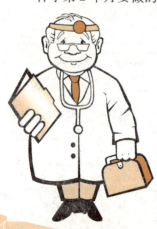

（1）**确诊是否怀孕的检查项目** 目前医院确诊怀孕的方法主要是妊娠试验和B超检查。妊娠试验是早期妊娠最重要的辅助检查项目，应用得最为广泛的妊娠试验方法是早早孕快速检测试纸法，其实，孕妈妈无须去医院，在家里就可以使用早早孕快速检测试纸进行测试。

在妊娠5周时，通过B超检查，就可以看到子宫增大及宫腔内妊娠囊的无回声图像，妊娠7～8周可见到胎儿心脏的跳动及胎动。不过，一般若无异常情况，医院不采取 B 超检查的方式来确定是否怀孕。

(2) **宫外孕的常见检查项目**　宫外孕发病急，病情重，处理不当会出现大出血，严重时可危及生命。因此，及时检查、及早发现宫外孕是非常重要的，目前医院采取的宫外孕检查项目主要有以下几项。

❶血液检查：了解孕妇体内妊娠激素——人绒毛膜促性腺激素（HCG）和孕酮（P）的水平。

❷超声诊断：B 超检查一般要到停经 7 周时才能进行，宫外孕的成像特点是子宫虽增大但宫腔内空虚，宫旁出现低回声区，该区若查出胚芽及原始心管搏动，可确诊为宫外孕。

❸后穹隆穿刺检查：这是一种简单可靠的诊断方法，适用于疑有腹腔内出血的患者。

❹腹腔镜检查：当所有的检查方法都不能确诊宫外孕时，一般会采用腹腔镜技术进行确诊，这也是确诊宫外孕的一个方法。

什么情况下可以保胎

现在的孕妈妈很少干重活，但抵抗力似乎越来越弱，稍不注意就会面临流产的危险，保胎就成了很多孕妈妈的选择。不过，想提醒孕妈妈的是，不是所有的情况都适合保胎，盲目保胎有可能保住了染色体异常胎儿和病态畸形胎儿，给孕妈妈带来终身的遗憾。

那么，哪些情况需要保胎呢？

首先必须明确的一点是保胎是在胚胎存活的情况下进行的，胚胎存活的指征是早期妊娠反应存在，血绒毛膜促性腺激素阳性，尿妊娠试验阳性，孕妈妈的情况有所好转，如阴道流血减少或停止，腹痛减轻，B 超检查有胎芽发育及胎心反射，妊娠 12 周后有胎动，确定胎儿存活。在这种情况下，才有保胎的必要。

至于保胎的方法主要包括 3 个方面。

(1) **一般疗法**　就是卧床休息，禁止性生活，减少不必要的阴道检查。

(2) **精神疗法**　是指对孕妈妈给予精神上的鼓励，使其稳定情绪，增强信心。

(3) **药物保胎**　药物保胎主要是在医生的指导下进行，切不可自行服用药物。

通常保胎的期限为2周，2周后若症状无好转迹象，说明胚胎可能发育异常，需要进行B型超声波检查及B-HCG测定，若情况不乐观，需要及时终止妊娠，以免给孕妈妈的身体带来更大的伤害。

应对孕期视力下降

孕期体内激素和血液循环的变化会导致孕妈身体出现相应的反应，视力下降就是这些反应的其中之一，孕妈们会出现一些能见范围变小、视觉模糊的特征。同时，随着孕妈们怀孕时间的增长，角膜增厚及水肿情况也会相应加重，导致孕妈视力模糊症状进一步发展。

除了体内激素和血液循环的变化，泪液腺分泌的减少也是造成孕妈视力下降的原因。特别是孕晚期的时候，孕妈们的泪腺分泌的减少会导致角膜含水量的降低。与此同时，孕妈们眼部的润滑角膜的脂质层的分泌也在减少。此时因为缺少脂质和水分的润滑保湿，孕妈们就容易出现眼睛干涩的问题，导致视力下降。

孕期中，很多准妈妈都会因为自身身体的变化而担心是否对宝宝的健康有影响。一般情况下，如果排除了视网膜裂孔和糖尿病导致视力下降这两种情况，孕期视力下降是不会对胎宝宝产生太大的影响的，孕妈们不必过于担忧，只要注意防止眼部过分疲劳，养成相应的眼部卫生和保健习惯即可。

一般情况下，新妈妈产后雌性荷尔蒙水平下降，视力模糊现象就会随之缓解并恢复正常，无须作特殊处理，孕妈们不必过于担心。如果视力模糊现象持续得不到缓解或者有加重趋势的话，则最好咨询专业医生，预防眼部因其他因素导致的病变，争取及时治疗和恢复。

欣赏齐白石的名作

孕妈妈本周可能容易暴躁，做事没耐心，这时看看齐白石著名的画作《虾》，也许能让你心情平静下来。

齐白石擅长画虾，89岁高龄时的白石画虾已入化境，在简括的笔墨中表现了游弋水中的群虾，活泼、灵敏、机警，有生命力。在表现了水墨、宣纸的独特性能外,又将虾的质感表现得淋漓尽致,是白石笔下最写实的对象之一。不过,这样的成就并不是一蹴而就的,齐白石从青年时期开始画虾,一直坚持到老年。看到这里,孕妈妈是不是又增加了坚持孕期胎教的决心呢?

孕11周

就像妈妈的拇指一样大了

胎宝宝在长,准妈妈在变

（1）**胎宝宝在长** 第11周,胎宝宝的身长可达到4~6厘米,体重达到14克,就像妈妈的拇指一样大小了。从这时候起,准妈妈不必为流产而过多担心了。这周的胎宝宝整天忙着在妈妈的肚子里边做伸展运动,一会儿伸伸胳膊,一会儿踢踢腿,妈妈的肚子经常从表面上看上去凹凸不平,就像一个水球。

本周宝宝会有很多细微之处开始出现,如手指甲出现,并可清晰地看到宝宝的手指和脚趾等。同时宝宝的骨骼细胞发育加快,肢体加长,随着钙盐的沉积,骨骼变硬。胎儿的生殖器开始成长。本周已能够清晰地看到胎儿脊柱的轮廓,脊神经开始生长。从这周开始,宝宝在今后的6个月中的主要任务就是让自己长得又结实又健康,为将来出生后能够独立生存做准备。

（2）**准妈妈在变** 你的子宫现在看起来像个柚子,子宫随胎儿生长逐渐增大,宫底可在耻骨联合之上触及到,胎儿已经充满了整个子宫。体内的血液在增加,正常女性体内有5升血,到分娩时将增加1升,血量几乎增加了20%。当你制造更多血液时,血压将恢复正常,头晕目眩、疲劳和头脑混乱的症状会有所减轻。

本周开始,你的早孕反应减轻了。借助多普勒仪器,你可以听到胎儿心脏快速跳动的声音。这周你可能会发现在腹部有一条深色的竖线,这是妊娠纹，也许面部也会出现褐色的斑块，不必太担心，这些都是怀孕的特征，随着分娩的结束，斑块会逐渐变淡或消失。本周准妈妈的乳房会更加膨胀，乳头和乳晕的色素加深，阴道仍有乳白色的分泌物。

本周营养提示

怀孕进入第11周，宝宝在你肚子里的生长仍旧比较缓慢，你可以保持和孕前相同的补钙量，每天摄入800毫克的钙。除了通过各种含钙丰富的食物来补钙外，你还可以选择一些专门的补钙产品，如准妈妈奶粉等，做好这些，一般就不需要额外加服钙片了。但你也要记住，补钙的原则是缺多少补多少，假如补钙过量，可能导致胎盘硬化。

准妈妈一定要记得吃早餐，如果早晨孕吐，可以先吃几块苏打饼干，过一会儿再吃早饭。早餐应包括面包、鸡蛋或肉类、果汁和牛奶，另外要适当吃些新鲜的水果。市场的饮料要少喝或不喝，特别是加了各种食品添加剂的饮料，对准妈妈有害无益。

准妈妈可多吃嫩玉米，其中丰富的维生素E可用来防治习惯性流产、胎儿发育不良，也可有效缓解妊娠期的不适症状。

本周胎教提示

现在，你可能已经渐渐适应了孕期的生活，能够把更多的心思专注到腹中的小宝宝了。准妈妈可以尽量多欣赏艺术作品，如参观工艺美术展览、历史文物展览、美术展览等，也可以买些画册，在休息时细细品味。如文艺复兴时期的圣母像以圣母的博爱恬静吸引着人们，准妈妈看了更能体会到为人母的幸福和满足。

尿频是正常的生理反应

尿频是怀孕期间最常见的现象，这是因为怀孕后母体的代谢产物增加，同时胎儿代谢产物也要由母体排出，大大增加了肾脏的工作量，使尿量增加。另外，妊娠早期和晚期，增大的子宫或胎头下降压迫膀胱，也是导致尿频的重要原因。出现孕期尿频，可以采取以下措施。

（1）适量补水 缓解孕期尿频，孕妈妈可以从日常生活和饮水量上下功夫，平时要适量补充水分，不可过量或大量喝水；外出时，若有尿意，应尽快上厕所，不要憋尿，以免造成膀胱发炎或细菌感染。

（2）常做骨盆放松练习 骨盆放松练习可以训练盆底肌肉的张力，有助于控制排尿。即四肢跪下呈爬行动作，背部伸直，收缩臀部肌肉，将骨盆推向腹部，同时弓起背，持续几秒后放松。

（3）身体不适及时就医 孕妈妈若小便时感觉到疼痛或者尿急无法忍受时，就应及时就医，因为这有可能是膀胱发炎或细菌感染引起的。

补钙，预防宝宝先天性佝偻病

从现在开始，胎宝宝的骨骼细胞发育加快，肢体慢慢变长，逐渐出现钙盐的沉积，骨骼变硬。此时胎宝宝就要从妈妈体内摄取大量的钙质，如果孕妈妈钙质摄取不足，自己骨骼等处的钙质便会消耗，以补充血钙的不足来供给胎宝宝。这时应适当进行室外活动，多接触日光照射。

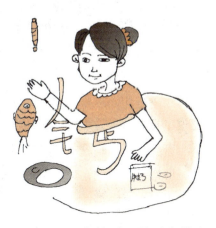

佝偻病是家长们颇为熟悉的一种小儿营养缺乏性疾病，大多是因出生后喂养不当等因素导致宝宝体内缺钙造成的。而现在一些胎宝宝从出生就患上了佝偻病，医学上称之为"先天性佝偻病"。也许有人会问：为什么缺乏阳光照射就会生下先天性佝偻病患儿来呢？这得从影响佝偻病的两大营养物质——钙与维生素D说起。钙是人体骨骼中的重要"材料"，分布于绿色蔬菜、奶类、动物骨、豆制品等多种食物中。人吃了这些食物后，需要在维生素D的协助下才能被肠道吸收，同时，处于怀孕阶段这一特殊生理时期的女性，对钙的需求量伴随着胎宝宝的发育而不断增加。换句话说，孕妈妈对维生素D的需求量较平时大大增加。而维生素D有两个来源：一个是摄入动物肝肾、柑橘类水果、蛋类等食物，从这些食物中摄取维生素D，医学上称为外源性维生素D；另一个来源是晒太阳，让人体皮肤在阳光中紫外线的刺激下"制造"维生素D，医学上称为内源性维生素D。如果孕妈妈少晒太阳，内源性维生素D势必减少，如果又有偏食习惯，"冷淡"上述富含维生素D的食物，则外源性维生素D的来源就会出现"赤字"，这样孕妈妈体内总的维生素D"入不敷出"，导致钙元素吸收不良，致使胎宝宝缺钙而影响骨骼的正常发育，先天性佝偻病就"应运而生"了。

怀孕后应该适当运动

有些孕妈妈怀孕后就开始静养，不做家务，不散步，总担心运动会影响到胎儿健康。其实，这种担心是完全没有必要的，而且适当运动无论是对孕妈妈，还是对胎儿都是有好处的。

那么，孕妈妈该如何运动呢？

第一，以缓慢为原则。随着妊娠周数的增加，孕妈妈的"负担"会越来越重，身体也会变得笨拙起来，所以，在运动时要以"缓慢"为原则，并且要防止压迫到肚子。

第二，不宜长时间站立。做运动时不宜长时间站立，你可以坐下来活动活动胳膊和腿。运动15分钟左右，应停下来休息一会儿，不要让自己感到疲劳。

第三，以感觉舒适为宜。孕妈妈在做运动时，要考虑自身的身体状况，若运动过程中，突然出现腹部阵痛，表示子宫收缩，说明你的活动量大了，超过了身体的承受程度，此时要立即停下来休息。

其实，孕妈妈没有必要费尽心思寻找适合自己的运动，适当做家务就是最好的运动。当然，你的清洁标准不能像未怀孕的时候那么严格，有些家务活若做起来有困难，还是让家人帮助为好，健康最重要。

护理指甲也是学问

怀孕激素会刺激指甲生长的速度，新生的指甲由于比较软，断裂的概率比平常要高。怀孕时，可以做一些指甲的保健工作。

（1）平常多摄取一些含有胶质成分的食物。

（2）勤剪指甲，尽量让指甲保持短短的。

（3）就寝之前，使用一些保湿防护乳液，来保护手部肌肤与指甲的组织。

（4）使用清洁剂做家事时，别忘了戴上手套，以免手或手指沾到刺激性强的清洁剂，造成过敏与伤害。

（5）避免擦指甲油。目前市场上销售的指甲油，大多以硝化纤维为基料，配以丙酮、乙酯、丁酯、苯二甲酸等化学溶剂和增塑剂以及各色染料而成，这些化学物质对人体有一定的毒性作用。涂指甲油的孕妇用手抓食物时，指甲油中的有毒化学物很容易随食物通过胎盘进入胎儿体内，日积月累，可影响胎儿健康。

妊娠牙龈炎怎么应对

大约一半以上的准妈妈都会发现自己的牙龈在怀孕后有了变化，原来边缘整齐、粉红色的牙龈变得肿肿的，颜色也变成了鲜红色或暗红色，刷牙时稍微不注意就会出血。这到底是怎么回事呢？

孕期由于雌激素分泌量增加，牙龈组织容易扩张，引起组织内的血流淤塞，出现妊娠期牙龈炎，同时牙龈对局部刺激的反应也会加重。另外，如果准妈妈原来就有牙菌斑、牙结石等问题，牙龈炎就更容易发生。

如何预防妊娠牙龈炎呢？

（1）勤刷牙，每次进食后都用软毛牙刷刷牙，刷时注意顺牙缝刷，尽量不碰伤牙龈，不让食物碎屑嵌留。需知食物残渣发酵产酸，有利于细菌生长，会破坏牙龈上皮，导致牙龈炎。

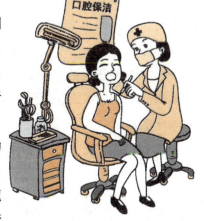

（2）挑选质软、不需多嚼和易于消化的食物，以减轻牙龈负担，避免损伤。

（3）多食富含维生素C的新鲜水果和蔬菜，或口服维生素C片剂，以降低毛细血管的通透性。

虽然妊娠期牙龈炎在分娩后随着激素水平的恢复，可以得到缓解，而且不会直接影响腹中的宝宝，但是严重的牙龈炎会影响准妈妈进食，还会导致心情烦躁，这些对宝宝都是不利的。因此，如果准妈妈发生了牙龈炎，还是要积极治疗，医生会帮助选择合适的药物和治疗方法。

孕早期也会便秘

孕早期，很多孕妈妈会出现便秘状况。主要原因有如下几点：

（1）由于妊娠反应较重，呕吐造成脱水，又因食欲缺乏使人体没有补充充足的水分。

（2）孕激素的大量分泌引起胃功能下降，蠕动减慢。

（3）大量进食高蛋白、高热量食物，蔬菜摄入量少，缺乏膳食纤维。

（4）担心流产，过度养胎，缺乏必要的运动。

一般情况下，3天不排便就算是便秘，而有些孕妈妈即使只有一天不排便，也会觉得很痛苦，这也是便秘。总之，如果和孕前相比，排便情况变化明显且比较痛苦就算是便秘。在便秘的情况下，腹内积累的毒素不利于机体代谢，会影响身体健康，所以孕妈妈超过5天不排便就应该到医院就诊。

饮食调理

每天注意多饮水并掌握饮水技巧。可以在每天早晨空腹时，大口大口地饮用温开水，使水来不及在肠道吸收便到达结肠，促进排便。

吃含水分多的食物，如苹果、葡萄、桃子、梨、冬瓜、牛奶等。

吃含膳食纤维多的食物，如芹菜、红薯、豆类、玉米、韭菜、紫菜等。

吃有助于胃肠蠕动以及含脂肪酸的食物，如蜂蜜、香蕉、核桃、松子仁、芝麻等，能促进肠道润滑，帮助排便。

可将核桃、酸奶、烤紫菜、青梅干、香蕉作为零食，这些零食不仅富含营养，还有改善便秘的作用，一举两得。

孕早期可以进行妇科检查吗

在以往的观念中，妊娠早期是不宜进行妇科检查的，认为检查可能引起流产，尤其是在妊娠3~4个月内。其实，这种看法并不科学。对于已经确定怀孕了的孕妈妈及时进行妇科检查具有非常重要的意义。只有通过妇科检查了解孕妈妈的阴道、宫颈、子宫及盆腔有无异常，才便于对有关病症做必要的处理和对分娩进行预测。

众多的临床研究表明，绝大多数孕妈妈怀孕后，其胚胎发育均正常，一般妇科检查是不会导致流产的。只有下列情况的孕妈妈，才会将妇科检查推迟到4个月之后进行，一是有先兆流产迹象，但反复阴道流血，未能排除子宫颈息肉及炎症等疾病者例外；二是以往有过流产史，尤其是习惯性流产史的早孕妇女；三是高龄产妇，且精神紧张，惧怕检查，阴道不易放松者。

警惕妊娠合并卵巢囊肿扭转

孕期中突然发生一侧下腹部剧痛，伴有恶心呕吐，应想到有无卵巢囊肿。妊娠合并卵巢囊肿一般临床症状不明显，除非有并发症存在。一般扭转、破裂后引起下腹部剧烈疼痛才被诊断。发生扭转只能急诊手术。因此强调孕早期必须做生殖道检查，及早发现有无卵巢囊肿，有手术指征的，可在孕12周后进行手术，避免发生流产。

什么是"妊娠期鼻炎"

妊娠期鼻炎又叫血管舒缩性鼻炎，是由于怀孕后，准妈妈体内的激素变化，引起的鼻黏膜的超敏反应，会有鼻塞、打喷嚏、流鼻涕的症状。准妈妈患上鼻炎后，由于心情烦躁、睡眠不好，就会对肚子里的宝宝有很大的影响。另外，还有青春期、月经期、长期口服激素类避孕药、甲状腺功能低等，都有可能发生妊娠期鼻炎。

发生了妊娠期鼻炎怎么办呢？如果症状不是很严重，准妈妈可以自己在家治疗，方法如下。

（1）**用生理盐水洗鼻子** 把鼻孔浸在盐水中，吸气将水吸入鼻腔，充分接触后，稍停一会儿，再将水呼出，反复1~3分钟。注意防止水呛入气管。

（2）**用棉棒蘸盐水清洁鼻孔** 头上仰或者躺着，用手捏住鼻子两侧、再用力吸，反复多次，这个过程会比较难受，刚开始时，可以建议用淡一些的盐水，之后逐渐加浓。

当然，如果症状较为严重的准妈妈，还是建议上医院进行治疗。

练瑜伽：山立式

孕妈妈的下半身起到支撑身体和胎宝宝的作用，经常锻炼这些部位，孕妈妈会感觉到全身富有活力。

（1）双脚并拢站直，两脚大脚趾、脚跟和脚踝互相接触（随着孕期推移、腹部增大，双脚可以适当分开）。大腿内侧肌肉收紧，这时你会觉得臀部肌肉变得有力。

（2）进一步收缩臀部肌肉，继续收紧大腿内侧肌肉，身体可以前后或者左右摆动。

（3）保持这个姿势足够长的时间，然后慢慢睁开眼睛，抖动你的双脚。重复6~10次。

孕12周 有了鼻子和下颌

胎宝宝在长，准妈妈在变

（1）胎宝宝在长 胎宝宝现在身长大约有65毫米，鼻子和下颌开始变得明显。小家伙现在整天忙着在妈妈的肚子里边做伸展运动，一会儿伸伸胳膊，一会儿踢踢腿。在本周维持胎儿生命的器官已经开始工作，如肝脏开始分泌胆汁，肾脏分泌尿液到膀胱。胎儿身体的姿势变得不那么弯曲而是更直了，他可以做出打哈欠的动作了。

（2）准妈妈在变 本周，你的脸和脖子上可能不同程度地出现了黄褐斑，这是孕期正常特征，宝宝出生后就会逐渐消退。你的小腹部从肚脐到耻骨还会出现一条垂直的黑褐色妊娠线。你的胃部的肌肉开始消退，大便更硬、更干燥且体内充满气体。你会明显觉到腰变粗了，同时你的臀部正在变宽，如果你白天基本上都是坐着，你会觉得尾骨有些疼痛。你胸罩的尺寸要比平常再大一号了。

本周营养提示

在保证营养饮食的条件下，尽量避免增加不必要的体重。整个孕期的体重增加应控制在 10~12 千克。避免营养过剩造成胎儿过大，给分娩带来困难。此外，孕期肥胖还可能导致妊娠高血压、妊娠糖尿病等危害准妈妈和胎宝宝健康的并发症。

准妈妈切忌不宜吃油条，不宜多吃巧克力、山楂、方便面、味精等。此外还要注意补锌，鱿鱼就是不错的选择。

本周胎教提示

胎宝宝皮肤的感觉在孕后 8 周出现，到 12 周左右便与成人一样发达了。外胚层发育时，有的发育成皮肤，有的发育成大脑，为此有人称皮肤是人的第二大脑。这时，准妈妈经常进行一些轻柔的运动、舞蹈，可使羊水轻轻晃动，进而刺激胎儿的触觉，同时也能促进大脑的发育。

可多吃豆类食物

豆类食品是重要的健脑食品，孕期孕妈妈应该适量地多吃些豆类食品，这对胎儿脑的发育十分有益。

（1）**大豆——高级健脑品** 大豆中含有相当多的氨基酸，正好弥补米、面中营养的不足。这些营养物质都是脑部所需的重要营养物质，可见大豆是很好的健脑食品。

大豆中蛋白质含量占 40%，不仅含量高，而且是适合人体智力活动需要的植物蛋白。因此，大豆也是高级健脑品。

大豆的脂肪含量也较高，约占 20%。在这些脂肪中，亚油酸、亚麻酸等多种不饱和脂肪酸占 80% 以上，这也说明大豆是高级健脑食品。

（2）**豆豉——可提高记忆力** 豆制品中，首先值得提倡的是发酵大豆，也叫豆豉，含有丰富的维生素 B_2，其含量比一般大豆高约 1 倍。维生素 B_2 在谷氨酸代谢中起着非常重要的作用，而谷氨酸是脑部的重要营养物质，可提高记忆力。

（3）**豆腐——健脑非常好** 豆腐是豆制品的一种，其蛋白质含量占

35.3%，脂肪含量占19%，是非常好的健脑食品。如油炸豆腐、冻豆腐、豆腐干、豆腐片（丝）、卤豆腐干等都是健脑食品，可搭配食用。

（4）**豆浆——比牛奶更健脑** 豆浆中亚油酸、亚麻酸等多不饱和脂肪酸含量都相当多，是比牛奶更好的健脑食品。孕妇应常喝豆浆，或与牛奶交替喝。

职场妈妈上班路上多小心

带着腹中的宝宝去上班，你碰到的第一个问题是：如何保证上下班一路平安。

（1）**职场妈妈可选用的交通工具** 自行车：孕中期是孕妈妈最适宜骑自行车上班的时间段，因为此时胎盘发育已基本完全，不易引发流产。而孕早期、孕晚期都不宜骑自行车。

公交车、地铁：由于既经济又便利，许多孕妈妈都会选择这两种交通工具，那么需要注意些什么呢？首先最好能避开上下班乘车高峰期，以免人流拥挤，腹部受到挤压撞击；其次车上人多时，应主动向别人要座位，以免紧急刹车时失去平衡而摔倒；最后车到站下车时，要等车完全停稳后再下车。

私家车：自己开车上班的孕妈妈，一要注意系好安全带，以免发生意外；二要注意驾驶姿势，不能过于前倾，以免腹部受到压迫，容易引发流产或早产。

（2）**避开上下班高峰时段** 孕妈妈早上上班时不妨早起，既可避开拥堵交通，又可不迟到，还能呼吸到新鲜空气。如果觉得早起比较疲惫，不如向单位说明情况，采用晚上班晚下班的方式，在不影响工作的同时做到上班安全。

吃火锅要讲究方法

吃火锅时除了要注意食物营养外，孕妈妈还需特别留意如下各项。

（1）**火锅太远勿强伸手** 假如火锅的位置距孕妈妈太远，不要勉强伸手取食物，以防加重腰背压力，导致腰背疲倦及酸痛，取远处的菜最好请丈夫或朋友代劳。

（2）**加双筷子免沾菌** 孕妈妈应尽量避免用同一双筷子取生食物及进食，

这样容易将生食上沾染的细菌带进消化道，而造成腹泻及其他疾病。

(3) **自家火锅最卫生** 孕妈妈喜爱吃火锅，最好自己在家准备，食物卫生也是最重要的。对孕妈妈来说，无论在酒楼或在家吃火锅时，任何食物一定要煮至熟透，才可进食。

(4) **降低食量助消化** 怀孕期间可能会出现呕吐、反胃现象，胃部的消化能力也随之降低。吃火锅时，孕妈妈若胃口不佳，应减慢进食速度及减少进食量，以免食后消化不良，引致不适。

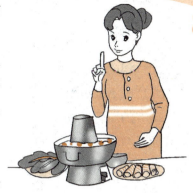

补镁有助于骨骼的发育

镁是构筑健康的至关重要的基石之一。镁不仅对胎儿肌肉的健康至关重要，而且也有助于骨骼的正常发育。近期研究表明，怀孕头三个月摄取的镁的多少关系到新生儿的身高、体重和头围大小，在植物油、绿叶蔬菜、坚果、大豆、南瓜、甜瓜、葵花籽和全麦食品中，镁含量都较高。同时，镁对准妈妈的子宫肌肉恢复也很有好处。

远离化学制剂

化学制剂对胎儿的伤害非常大，是仅次于辐射线的危害胎儿健康的环境因子。这些化学制剂存在于工业与环境污染中，怀孕的人通常在不知不觉中受到危害而不自知。这些化学制剂主要是一些会破坏内分泌的重金属、有机溶剂及杀虫剂等。

比如，现在有些保健品中含有重金属铅，而铅过量会造成胎儿死亡以及智能发育的障碍。通常孕妇血中铅的浓度超过每毫升10微克，就会对胎儿造成伤害。

镉也常被用来制作绘画的颜料，因此颜料厂排放废水造成的污染也时有所闻。镉中毒会造成胎儿唇裂、腭裂、无脑、肺部发育不全或神经损伤等问题。

黄体酮不可随便使用

黄体酮是常用的保胎药,它可使子宫肌肉松弛,妊娠子宫对外界刺激反应能力减弱,利于受精卵在子宫内的生长发育。但不能任意使用黄体酮保胎,否则将产生不良后果。

流产的原因是多方面的,胚胎发育不良、受精卵染色体异常、孕妇全身性疾病、孕激素分泌不足及孕期跌跤、碰撞均可导致流产。在孕期28周内,发育不良的胚胎多数自然流产淘汰,相反,发育正常的胚胎不易造成流产。只有10%左右的流产是由黄体酮功能不足引起的。若孕妇体内黄体酮功能不足引起先兆流产,可使用黄体酮进行保胎。但若胚胎已死亡,盲目使用黄体酮会使子宫受抑制,收缩功能减弱,胚胎难以排出,引起不全流产或刮宫困难,造成出血增多、继发感染等。如果因疲劳、外伤引起先兆流产时,大剂量使用黄体酮,还可导致女性胎儿男性化或胎儿外阴部发育不良。

孕妇一旦发现有先兆流产症状时,应马上去医院检查,查明引起先兆流产的原因。如果先兆流产是由黄体酮功能不足引起的,那么可以在医师指导下使用黄体酮。如果自己盲目使用黄体酮保胎,可能不仅保不住胎,反倒给自身带来很大的危害。所以,孕妇要尊重科学,听取医师意见,不可擅自做主,盲目使用黄体酮保胎。

正常范围的B超不会伤害宝宝

从B超原理上分析,B超是超声传导,不存在电离辐射和电磁辐射,是一种声波传导,这种声波对人体组织没有什么伤害。但如果声波密集在某一固定地方,又聚集很长时间的话,就会有热效应,这种热效应达到一定程度时,可能会对人体组织产生不良的影响,影响组织内的分化,包括染色体。理论上是高强度的超声波可通过它的高温及对组织的腔化作用,对组织产生伤害。但事实上,医学使用的B超是低强度的,对胎宝宝是没有危害的,至今尚没有B超检查引起胎宝宝畸形的报道。所以,目前各医院在产科领域中使用的B超检查对胎宝宝是安全的。大多数学者认为B超检查对胎宝宝没有伤害。

但这并不意味着孕妈妈在整个妊娠期可以随意地做B超检查,而没有时间和次数的限制。有研究证明，如果长时间频繁地做 B 超检查，可能会对宝宝的视网膜产生影响。所以，孕妈妈孕期的 B 超检查不要过于频繁，按自身的需要做就行了。

孕妈妈第一次做 B 超检查的时间最好安排在孕 12~14 周，第二次在孕 20~24 周，最后一次在孕 37~40 周，当然如果中间有出血、流水、胎动异常等情况时，也需增加 B 超检查次数，不可盲目地、固执地拒绝 B 超检查，我们需灵活处理。

鱼肝油和含钙食品要慎重服用

有些孕妈妈为了给自己和胎宝宝补钙，大量服用鱼肝油和含钙元素的食品，这样对体内胎宝宝的生长是很不利的。孕妈妈长期大量食用鱼肝油和含钙元素的食品，会引起食欲减退、皮肤发痒、毛发脱落、皮肤过敏、眼球突出、维生素 C 代谢障碍等。同时，血中钙浓度过高，会导致肌肉软弱无力、呕吐和心律失常等，这些都不利胎宝宝的生长。

有的胎宝宝生下时就已萌出牙齿，一个可能是由于婴儿早熟的缘故；另一个可能是由于孕妈妈在妊娠期间大量服用维生素 A 和钙制剂或含钙元素的食品，使胎宝宝的牙滤泡在宫内过早钙化而萌出。因此，孕妈妈不要随意服用大量鱼肝油和钙制剂，如果因治病需要，应按医嘱服用。

糯米甜酒不适合准妈妈

一些地方有给孕妇吃糯米甜酒的习惯，认为其具有补母体、壮胎儿的作用。实际上，糯米甜酒也是酒，也含有酒精。吃糯米甜酒和饮酒一样，只是糯米甜酒的酒精浓度比普通酒低。

要知道，即使只含微量酒精，也可以通过母体进入胎儿体内。这是因为酒精可随血液循环到达胎盘，而胎盘对酒精又没有吸收能力，酒精就会通过胎盘进入胎儿体内，影响细胞的分裂过程，进而影响胎儿的大脑或其他器官的发育，导致各种畸形发生。常见的有大头畸形、智力低下、心脏或四肢先天畸形等。

对于母体来说，本身孕期肝脏、肾脏的功能负担就加重了，而酒精在体内主要是通过肝脏的降解，由肾脏排出体外。在孕期摄入酒精，无疑会加重肝脏和肾脏的负担；再者，酒精对孕妇的神经和心血管系统也是有害无益的。糯米甜酒虽然只含有少量酒精，但也会对孕妇和胎儿造成损害。所以，孕妇不宜食用糯米甜酒。

有趣的脑筋急转弯

孕妈妈的孕期生活偶尔会沉闷无聊，加上受孕激素的影响导致思维迟钝，那么现在就来开动脑筋，做几个脑筋急转弯吧，记得不要以正常的逻辑和思维去猜测答案，发散思维，拓宽思路吧。

（1）什么门永远关不上？

（2）打什么东西毫不费力？

（3）月亮上去过外星人吗？

（4）冬冬的爸爸牙齿非常好，可是他经常去口腔医院，为什么？

（5）小王走路从来脚不沾地，这是为什么？

（6）明明是个很普通的小朋友，为什么竟然能一连十几个小时不眨眼？

（7）山坡上有一群羊，来了一群羊。一共有几群羊？

（8）什么东西没吃的时候是绿的，吃的时候是红的，吐出来的是黑的？

（9）玲玲拿鸡蛋扔石头，为什么鸡蛋没破？

（10）铁放在屋外露天会生锈，那么金子呢？

（答案见本页）

本周思维游戏答案：❶足球门；❷打瞌睡；❸地球的宇航员登上过月球；❹因为他是牙科医生；❺因为穿着鞋子；❻因为他在睡觉；❼还是一群羊；❽西瓜；❾她左手拿蛋右手扔石头，鸡蛋怎么会破；❿会被偷走。

第一次怀孕的准妈妈,肚子里忽然多了一个"小家伙",在欣喜中又会惶恐不安。不用担心,只要能掌握科学的孕育法,另外在日常生活和饮食营养方面多加注意,胎宝宝一定能够茁壮成长。

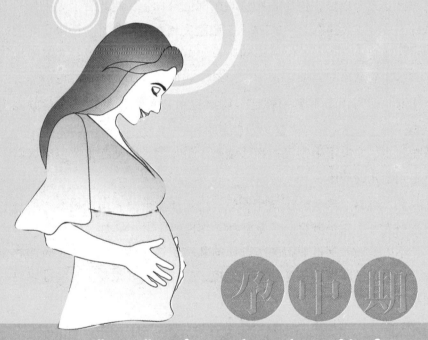

孕中期

宝宝努力在成长

(孕4~7个月)

孕13周 就像一条小金鱼

胎宝宝在长，准妈妈在变

（1）胎宝宝在长 腹中的胎宝宝已经有7.6厘米长了，像一条小金鱼。这条小金鱼已经完全成形，他比几周前的比例更匀称了。胎儿看上去更像一个漂亮娃娃了，身长大约有75～90毫米，眼睛突出在头的额部，两眼之间的距离在缩小，耳朵也已就位，嘴唇能够张合，宝宝脖子完全成形，并能支撑头部运动。胎儿的神经元迅速地增多，神经突触形成，胎儿的条件反射能力加强，手指开始能与手掌握紧，脚趾与脚底也可以弯曲，眼睑仍然紧紧地闭合。

从现在开始，如果用手轻轻在腹部碰触，胎儿就会蠕动起来，但准妈妈仍然感觉不到胎儿的动作。

（2）准妈妈在变 终于到了孕中期。本周，痛苦的孕吐渐渐消失，准妈妈会觉得胃口大开，食欲旺盛，食量猛增。你的腹部开始隆起。体形变化大的准妈妈，不久就需要穿准妈妈装了。你的乳房正迅速地增大，由于腹部和乳房的皮下弹力纤维断裂，在这些部位出现了暗红色的妊娠纹。有些准妈妈在臀部和腰部也出现了妊娠纹。

本周营养提示

到了孕中期，胎儿生成发育速度加快，骨骼和牙齿等发育都需要钙的支持，所以这个时候准妈妈要开始补钙了。

每日至少要摄入250毫升牛奶或相当量的奶制品。但一定要注意准妈妈钙的最高摄入量为每天2000毫克。如果钙多于这个量，可能会对胎儿造成不利影响。补钙要多吃牛奶、奶酪、鸡蛋、豆制品、海带、紫菜、虾皮、芝麻、海鱼、蔬菜等。

孕中期营养食谱

牛奶大米饭

材料 大米、牛奶各500克。

做法 大米淘洗干净，放入锅内，加牛奶和适量清水，盖上锅盖，用小火慢慢焖熟即成。

四物炖豆腐皮

材料 豆腐皮250克，香菇10克，当归、枸杞各25克，人参20克，红枣10颗，料酒、精盐各适量。

做法 ❶ 将豆腐皮切成条，每条折成四叠挽成一个结。香菇泡软。

❷ 将豆腐皮结、香菇和四种药材入炖锅内，加入料酒、盐煮沸。

❸ 移至文火炖1小时即可。

冬菇菜心

材料 油菜心250克，冬菇50克，鸡油125克，汤300克，精盐、糖、料酒、胡椒面、姜、葱、淀粉各适量。

做法 ❶ 油菜心洗净，在沸水中氽透，过凉开水待用。

❷ 冬菇泡透，去蒂洗净，先用沸水氽透，放在碗内，加葱、姜、料酒、汤、精盐上屉蒸30分钟。

❸ 锅内放鸡油、葱、姜煸香下汤，汤开后捞出葱、姜，放盐、糖、胡椒面，再放菜心烧入味，捞出码在盘中，冬菇拣净姜葱放在菜心周围，锅内汤勾好芡，加入鸡油，浇在菜上即可。

枸杞红枣汤

材料 麦芽糖60克，枸杞30克，红枣20颗。

做法 枸杞、麦芽糖、红枣加清水煮熟服用。

炒芙蓉干贝

材料 净大虾肉175克，鸡蛋清、料酒各15克，精盐5克，大油500克（净耗75克），净南荠10克，水淀粉10克，高汤75克，葱末2克，姜末适量。

做法 ❶ 将南荠用刀拍碎抹成泥。大虾肉抹刀切厚片，用水淀粉、蛋清少许抓匀上浆。

❷ 把蛋清放入大碗中，加南荠泥、葱末、姜末、精盐、料酒、湿淀粉、高汤，用筷子搅打均匀。

❸ 炒勺上火放入大油，烧至五六成熟时，将虾片散开下勺，用筷子拨散，滑透倒入漏勺控净油，倒入鸡蛋清搅拌均匀备用。

❹ 炒勺再上火，放大油，油热后，将虾肉蛋清倒入勺中，晃勺推

炒，不使粘底，蛋清凝固时颠勺翻个，顺着勺沿烹入高汤，再晃勺翻个，汤收尽即成。

红萝卜牛骨汤

材料 牛骨500克，红萝卜1个，番茄2个，椰菜100克，洋葱半个，胡椒3粒。

做法 牛骨洗净斩块备用，红萝卜去皮洗净切大块，番茄洗净切块，椰菜洗净切块，洋葱洗净切片。瓦煲中放入胡椒3粒，加放牛骨、红萝卜块、番茄块、椰菜块、洋葱片，放入适量清水煲2个小时，调味即成。

本周胎教提示

怀孕4个月，胎宝宝的状态已较稳定，这时准妈妈进行一些简单的锻炼对胎宝宝和准妈妈都有好处。准爸爸最好能陪着准妈妈一起锻炼，以便随时照顾她。

一幅美丽的图片，足以让人展开丰富的联想。为了培养孩子丰富的想象力、独创性以及进取精神，最好的教材莫过于幼儿画册。你可以将画册中每一页所展示的幻想世界，用你富于想象力的大脑放大并传递给胎儿，从而促使胎儿的心灵健康成长。

谨慎使用调味料

调料包括传统的调味品如香料、盐、酱油等，以及制成品，如鸡精、沙拉酱、番茄酱等。食用制成品，要仔细阅读其配料，含防腐剂、色素的制品少用为好。

(1) 盐 孕妇在孕期体内雌激素逐渐增加，也促使水分和盐更容易在体内存留。此时如果再摄入过多的盐，就会令身体存留更多水分，导致水肿。

(2) 酱油 酱油中含有18%的盐，孕妇在计算盐的摄入量时要把酱油计算在内。酱油中含有防腐剂。孕妇虽不必完全忌食酱油，但应尽量少吃。

(3) 热性香料 八角茴香、小茴香、花椒、胡椒、桂皮、五香粉、辣椒等热性香料都是调味品，孕妇不宜食用这些热性香料。这类香料性大热且具有刺激性，很容易造成肠道功能紊乱，发生便秘等。发生便秘后，孕妇必然用力屏气解便，这样就引起腹压增大，压迫子宫内的胎儿，易造成胎动不安、胎儿发育畸形、羊水早破、自然流产、早产等不良后果。

认真选择准妈妈奶粉

孕妇奶粉是根据孕妈妈孕期特殊的生理需要而特别配置的，能全面满足孕期的营养需求，比鲜奶更适合孕妈妈饮用。目前，市售的鲜奶大多只强化了维生素A、维生素D和一些钙元素等营养素，而孕妇奶粉几乎强化了孕妈妈所需的各种维生素和矿物质。比如，孕妇奶粉中的钙元素是普通牛奶的3.5倍，可以为孕妈妈和胎宝宝提供充足的钙，预防缺钙性疾病。

喝孕妇奶粉，要根据具体情况具体对待。对健康的孕妈妈来说，可以选择添加营养成分比较全面而均衡的奶粉。如果孕妈妈存在缺铁、缺钙等营养缺乏问题，可以着重选择相应营养含量较多的奶粉；如果孕期血脂升高，可以选择低脂奶粉。切记，喝孕妇奶粉就不需要再喝牛奶了。

胎儿与羊水的关系

羊水，俗称"胞浆水"，是胎儿胞衣最内层薄膜——羊膜上皮组织分泌的、充满于羊膜囊内的液体，使胎儿如同鱼儿一样悬浮在羊水之中，有保护胎儿的作用。因为羊膜最早发现于羊胎中，故得名羊水。

羊水是无色透明的碱性液体，其中90%以上为水分，另外含有无机盐、尿素、尿酸、肌酐、胎脂和胎儿上皮细胞等。羊水中甲胎蛋白（AFP）量可作为监测胎儿有无畸形的指标，通过羊水中胎儿细胞的染色体检测，可以对胎儿进行遗传性疾病的筛查。

羊水与胎儿生长发育有密切的关系。羊水量能够反映胎儿在子宫内的情况，适当的羊水量可以保护胎儿，并为胎儿提供正常的发育环境。羊水量过多或过少均属异常。

羊水的来源、数量和成分随着孕周期不同而变化。妊娠初期，羊水主要是母体血清通过胎盘进入羊膜腔的透析液，少量来自胎盘表面和脐带表面渗出液。胎儿血循环形成以后，胎儿体内水分和小分子经胎儿皮肤渗出，也构成羊水的一部分，此时羊水成分除蛋白质和钠含量较低外，与母亲的血清成分极相似。

羊水不断产生，又不断被吸收，在不同孕期总量不一。妊娠4~6个月时，羊水相对而言量较多，胎儿的活动空间大，随着胎儿的长大，羊水量相对减少，胎儿在子宫内的活动空间变小。妊娠足月时，羊水量有800~1000毫升。

妊娠中期以后，如果腹部比正常周期计算应有的大小更显得大一些，从外部接触很难弄清胎儿位置，也不容易听到胎心音，就应当想到是羊水过多。如果出现呼吸困难、心悸心慌、食欲缺乏、胸闷、呕吐、便秘、排尿障碍等症状，也应当怀疑属羊水过多。

发生羊水过多后，排除胎儿畸形因素后，需要严密监视病情发展，进食少盐食物，注意休息，采取中西医联合治疗。较轻者医生会采用利尿剂，较重者会采取措施去除部分羊水。日常生活中要注意，不能进行激烈的运动，不要搬拿重物，也要严格控制性生活，以防引起早期破水和早产。

足月妊娠时羊水量少于300毫升者，称为羊水过少。常见于羊膜发育不全或功能减退；胎儿泌尿系统畸形如先天性肾缺损、尿道闭锁、胎儿尿液产生或排泄异常，羊水来源不足；过期妊娠，胎盘功能不全，胎儿宫内发育迟缓等。

羊水过少时，由于子宫紧紧包住胎儿，胎儿的生存空间小，影响到生长发育，有可能导致胎体与羊膜粘连，从而因胎儿肢体粘连造成畸形。胎动时，母亲受到的冲击力大，引起腹痛等不适。羊水过少者，分娩中易发生子宫收缩不协调，宫颈口扩张缓慢，难产率增加。子宫收缩时胎盘和脐带直接受压易引发胎儿窘迫。

羊水过少会危及胎儿生存，医生一般会采取措施确保胎儿安全，如羊膜腔输液法。孕晚期胎儿已经成熟，排除胎儿畸形后，宜时选择剖宫产终止妊娠，降低新生儿死亡率。

适合孕中期的运动

如果怀孕前很喜欢体育活动，那么怀孕后还能不能再进行体育活动呢？何种程度的运动对胎宝宝没有影响？专家表示：孕妈妈不宜参加剧烈体育活动，不宜疲劳过度，但也要适当锻炼身体，慢跑、散步、游泳等运动相对平缓，都比较适合孕妈妈。

散步不仅能帮助孕妈妈呼吸到室外的新鲜空气，调节情绪，还能够提高神经系统和心、肺的功能，促进身体的新陈代谢。

怀孕时如何预防妊娠纹

妊娠纹是指在肚皮下、胯下、大腿、臀部皮肤表面出现看起来皱皱的细长形的痕迹，这些痕迹最初为红色，微微凸起，慢慢地，颜色会由红色转为紫色，而产后再转为银白色，形成凹陷的疤痕。

(1) 妊娠纹的形成原因

❶怀孕时，肾上腺分泌的类皮质醇（一种激素）数量会增加，使皮肤的表皮细胞和纤维母细胞活性降低，以致真皮中细细小小的纤维出现断裂，从而产生妊娠纹。

❷怀孕中后期，胎儿生长速度加快，或是孕妇体重在短时间内增加太多等，肚皮来不及撑开，都会造成皮肤真皮内的纤维断裂，从而产生妊娠纹。

(2) 减轻妊娠纹的方法

❶适量饮食，避免体重增加过快。如果短期内体重迅速增加，皮肤必须充分伸展，以适应体形变化的需要，这样就容易产生妊娠纹。

❷妊娠期间要戴合适的胸罩，以便更好地支托不断加重的乳房。

❸如果乳房大，要戴乳罩睡觉，不分昼夜地呵护好乳房。

❹保持皮肤柔软并且不痒。在乳房和肚皮上用乳液按摩，以增加它的弹性。使用杏仁油能更有效地改善孕妇的皮肤。

❺局部涂擦维生素 E 油以湿润皮肤。

❻孕期体重增长不超过建议值，一般来说要把体重增长控制在 11.5～13.5 千克之间，同时，体重增加的速度缓慢，也可以降低长妊娠纹的概率。

哪些准妈妈应避免性生活

一般情况下，孕中期是可以适当性生活的。此时，胎盘已经形成，妊娠较稳定。早孕反应也过去了，准妈妈的心情开始变得舒畅。性器官分泌物也增多了，是性欲高的时期。因此，可以适当地过性生活，但是要节制，还要注意性生活的体位与时间，避免对胎儿造成影响。如果性生活次数过多，用力比较大，压迫准妈妈腹部，胎膜就会早破。另外，还有一些准妈妈是需要避免性生活的：

有习惯性流产史者整个妊娠期间应绝对避免性交，包括性语言、性刺激也最好不要使用，因为性兴奋也能诱发子宫强烈的收缩。

有早产史者则应在上次早产的相应月份前一个月开始直至分娩的一段时期内，绝对避免性生活。

确诊为"低置胎盘"或者"重度妊娠高血压综合征"的准妈妈最好不要过性生活，以免引起产前大出血，诱发子痫（出现抽搐、昏迷）、早产和胎儿死亡。

胎膜早破后不可再行性交，而应立即到医院诊治。

如何选择音乐胎教

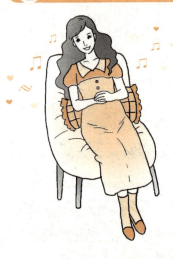

准妈妈在妊娠3个月后，宝宝的听觉器官开始发育，这时准妈妈可以选择轻松愉快、诙谐有趣的音乐，帮助消除早孕的烦恼与不适，以获得最佳的孕期心情。当胎儿4个月大，进行音乐胎教时可以选择准妈妈休息或吃饭时进行，在临睡前有胎动的情况下做更合适，每天2次，每次10~15分钟。听的时候，准妈妈可以与胎宝宝互动，也可以边做家务边听。孕晚期时，准妈妈心理难免会紧张焦虑，而宝宝的听觉已经接近成人了，这时应该选择柔和舒缓、充满希望的乐曲，半躺在躺椅上或在床上听。

在方式上，准妈妈可以选择和宝宝一起欣赏音乐，距离扬声器1.5~2米，音响的强度55~66分贝。也可以选择准妈妈给宝宝唱歌的方式，可随着播放的音乐哼哼，也可以自弹自奏自唱，如《摇篮曲》等。

不过，在聆听胎教音乐的时候，准妈妈的想象和感受非常重要。准妈妈在聆听音乐时要加入自己的情感：诗情画意，浮想联翩，在脑海里形成各种生动感人的具体形象。同时全身放松，半坐半卧在摇椅上或一个舒适的地方，把手放在腹部注意胎儿的活动，并告诉宝宝"我们现在一起听音乐"。欣赏时可以想象着随着动听的音乐节奏，腹中宝宝迷人的笑脸和欢快的体态。在潜意识中同他进行情感交流。

需要注意的是，孕期胎教很重要，但是也要讲究方法与方式，否则适得其反。如果音乐胎教的方式不正确，不仅不能提高孩子的智力水平，反而会弄巧成拙损害其听力，可造成先天性耳聋。

准妈妈体操也是运动胎教

练习做准妈妈操，可促进胎宝宝大脑发育及肌肉发育。对于孕中期的准妈妈来说，最适宜的运动胎教就是由孕产专家编制的准妈妈体操。准妈妈体操能松弛准妈妈的腰部、骨盆的肌肉和韧带。

（1）**腿部运动** 坐在床沿或椅子上，两脚靠拢，平放在地面上，脚尖用力向上翘，呼吸1次后放松，恢复原状，反复进行；也可以将一条腿搭在另一条腿上，脚尖上下活动，一定次数后，再换另一只脚进行。

腿部运动每次持续3～5分钟，它的作用在于通过脚部的活动，增强脚部肌肉的力量和弹性，增进关节血液循环，防止脚部因负重而产生疲劳。

（2）**伸展骨盆运动** 盘腿坐在硬床板上，双手放在膝盖上，背部挺直，每呼吸1次，双手用力将膝盖压至床面，加压时要慢慢用力，尽量让膝盖接近床面。骨盆运动每天早、中、晚可各做1次，每次持续3～5分钟。它的作用在于松弛准妈妈骨盆各关节，伸展骨盆肌肉和韧带，有利于分娩时胎儿顺利通过骨盆。

（3）**扭动骨盆运动** 仰卧在床上，双膝带动大小腿向两侧外展及内收；也可以一条腿伸直，另一条腿内外摆动，然后换另一条腿交替进行。每天早晚各做5次到10次，它的作用在于锻炼骨盆关节和腰部肌肉，增加其弹性，减少由于负重的重心的改变而引起的腰腿疼痛。

（4）**振动骨盆运动** 仰卧床上，两腿稍微弯曲，与床成45度，手心和脚心平放在床面上，将腹部拱起，挺一会儿再放下。每次反复做8～10遍。这种运动的作用在于松弛准妈妈骨盆和腰部关节，增加腹部力量，有利于准妈妈分娩时向腹部施压。

准妈妈在做准妈妈体操时，要按照动作要领轻柔适度地去做，并每天坚持，会有很好的效果。

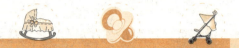

孕14周 男宝女宝开始不同

胎宝宝在长，准妈妈在变

（1）胎宝宝在长 目前胎儿有76～100毫米，体重大约28克。在他（她）的手指上已经出现独一无二的指纹印。这周是胎心率最快的时期，可高达180次/分钟。B超下可清晰地看到胎动，但初次怀孕的妈妈，可能还感觉不到胎儿在子宫中的活动。

性器官已经完全能区分男性和女性。胃内消化腺和口腔内唾液腺开始形成。皮肤上覆盖了一层细细的绒毛，头发也开始迅速地生长。胎儿此时在妈妈的肚子里已经可以做很多事情了，如皱眉、做鬼脸、斜着眼睛，可能他也在吸吮自己的手指等，科学证明这些动作可以促进大脑的成长。

（2）准妈妈在变 难以忍受的早孕症状开始减轻，阴道分泌的白带增多，头发越来越乌黑发亮，很少有头垢或头屑。皮肤偶尔会有瘙痒的症状出现，腹部继续隆起，体重持续增加，准妈妈开始觉得身体丰满起来了，乳房逐渐增大，乳晕的面积也加大，颜色更深，乳头周围会凸显一些小点点，除此之外，有的准妈妈的乳头可以挤出乳汁来，看上去像刚分娩后分泌的初乳。

本周营养提示

14周左右，胎儿的甲状腺开始起作用，制造自己的激素。而甲状腺需要碘才能发挥正常的作用。母体摄入碘不足，新生儿出生后甲状腺功能低下，会影响孩子的中枢神经系统，尤其是大脑的发育。鱼类、贝类和海藻等海鲜是碘最丰富的食物来源。每周至少要吃2次。缺锌还会造成准妈妈味觉、嗅觉异常，食欲减退，消化和吸收功能不良，免疫力降低。

本周准妈妈可多吃富含锌的食物，如生蚝、牡蛎、肝脏、口蘑、芝麻、赤贝等，锌在生蚝中的含量尤其丰富。

本周胎教提示

这一周的胎儿生长发育快，听觉能力有了明显的提高，音乐胎教的内容也要更为丰富。如大提琴独奏曲、低音歌声或乐曲之类。父亲低音唱歌或者哼一些曲调，胎儿会更容易接受。本周，准妈妈可以听一些能消除疲劳的音乐。另外，瑜伽冥想音乐也可以。音乐置于腹部或放在距母亲1~1.5米的地方给母子同听。这样，音韵可以直接刺激胎儿的听觉器官，通过传入神经，传入大脑，促进大脑发育。

适当摄入脂质类食物

由于胎儿的大脑正在形成，需要补充足量的脂肪，以作为大脑结构的建筑材料。因此准妈妈需要食用一些富有脂质的食物，如核桃、芝麻、栗子、黄花菜、香菇、紫菜、牡蛎、虾、鸭、鹌鹑等。

不过，摄入这些食物时要适量，不能无节制。因为准妈妈现在肠道吸收脂肪的功能增强，血脂相应升高；体内脂肪的积贮也多。但是，准妈妈热量消耗较多，而糖的储备减少，大量分解脂肪，常因氧化不足产生酮体，使酮血症倾向增加，对身体不利。如果摄入的脂质类食物过多，准妈妈可能会出现尿中酮体、严重脱水、唇红、头昏、恶心、呕吐等症状。

规律运动不可少

每天做简单的体操，或到户外散步，通过这些积极的运动，不但可以防止肥胖，还有利于血液循环和保持良好的心情。不过，有以下情况的准妈妈最好不要锻炼：

（1）有习惯性流产史、有早产史、有先兆流产保胎史的。

（2）患子宫颈功能不全、患妊娠期高血压疾病、前置胎盘或不明原因产前出血、有先兆晚期流产现象的准妈妈。

（3）妊娠合并心血管等疾病的。

做好唐氏综合征筛查

唐氏综合征或称21三体，国内又称为先天愚型，这是最常见的严重出生缺陷病之一。

临床表现为：患者面容特殊，两外眼角上翘，鼻梁扁平，舌头常往外伸出，肌无力及通贯手。患者绝大多数为严重智能障碍并伴有多种脏器的异常，如先天性心脏病、白血病、消化道畸形等。

本病几乎波及世界各地，很少有人种差异。唐氏综合征男性患者多为不育，女性患者遗传给下一代的机会可高至1/2。此外，5%患者属易位型，这类遗传性颇高，与母亲年纪无关，亦可以无任何家族史，故患者必须接受染色体检查方可确诊。

唐氏综合征患儿具有严重的智力障碍，生活不能自理，并伴有复杂的心血管疾病，需要家人的长期照顾，会给家庭造成极大的精神及经济负担。

（1）**如何筛查** 抽取孕妈妈血清，检测母体血清中甲型胎儿蛋白（AFP）和绒毛膜促性腺激素（HCG）的浓度，结合孕妈妈预产期、年龄和采血时的孕周，计算出"唐氏儿"的危险系数，这样可以查出80%的"唐氏儿"。

（2）**筛查的最佳时期** 怀孕第15～20周。

（3）**做唐氏综合征筛查还可检查何种疾病** 检查血清AFP、HCG和PAP-PA还可筛查出神经管缺损、18三体综合征及13三体综合征的高危孕妈妈。

（4）**如何得知筛查的结果** 孕妈妈于抽血后2周回门诊做例行产前检查时，由门诊医生告知结果，若血清筛查呈阳性者需再做羊水检查，明确诊断。

孕期控制体重的重要性

在传统观念里，人们常说怀孕的时候是一人吃、两人补，孕妈妈要吃得多、吃得好，肚子里的宝宝才会长得更好，尤其是家里有老人照顾者，更是生怕胎儿的营养没跟上，长得慢，所以孕妈妈们往往会放开肚子大吃特吃。由于受荷尔蒙的影响，孕妈妈有时会出现嗜睡的现象，加上怀孕后家务和运动减少，结果往往造成孕期体重增加过多，不仅孕妇体态严重变形走样，还可能引起一些病症，并且使分娩难度提高。

在孕期，体重增加多少比较合适呢？是不是自己吃得多多的，长得胖胖的，胎宝宝的营养就一定会好呢？在孕妇增长的体重中，胎宝宝的体重究竟占了多少呢？

孕期控制体重的重要意义

减少难产和剖宫产概率：孕妈妈如果体重增加超过15公斤，那么巨大儿发生率为7.46%，极易造成难产，剖宫产的风险是正常的3倍。

远离各种孕期并发症：孕期超重易患妊娠期高血压疾病和妊娠期糖尿病，产后出血的风险很大。妊娠期间体重的过度增加也会使妈妈们的乳汁分泌减少，母乳喂养难以实现。

远离产后肥胖：怀孕时增重16公斤及以下的，产后能比较成功地恢复到怀孕前苗条的身材。即使产后比原来重了，幅度也很小。

孕育健康宝宝：体重增加不足，易导致宝宝发育不良、迟缓甚至早产的发生；而体重增加过多，又容易造成巨大儿。体重超过一定范围还可以增加新生宝宝的窒息率，连流产的概率也比正常增加4倍。

远离产钳：巨大儿的头大骨骼硬，头骨又不易变形，出生时极易造成骨折等产伤，医生们也只好借助于产钳。

降低宝宝肥胖的概率：巨大儿发展成肥胖症的概率是正常体重儿的4倍多。

孕期体重应增加多少

怀孕期间，体重增加太多，可能会出现妊娠问题和难产；体重增加太少，对胎儿健康不利，还会增加发生早产的可能性。

孕妇体重的增加是进行性的：妊娠初期，体重增加不明显，3个月体重应增加1~2千克。妊娠中期，每周体重增加约350克，一般不超过500克，合计增加4~5千克。妊娠后期，每星期体重应增加500克左右，合计增加5~6千克。孕妇到足月妊娠分娩时，理想的体重是在原体重上增加9~11千克。一般身材较高瘦的孕妇，体重增加的幅度会比较小；相反，身材矮胖的孕妇，体重增加的幅度会比较大。至于身材中等的孕妇们，体重增加的幅度居中。

怀孕后，叫丈夫到商店买一个精确的电子磅秤。就是这件法宝，可以令你一直良好地监控体重增长。早晚跳上磅秤，将体重记在随身日历上。体重超重时，要控制体重的增加。

浴室安全需注意

浴室经常湿湿滑滑的，是家中最容易滑倒的地方，一不小心就会造成头部、尾椎及四肢受伤、骨折，非常危险。准妈妈跌倒更是危险，可能会造成流产或早产等不幸事件，所以准妈妈洗澡最重要的就是要预防跌倒。因此，浴室的安全防滑设备必须完善，例如：

（1）在浴室地板铺上防滑垫，并定期清洗，以免卡住太多污垢。

（2）墙壁四周要设置稳固的扶手。

（3）洗脸槽安装要稳固。曾有人因滑倒紧急抓住洗脸槽，但因洗脸槽安装不稳固反而掉下来砸到脚，造成严重骨折。

（4）浴室内尽量减少杂物，例如：椅子、盆子、篮子等等，以免绊倒；若需放置则靠边集中放好。

（5）买一个置物架（双层或三层，并须固定妥当），集中放置所有浴室小用品，如洗发精、沐浴乳、香皂盒、梳子、吹风机等，以免到处散落造成使用不便，甚至将人绊倒，徒增危险。

如何应对妊娠性瘙痒

孕妈妈小米这些天总是感觉皮肤时不时地瘙痒，特别是在晚上，越抓越痒，有好几次她甚至把熟睡的老公叫醒，让他给挠痒痒。这到底是怎么回事儿呢？

（1）症状及原因 少数孕妈妈在妊娠期间，尤其是在孕早期和孕晚期会出现部分或全身性皮肤瘙痒。瘙痒感有轻有重，轻者不影响生活和休息，只是皮肤有点痒，一般不被重视；严重者痒得让人坐卧不安，难以忍受。

痒分阵发性和持续性两种，无论是哪一种，都与精神因素有关。白天工作、学习紧张时，瘙痒可减轻或不痒；夜深人静时，瘙痒往往会加重，甚至越抓越痒。皮肤瘙痒有的短期内会自行消失，有的会一直持续到妊娠终止，分娩后很快消失。这是妊娠期间特有的症状，所以被称为"妊娠性瘙痒"。

（2）生活调理 建议孕妈妈穿着宽松透气衣物，避免闷热、挤压、摩擦。

阴部瘙痒的孕妈妈不要过度清洁阴部，以免发生刺激性或干燥性外阴炎。不建议使用清洁剂或阴道冲洗液，因为这样会使正常细菌菌落被抑制，反而会使不正常的霉菌菌落滋生，造成更加严重的阴道炎。

居室内保持一定的湿度，对预防妊娠性瘙痒是有好处的。

另外，维生素 A、维生素 B_2、维生素 B_6 等对于防治妊娠性瘙痒很重要，特别是孕妈妈缺乏维生素 A 时，皮肤会变得干燥，瘙痒不止，因而要多吃些动物肝脏、胡萝卜、油菜、芹菜、禽蛋、鱼肝油等补充维生素 A。

如何应对腿部抽筋

半数以上的准妈妈在孕期中可能发生小腿抽筋。该症状实质上是由于小腿后部腓肠肌痉挛性收缩而产生的剧烈疼痛，俗称小腿抽筋或腿肚子转筋。孕期为什么会发生腿抽筋呢？

首先，正常情况下，血中钙离子浓度平均为 1.19 毫摩尔/升（2.38 毫克分子/升），其波动幅度甚小，是维持肌肉神经稳定性的重要因素。怀孕以后，宝宝的营养需求加大，最明显的是钙的需求量增大，尤其在孕中、晚期，每天钙的需要量增为 1200 毫克。准妈妈为满足自身及胎儿生长发育，对钙的需要量明显增加，但由于膳食中钙及维生素 D 含量不足或缺乏日照；胎盘、子宫循环建立后，自怀孕 3 个月开始母体血容量增加，血液被稀释等因素，导致血钙水平下降，增加了肌肉及神经的兴奋性。夜间血钙水平比日间要低，故小腿抽筋常在夜间及寒冷季节发作。小腿抽筋属于轻度缺钙，严重时可引起手足抽搐。

其次，怀孕后，准妈妈体重明显会增加，这会使准妈妈双腿的承受负担加重，导致腿部肌肉处于疲劳状态。

值得高兴的是，孕期腿抽筋是可以预防的。

（1）通过摄入含钙丰富的食品，适当的户外活动，接受日光照射，便可以预防缺钙引起的小腿抽筋，必要时还可服用钙片及维生素 D。

（2）抽筋引起小腿局部剧烈疼痛时，只要将足趾用力扳向头侧或用力将足跟下蹬，使踝关节过度屈曲，腓肠肌拉长，症状便可迅速缓解。

（3）当准妈妈晚上睡觉腿抽筋的时候，也可让准爸爸帮助热敷跟按摩，这样就可以有效地缓解腿抽筋带来的痛苦。

给胎宝宝起个名字吧

在与宝宝对话之前,可以给可爱的小人先取个名字。生活在母亲子宫中的胎宝宝已经是个能听、能懂、能理解父母,有思想、有情感的谈话对象。作为父母应该不失时机地与胎儿交流,当然了,为了更好地实施胎教,最好给宝宝取个乳名,如"乐乐""天天"等较为中性的,因为你还不知道它是男宝宝还是女宝宝。

不要让宝宝性别成为自己的负担

对于孕妈妈来说,腹中宝宝的性别的确是最大的"谜",也是个幸福的"谜"。对于孕妈妈周围的人来说,大家其实是乐于分享这份幸福的,猜胎宝宝的性别便是一种直接的体现。

其实孕妈妈自己对这个"谜"也很关注,只不过,每个孕妈妈的处境、身份不一样,有人会因此而高兴,有人则对这个问题很担忧。而情绪对孕妈妈而言又很重要,所以,在面对别人"猜谜"的时候,最重要的是调整好自己的心态,别影响了自己的好心情。

(1)猜胎宝宝是男是女的人绝无恶意,孕妈妈如果把这一行为当成对自己的关心,心情就会好多了。

(2)自己首先要摆出一副生男生女都一样的态度,如果家人确实在意这个问题,那就更要摆明自己的态度。一般情况下,宝宝一出生,家人也不会太在意了,疼还疼不过来呢!

(3)最好不要把家人盼着抱男孩的心态弄得尽人皆知,这样会省去不少闲话。

(4)如果不想听到更多的猜想,就不要主动去说这个问题。当别人提起的时候,你认为并不适时适地,那就主动回避或者一笑置之,别在心里跟自己过不去。

练习胸部瑜伽

胸部瑜伽可以锻炼胸部肌肉,打开胸腔,以使孕妈妈充分地感受到呼吸,为腹中小宝宝提供充足的氧气,促进乳腺分泌,释放紧张情绪。孕妈妈在做这套运动时,可以放一些轻柔舒缓的音乐,在音乐中使身心都得到运动、放松,效果会更好。

❶采用跪坐姿势,注意保持上半身挺立。两臂向旁侧平伸,手心朝前,与肩平行。

❷深呼气的同时双手臂尽力向后张开,略仰头部,眼睛向上看。保持均匀呼吸。

❸呼气,双臂回到身体两侧,再慢慢收拢至胸前,掌心相碰,略低头,调整气息,彻底放松胸腔。

小提示:以上动作可重复4次。除此之外,运动时一定要注意安全,千万不能过于疲劳,如有不适,应立即停止运动。

孕15周 长出头发和眉毛了

胎宝宝在长,准妈妈在变

(1) **胎宝宝在长** 本周胎儿顶臀大约有10厘米长,重约50克。宝宝在本周发生的最大的事情就是他/她开始在您的子宫中打嗝了,遗憾的是您无法听到这个声音。胎儿的头顶上开始长出细细的头发,眉毛也长出来了。现在胎儿薄薄的皮肤上有一层细绒毛,好像是一条细绒毯盖在他(她)身上,这层绒毛通常在出生时就会消失。胎儿的一部分肌肉开始工作,在这周内,胎儿可以做许多动作,像双手握紧、眯着眼睛斜视、皱眉头、做鬼脸、吸吮自己的大拇指等,这些动作可以帮助胎儿更好地发育大脑。

(2) **准妈妈在变** 终于到了15周,作为准妈妈的您现在可以明显地感到胎动,好好享受这一刻吧!有时间的话将宝宝第一次胎动的时间记录下来作为将来回忆的见证。对于过去有怀孕史的准妈妈来讲,您可能会发现胎动的时间比过去提前了,这都是正常的,不必担心。

这时只要看一下肚子，就知道你怀孕了，原来的上衣裤子基本都穿不上了。此时，有的准妈妈面部及躯体部皮肤颜色加深，出现色素沉着斑块，毛发增多，出现痤疮样皮炎，面部失去光泽，水肿。心肺功能负荷增加，心率增速，呼吸加快加深等有可能会加重原有的焦虑情绪。你可能仍会感到比怀孕前更脆弱、敏感和易怒。

本周营养提示

本周可适量补充维生素A。维生素A是人体必需而又无法自己合成的，准妈妈缺乏维生素A会影响胎儿生长发育，引起胎儿缺陷。

准妈妈每天需要维生素A约8000单位，只要准妈妈饮食正常，每天吃入足量的肉类、鸡蛋和新鲜蔬菜，就可以满足需要，不必额外服用鱼肝油；如果饮食无法保证，可适当补充鱼肝油，但是要注意，补充过多会引起中毒。

准妈妈还可以补充维生素E，维生素E可以促进人体新陈代谢。维生素E广泛分布于动植物食品中，良好的食物来源有麦胚油、棉籽油、大豆油、花生油及芝麻油。

本周胎教提示

从怀孕初始到分娩，准妈妈可采用室内播放和耳机聆听的方式进行音乐胎教。欣赏音乐时，你要心情愉快，随着乐曲的展开，你还要加入丰富的想象，在脑海中浮现各种美好事物。这是欣赏音乐的最佳状态，并通过神经系统将这些信息传递给胎宝宝，让胎宝宝也能一起感受到音乐的魅力和美感。

缓解尿失禁的尴尬

怀孕到中期，孕妇每次打喷嚏时，必须夹紧双腿，否则会有点尿失禁。这是因为打喷嚏、咳嗽或者捧腹大笑时，横膈膜会收缩并推挤腹部内容物和子宫向下压到膀胱。如果当时膀胱是胀满的，或是骨盆底部的肌肉处于疲倦状态，将会滴出尿来。不要担心，这个问题将会随着宝宝的诞生而消失。

下面一些方法可以帮助你缓解尿失禁的症状：

（1）经常排尿，尽可能保持膀胱是空的。

（2）排尿时，尽可能额外再压迫3次，使膀胱完全排出尿液。

（3）咳嗽或打喷嚏时，张开嘴巴，这样可减少压迫到横膈的机会。

（4）练习缩肛运动：排尿时，将尿液完全排干净，收缩肌肉几次，就像是要停止尿尿一样。

怀孕期也会分泌乳汁

怀孕中后期，有些孕妈妈会发现乳房开始分泌少量的乳汁，对于这样的生理反应，很多孕妈妈会不知所措。不用担心，这是正常的，只要不是异常的乳汁分泌现象，就无须紧张。

那么，孕妈妈为什么会在没有分娩的情况下分泌乳汁呢？怀孕期间，因胎盘分泌大量的雌激素及黄体酮，会刺激乳腺内的乳腺管及腺泡发育。还有就是，脑垂体会开始不断释出泌乳素。所以，在怀孕4个月之后，有些孕妈妈会偶尔看到细小的白色皮屑黏在乳头上，甚至有初乳出现。

泌乳的情况多出现在按摩乳房或是乳房受到挤压，以及同房之后，这都是正常的妊娠生理反应。当然，孕期也会出现乳房异常的情况，如乳腺炎、乳腺肿瘤等。

因此，建议孕妈妈平常要经常进行乳房自查，多留意乳房的变化。若发生一侧乳房不对称地增大，且有局部红肿热痛的现象，甚至有不正常的化脓或血样液体流出，这都属于不正常的情况，应及时到医院检查，防患于未然。

职业准妈妈该注意什么

上班虽有不少好处，但对于怀有身孕的孕妈妈来说，还是不同于普通上班族，在各方面要多注意：

一确诊怀孕，并计划好要孩子，你就应该尽早向单位领导和同事讲明，以便安排工作。

回家后尽可能早些休息，以保证第二天有一个好的工作状态。

大约有75%的孕妈妈在孕早期会有恶心、呕吐等不适的反应，所以建议在办公桌和口袋里放几个塑料袋，以备呕吐时急用。

空腹易加重妊娠反应，上班时带些小食品，在不影响工作的情况下，随时吃一点。

(1) **要注意补充水分，多喝水** 如果你小便次数增加，不要不好意思，孕期随时排净小便很重要，否则不利于健康。本周腹部已经显现出来了，注意避免碰撞使腹部受压。

(2) **适当地休息** 工作一段时间后要适当地做做伸展运动，坐久之后走一走，站久之后抬抬腿，这样可以减轻腿和脚部的肿胀感，减少下肢水肿。

(3) **穿舒适的鞋和宽松的衣服** 无论自己身材变成什么样子，衣服都要比身材大一号，这样才能给自己的身体和胎宝宝一个自由的空间。你还可以试试专为孕妈妈准备的贴身内衣和特制袜子，有利于减轻静脉曲张和肿胀感。

(4) **注意防辐射** 现在电视、报纸等各种媒体都在大肆宣传电磁波对孕妈妈的危害。但身在职场又离不开电脑、手机等，那么，到底应该怎样解决这个问题呢？一是穿防辐射防护服，二是在使用电脑时最好与电脑保持一臂之隔，尽量不要站在电磁波辐射严重的主机侧面或后方。另外，曾有报道表明笔记本电脑的辐射比台式机要小得多。

(5) **定期孕期检查** 定期到医院进行孕期检查是保证母婴健康的前提。

孕中期是游泳的好时期

到了第15周，胎宝宝状态较为安定，所以孕妈妈可以进行简单的孕期运动，为未来分娩做准备。国外的专家非常提倡孕妈妈去游泳。游泳对于怀孕4个月以上的健康孕妈妈来说，就像散步、做操一样，都是比较好的锻炼方式。这项孕期运动特别适合原来就爱游泳的孕妈妈。

(1) **孕期游泳的好处** 游泳可以增强腹部的韧带力量和锻炼骨盆关节，增加肺活量，改善血液循环，还可以自然地调整胎宝宝胎位，是一项帮助孕妈妈顺利分娩的运动。

相对于别的孕期运动，水的浮力能支撑孕妈妈日渐沉重的身躯，减轻越来越大的脊柱压力，不易扭伤肌肉和关节；可以很好地锻炼、协调全身大部分肌肉，增进孕妈妈的耐力；还能调整孕妈妈的情绪；减少腰痛等不适，促进自然分娩。

(2) 孕期游泳的注意事项　有过以下症状的孕妈妈就不要去游泳了：怀孕未满4个月，有过流产史、早产史，有过阴道出血、腹痛症状者，以及高血压综合征、心脏病患者。另外，值得注意的是，胎膜破裂后，应停止此项运动。

孕妈妈最好在温水中游泳，水太冷容易使肌肉发生痉挛，水温在29～31℃之间为宜。

不去非正规游泳池。孕妈妈去游泳时要注意选择正规的游泳池。因为一些游泳池经常使用氯气对泳池中的水消毒，如果其中的三氯甲烷含量较高，这种有害气体会通过皮肤吸收进入孕妈妈的体内，增大流产的危险性。去游泳时要有家人陪同。

外出旅行要谨慎

妊娠中期的4～7个月，是外出旅行的最佳时机，因为进入妊娠中期阶段，早孕反应期已过，腹部又不算太大、太笨重，行动还算得上灵活，而且不易流产。但在出行之前，务必找到医生，确认自己有没有不安全因素，排除早产、流产的先兆。

安排外出旅行的计划，不要忘记自己已经怀孕了的事实，要尽量避免比较劳累的日程和计划，把旅行安排成真正的休息和放松时段。

不宜进行海水浴，因为海水不像温泉浴那样，多半比较凉，容易引起子宫收缩，不能使胎儿安宁。

在外出旅行途中应当注意：

长时间保持一种姿势，会使人感到疲劳，因此，能在车厢内自由走动的火车是较佳选择。如果乘汽车，建议每1小时都能够停下来，下车到坚实的地面上走一走。

要充分考虑到能够经常去洗手间。如果能够了解到可能遭遇堵车的情况，最好为自己准备好便携式便溺器。

选择在某个旅行地的逗留期，以2～3天为宜。

旅行途中，吃饭比较简单，为减少排便会喝水较少，极其容易发生便秘。途中安排饮食的时候，别忘记自己怀孕的事，要多吃新鲜蔬菜、水果，多摄取水分。

外出散一散心，可以更换环境，开阔胸怀，提升精神，呼吸新鲜空气，观赏美景，有利于身心健康。但必须注意：

不可盲目外出，外出前要进行体检，征得医生同意。如果医生根据孕妈妈身体情况不同意外出，则应当听从医生劝告。

不可单独外出。外出旅行有很多繁杂的事宜，有人伴同，可减少身体劳累，精神紧张。

带上病历记录。出发前一定要带上备医记录，事先找好目的地的医院和电话、地址，以备不时之需。

旅游途中要注意防寒保暖，根据气候变化，随时增减衣服。外出要多带宽松的衣物，常洗常换，讲究个人卫生。在旅途中不可过劳。

行程不要安排得太紧凑，要多安排停留时间，使自己有充分的休息时间。

旅游途中还要特别讲究饮食卫生，饭前便后要洗手。不管沿途摊点的食物有多大的吸引力，都不能随随便便吃。饮水最好自备，不要买小贩叫卖的饮料。

在旅游途中运动量不宜过大，要注意劳逸结合，保证充足的睡眠。行走途中要选择平路，避免陡坡。走路要慢，步态要稳，防止滑倒跌跤。

对有噪声、烟尘、辐射等污染严重的场所及疫区，要及时避开，以免对身体造成危害。登山要控制在海拔1000～2000米高度之内。

补钙也要注意方法

补钙是每个孕妈妈在孕期都需要注意的问题，因为孕期的钙质要提供给宝宝，让宝宝骨骼发育得更好。那么孕妈妈应该如何补钙呢？每个孕期宝宝需要多少钙质呢？

很多妈咪在怀孕后就会开始大补特补，但是这样的补法却没有用。而且营养元素过多反而会对宝宝产生负面影响。比如说孕期补钙过多，有可能会影响宝宝的智力发育。所以孕妈妈在孕期补充钙质的时候一定要注意哦！而且调查显示，现代社会的准妈妈基本上没有营养不良的，大多数都是属于营养过剩的范围。准妈妈营养过剩会怎么样呢？准妈妈营养过剩会导致胎儿发育过大，不利于自然分娩。而且过多地服用维生素A、维生素D很有可能会造成胎儿出生缺陷。

如果你在孕期还在服用钙片补钙的话，最好开始停止了，其实日常饮食中的钙质就能够保证孕妈妈的钙吸收了。服用钙片过多，容易造成宝宝出生后囟门提前闭合。正常的闭合时间一般会在1岁左右，提前闭合会让孩子智力下降。大概会减少孩子一半的智力。

(1) 孕期怎么补钙好？

孕期服用钙片只适用于怀孕24~28周以及孕32周以后。因为这几个时间段是孩子对钙的需求量最大的时候。平时的话只要通过食物来补充钙质就可以了。

(2) 补钙吃什么好呢？

日常饮食可以通过一些奶制品、虾皮、海带、蛋黄、豆类等来补充钙质。在日常饮食中要注意不要让钙和某些东西中的草酸结合，形成不溶性钙源。其中菠菜中就含有草酸。

维生素 B_1 的重要性

孕妈妈不宜常吃精制食物，精制的食物指的是经过精细加工的米面制作的食物。米面加工得越精细，出粉率越低，谷粒中的无机盐及B族维生素损失得越多。长期食用精白米或出粉率低的面粉（如富强粉）制作的食物，会造成B族维生素的缺乏，尤其是维生素 B_1 的缺乏。

维生素 B_1 是人体重要的水溶性维生素，参与人体物质和能量代谢的关键步骤。人体缺乏维生素 B_1 会患上脚气病。孕期如果缺乏维生素 B_1，母体虽没有症状表现，但会造成婴儿先天性脚气病。症状主要有吸吮无力、嗜睡、心脏扩大、心衰、强直性痉挛，婴儿常在症状出现1~2天后突然死亡。

维生素 B_1 对神经生理活动有调节作用，与心脏活动、食欲维持、胃肠道正常蠕动及消化液分泌有关。孕妈妈补充充足的维生素 B_1 有助于减轻妊娠恶心，因此，多吃些粗粮，无论对母体还是对胎宝宝的发育均有益处。

中国营养学会推荐孕妈妈每日维生素 B_1 摄取量为1.8毫克，所以孕妈妈每日应多食用含维生素 B_1 丰富的食物，如食用大米、面粉时选择标准米面即可，多吃豆类、酵母、坚果、动物肝、肾、心及瘦猪肉和蛋类等。鱼及软体动物体内含有能分解破坏维生素 B_1 的物质，使食品中的维生素 B_1 失去活性，故不要生吃鱼类和软体动物。

"脑黄金"对胎宝宝的重要性

营养学家指出,怀孕期间的饮食非常重要,它直接影响胎儿的生长发育,特别是脑的发育。大脑的发育在胎儿期共有两次高峰,第一次在妊娠三四个月内,第二次在妊娠七个月到足月。

大脑50%~60%是脂肪类物质,其中多烯脂肪酸DHA是脑脂肪的主要成分。它们对大脑细胞,特别是神经传导系统的生长、发育起着重要作用。

(1) 何为"脑黄金"

"脑黄金"是不饱和脂肪酸二十二碳六烯酸的时髦用语,它的英文缩写是DHA,属于人体大脑中枢神经和视网膜发育不可缺少的营养物质。DHA属于长链多不饱和脂肪酸中的一种,同蛋白质、氨基酸一样,是人类健康不可缺少的营养要素之一。人的大脑有140多亿个神经元,而DHA是人脑细胞的主要组成成分,人脑细胞脂质中10%是DHA,DHA还是构成脑磷酯、脑细胞膜的基础,对脑细胞的分裂、增殖、神经传导、突触的生长和发育起着极为重要的作用,是人类大脑形成和智商开发的必需物质。

(2) 摄入脑黄金的重要性

胎儿期是人体积聚DHA等大脑营养最迅速的时期,也是大脑和视力发育最快的时期。孕妇摄入DHA等营养可以通过脐带供胎儿吸收,满足胎儿发育需要。若胎儿从母体中获得的DHA等营养不足,大脑发育过程有可能被延缓或受阻,智力发育将停留在较低的水平,而且有可能造成婴幼儿视力发育不良。因此,孕妇及时摄入足量的"脑黄金"是十分必要的。

(3) 补充脑黄金的途径

为补充"脑黄金",除服用含"脑黄金"的营养品外,还要多吃些富含DHA的食物,如核桃仁等坚果类食品,摄入后经肝脏处理能合成DHA,此外还应多吃海鱼、鱼油、甲鱼等。

故事胎教《公主的发夹》

对每个孕妈妈来说,胎宝宝就是她们的小公主、小王子,总是小心翼翼、万分珍爱地对待,孕妈妈来给胎宝宝读一下这个公主的故事吧,它告诉了胎宝宝一个什么样的道理呢?

公主的发夹

从前，有一个国王有七个女儿，这七位美丽的公主是国王的骄傲。她们那一头乌黑亮丽的长发远近皆知，所以国王送给她们每人一百个漂亮的发夹。

有一天早上，大公主醒来，一如往常地用发夹整理她的秀发，却发现发夹不见了，于是她偷偷地到二公主的房里，拿走了一个发夹。

二公主发现少了一个发夹，便到三公主房里拿走一个发夹；三公主发现少了一个发夹，也偷偷地拿走四公主的一个发夹。

四公主如法炮制拿走了五公主的发夹；五公主一样拿走六公主的发夹；六公主只好拿走七公主的发夹。

于是，七公主的发夹就找不到了。

隔天，邻国英俊的王子忽然来到皇宫。

他对国王说："昨天我养的百灵鸟叼回了一个发夹，我想这一定是属于公主们的，而这也真是一种奇妙的缘分，不知道是哪位公主掉了发夹？"

公主们听到了这件事，都在心里想说：是我掉的，是我掉的。

可是头上明明完整地别着一百个发夹，所以都懊恼得很，却说不出。

只有七公主走出来说："我掉了一个发夹。"

话才说完一头漂亮的长发因为少了一个发夹，全部披散了下来，王子不由得看呆了。于是王子娶了七公主，从此一起过着幸福快乐的日子。

——节选自《国王的七个女儿》

孕16周 妈妈,你感觉到我了吗

胎宝宝在长,准妈妈在变

（1）**胎宝宝在长** 胎儿现在的身长大约12厘米,体重达到了150克,大小正好可以放在你的手掌里。他/她自己会在子宫中玩脐带,可以不断地吸入和呼出羊水了。现在是胎儿非常快乐的时光,他能够做出各种各样的活动,随时玩弄脐带、嘬拇指、握拳、伸脚、眨眼、吞咽、转身,甚至还会翻跟头呢！更令人惊喜的是,在宝宝16周的时候,你对胎动的感觉更加明显,有时还会有些触痛感,这些都是正常的反应。他/她的生殖器官已经形成,通过B超可以分辨出胎儿的性别。

（2）**准妈妈在变** 现在,你的体重可能已经增加了2～4.5千克。你的子宫约250克,羊水也继续增加,约有250毫升。血量和羊水的增加、胎盘和胎儿的支撑系统以及变大的胸部使你的体重大大增加。

在生理上的感觉：精力旺盛,乳房膨胀,食欲增加,由于消化系统功能减弱,容易发生消化不良及便秘。情绪上的感觉：情绪波动有所减少,已经习惯怀孕的变化。可能出现暂时记忆力减退。皮肤变黑,多发生在雀斑、胎记等颜色较深部位。这就是"妊娠斑",不必担心,分娩后会自行消退。

本周营养提示

本周已经到了胎宝宝长牙根的时期了,准妈妈更要多吃含钙的食物,让宝宝长上坚固的牙根。白砂糖有消耗钙的不良反应,且易使人发胖,准妈妈可以用红糖来代替白糖。红糖中钙的含量比同量的白糖多2倍,铁质比白糖多1倍,还有人体所需的多种营养物质,有益气、补中、化食和健脾暖胃等作用。

本周要加强维生素 B_{12}、维生素 C 的摄入，这些营养物质有促进红细胞的发育和成熟、防止贫血等许多重要作用。维生素 C 可促进人体内胶原蛋白的形成，强健皮肤、关节和骨骼，加快伤口复原，增强人体免疫力。准妈妈一定要合理补充维生素 C。

本周胎教提示

胎宝宝在 4 个月时，脑已形成，会将声音当作是一种感觉，开始会用自己的耳朵去倾听外界的或是来自母体的声音。由于胎儿还没有关于这个世界的认识，不知道父母与他谈话的内容，只能感觉到声音的波长和频率，而且，他并不是完全用耳听，而是用他的大脑来感觉，接受着母体的感情。所以，在与胎宝宝进行对话胎教时，准妈妈要使自己的精神和全身的肌肉放松，精力集中，呼吸顺畅，排除杂念，心中只想着腹中的宝宝，把胎儿当成一个站在面前的活生生的孩子，娓娓道来，这样才能收到预期的效果。

宝宝第一次有了胎动

有些孕妈在本周能够感觉到"第一次胎动"了。这个时候的宝宝运动量不是很大，动作也不激烈，准妈妈通常觉得这个时候的胎动像鱼在游泳，或是"咕噜咕噜"吐泡泡，跟胀气、肠胃蠕动或饿肚子的感觉有点像，没有经验的准妈妈常常会分不清。如果感觉到第一次胎动，记得记录下时间哦，下次产检的时候告诉医生。

一般来说，准妈妈首次感觉到胎动应该是在怀孕四五个月左右，即怀孕 16～20 周左右。但是由于每个人体质不一样，胎动出现的时间也不一样，大多数情况下，瘦的人胎动出现稍早，胖的人胎动出现相对要晚一点。

胎动是什么样的呢？胎动是胎儿在子宫内活动时，碰到了子宫壁，肚皮出现鼓一下或者像一条线划过的短时间表现。胎动的出现可以证明胎儿在子宫内是活跃的，是胎儿健康的一个标志。

在怀孕 16～20 周的时候，准妈妈可以初次感受到胎动，一般胎动的动作幅度都比较小，力量也比较弱，胎动表现不是十分明显。这个时候的胎动就像小鱼冒泡的样子。

怀孕20～35周的时候，胎动的动作幅度会大幅增大，胎动十分明显。这个时候准妈妈会觉得胎儿在肚子里拳打脚踢一样。每天的胎动有好几次，甚至数十次。

怀孕35周至分娩的这段时间，胎动频率相对孕中期要小很多，但是动作幅度和力量的强度则很大。

因为准妈妈怀孕4～5个月便可以出现胎动，因此数胎动可以随时进行。准妈妈可取坐位或侧卧位，将两手轻放腹壁上体会胎动。一般每日数3次，每次1小时。将早、中、晚各1小时数的胎动次数相加，再乘以4，就能得出12小时的胎动次数。如果所得的胎动次数大于30次，说明胎儿状况良好；如果多于20次少于30次，那么次日再数1次；如果所得的胎动次数小于20次，那么请到医院做进一步的检查。

特别要注意的是，如果胎儿平时有胎动，而突然某天胎动消失，则有死胎的危险，必须马上就医。另外，准妈妈的情绪也会影响胎动的出现。这是因为准妈妈的情绪会影响到胎儿，从而就会影响到胎动的出现次数。比如准妈妈生气的时候，胎儿也会变得烦躁，从而拳打脚踢。如果准妈妈在舒适的环境中放松心情，胎宝宝的情绪也会很平稳。如果准妈妈处于饥饿状态，胎动的次数会减少，力度也会减弱。

羊膜腔穿刺术适合哪些准妈妈

羊膜腔穿刺术，是一种获取胎儿细胞的方法。就是把一根很细的针头，刺进子宫壁的羊膜中，抽取出少量的羊水做检查。羊水主要是胎儿的尿，抽取少量羊水对胎儿不会造成不良影响。穿刺的部位离胎儿很远，伤害到胎儿的机会很小。羊膜腔穿刺术是在超声波探头的引导下，以一支细长针穿过腹壁、子宫肌层及羊膜进入羊膜腔，就好像一般的肌肉注射一样。抽取少量羊水，通常为20～30毫升，以便检查羊水中胎儿细胞的染色体、DNA、生化等。此穿刺术经由经验丰富的医师在超声波的引导下执行是很安全的，是目前最常用的一种产前诊断技术。操作过程简单，穿刺前不需麻醉、不需住院。

胎儿脱落下来的细胞悬浮在羊水里，羊水中少量胎儿细胞经培养后即可获得足够细胞供细胞遗传学和分子遗传学检测，以便在胎儿出生前对胎儿有无遗传病或先天性疾病做出产前诊断。由于羊膜腔在妊娠16周前体积较小，故安全的羊膜穿刺术通常要到妊娠16周后才能进行。最佳时期是16～20周，因为这个时期的羊膜腔约有200～300毫升的羊水。

羊膜穿刺术不一定是每位准妈妈都需要做的，不过最好做。有以下情况的准妈妈则必须做羊膜穿刺术：

（1）35岁以上的高龄孕妈妈。

（2）唐氏筛查高危的孕妈妈。

（3）曾生育过先天性缺陷儿尤其是生育过染色体异常患儿的孕妈妈。

（4）夫妇一方是染色体异常者或平衡异位的携带者。

（5）性连锁遗传疾病携带者，于孕中期确定胎儿性别时。

（6）曾生育过神经管缺陷或此次孕期血清甲胎蛋白值明显高于正常妊娠者。

如何选择准妈妈装

花一点小心思，孕期照样可以做个漂亮的女人，下面就来说说选购孕妇装的技巧。

首先，要选择质地柔软，透气性、吸汗性强的衣料。怀孕期间，孕妈妈的皮肤会变得敏感，如经常接触人造纤维的面料，会引起皮肤过敏。所以，最好选用天然面料包括棉、麻、真丝等，尤其是内衣，最好选用全棉的。其次，要考虑穿脱方便。最好选择上下身分开的衣服，这样容易穿，也容易脱。上衣可选择前开襟的。有些品牌的孕妇装，有可伸缩的腰带和可脱卸的部分，这样的孕妇装就算到了产后，也可以变成正常的衣服继续穿。

最好选择可调节式的孕妇装，一般来说，孕5个月内，孕妈妈的体形还不会发生很大的变化，选用可调节的衣裤就不用准备那么多孕妇装了，还能节省不少的开支。

总之，不管选用怎样的孕妇装了，都要以宽松为原则，特别是胸部、腹部和袖口处要宽松。色彩明快、柔和甜美的颜色也会让孕妈妈的心情更好。

孕期总头晕怎么办

头晕是孕妇常见的症状。轻者头重脚轻，走路不稳；重者眼前发黑，突然晕厥。孕妇头晕的原因是多种多样的，常由多种疾病引起。

(1) 供血不足，血压偏低 孕妇常常会发生供血不足、大脑缺血的情况，这类孕妇一般在突然站立或乘坐电梯时会晕倒。妊娠的早中期，由于胎盘形成，血压会有一定程度的下降。原有高血压病的孕妇，血压下降幅度会更大。血压下降，流至大脑的血流量就会减少，造成脑血供应不足，使脑缺血、缺氧，从而引起头晕。这种一时性的脑供血不足，一般至孕7个月时即可恢复正常。

调理方法：姿势动作（从躺位、蹲位和坐位转为站立位的过程）要缓慢，以免造成大脑突然供血不足；头晕发生时饮食可偏咸，多喝开水，以增加血容量；锻炼时应避免出汗，冲凉时应避免水温过高，以防血管扩张血压下降；头晕发作时应立即坐下或侧卧休息，必要时到医院请医生给予对症处理。

(2) 进食过少，血糖偏低 这类孕妇有时发作头晕，伴有心悸、乏力、冷汗，一般多在进食少的情况下发生。进食少，使血糖偏低，从而导致身体不适。这类孕妇的早餐应多吃牛奶、鸡蛋等食物，随身带些奶糖，一旦头晕发作时，马上吃糖，可使头晕得以缓解。

调理方法：三餐可吃多些、吃好些，尤其是早餐，可多吃些牛奶、鸡蛋、肉粥、蛋糕、糖水和面条等高蛋白、高脂肪和高碳水化合物的食物，必要时可吃第四餐。还可随身携带些方便食品，出现低血糖症状时立即进食，使头晕等低血糖症状得以及时缓解。

(3) 体位不对，压迫血管 这类孕妇一般在仰卧或躺坐于沙发中看电视时头晕发作。该类孕妇的头晕属于仰卧综合征，是妊娠晚期由于子宫增大压迫下腔静脉导致心脑供血减少引起的。只要避免仰卧或半躺坐位，即可防止头晕发生。如发生头晕，应马上侧卧。

调理方法：应尽量采取平坐位，如长时间平坐位累了则可改为侧卧位，或在室内或附近户外散步。总之，要尽量避免仰卧位和半卧位。一旦仰卧综合征发生，应立即侧卧，或侧卧后缓缓平坐，以减轻子宫压迫心脏和下腔静脉，恢复大脑血液供应。

(4) 贫血 妊娠后，为适应胎儿的生长需要，孕妇血容量增加，血液相对就稀释了，形成生理性贫血。

调理方法：应多进食富含铁质的食物，如动物血、动物肝脏、猪瘦肉、鸡蛋黄、鹅肉、菠菜、菜花、苋菜、海带、黑木耳和花生等；平时煮菜应少用铝锅，多用传统的铁锅，以便使铁离子溶解于菜肴中随菜食入；必要时可在医生的指导下补充铁剂。

练习腰部运动

❶ 振动骨盆运动（早起、晚睡前数次）。呈仰卧位，后背紧靠床面，双膝曲立。双手手掌向下置于身体两侧。腰部贴近床面时收缩肛门，将腹部呈弓形向上突起，使挺起的背与床面之间能伸入平放的手掌。默数10下左右，恢复原来的姿势。

作用：松弛骨盆和腰部关节，柔软产道出口肌肉，并强健下腹部肌肉。

❷ 曲膝运动（早、晚各5次）。仰卧，两膝并拢保持曲立。将并拢的双膝缓缓倒向一方。双肩不许离开床面。

作用：强健肋部肌肉，柔软腰部关节。

❸ 单腿曲膝（左、右各5次）。仰卧，左腿伸直，右腿曲膝，右脚心平贴于床面。右腿的膝盖缓缓向左侧倾倒。恢复原位后，再向相反方向倾倒。左右腿交替进行。

作用：强健肋部肌肉，柔软腰部关节。

上下班路上注意安全

上班的准妈妈最好比别人早一些出门，让自己从容一些，这样不至于急匆匆地跑上跑下赶公交车或地铁，还可以避开早上班的高峰人群。

下班后，如果不方便提前一些离开单位，那最好在办公室里多逗留一会儿，避开晚下班的高峰人群。

每日清晨上班步行，不但可以呼吸新鲜空气，而且通过步行产生适度疲劳，有利于睡眠、调解情绪、消除烦躁及不安等。但是准妈妈注意不要走得太快、太急，避免身体受到较大的震动。

准妈妈不宜睡席梦思床

席梦思床目前已经是家庭常用的卧具，一般人睡席梦思床，有柔软、舒适之感，但孕妈妈则不宜睡席梦思床。这是因为：

(1) **易致脊柱的位置失常** 孕妈妈的脊柱较正常腰部前曲更大，睡席梦思床及其他沙发床后，会对腰椎产生严重影响。仰卧时，其脊柱呈弧形，使已经前曲的腰椎小关节摩擦增加；侧卧时，脊柱也向侧面弯曲。长此下去，使脊柱的位置失常，压迫神经，增加腰肌的负担，既不能消除疲劳，又不利于生理功能的发挥，并可引起腰痛。

(2) **不利于翻身** 正常人的睡姿在入睡后是经常变动的，一夜辗转反侧可达20~26次。学者认为，辗转翻身有助于大脑皮质抑制的扩散，提高睡眠效果。然而，席梦思床太软，孕妈妈深陷其中，不容易翻身。同时，孕妈妈仰卧时，增大的子宫压迫着腹主动脉及下腔静脉，导致子宫供血减少，对胎宝宝不利，甚至出现下肢、外阴及直肠静脉曲张，有些人因此而患痔疮。右侧卧位时，上述压迫症状消失，但胎宝宝可压迫孕妈妈的右输尿管，易患肾盂肾炎。左侧卧位时上述弊处虽可避免，但可造成心脏受压，胃内容物排入肠道受阻，同样不利于孕妈妈健康。

因此，孕妈妈不宜睡席梦思床。孕妈妈以睡棕绷床或硬床上铺9厘米厚的棉垫为宜，并注意枕头松软，高低适宜。

抚摩胎教如何进行

准妈妈们都希望自己的宝宝能在幸福的环境中长大，如何能让肚子里的宝宝感受自己的爱呢？除了音乐和语言，准妈妈们的对胎儿的抚摩也很重要。小编认为，准妈妈们在怀孕期间常常抚摸肚子，可帮助准妈妈的孕期保健。而且，胎儿一定能够感受到你的手掌和指尖传递出来的爱意。

胎儿最先拥有的感觉是触觉。早在怀孕3个月，也就是大概怀孕12周的时候，胎儿就能感受到来自外界的压力了，准妈妈经常把手放在肚子上轻轻抚摩，宝宝是能感觉到的。当然，肚子里的小家伙也喜欢爸爸的面颊贴过来。大人们一开始感觉不到他，但随着怀孕时间的延长，胎儿在活动时就会碰撞到爸爸妈妈的手。

孕中期 宝宝努力在成长(孕4~7个月)

这样的接触会让准妈妈们的幸福感油然而生,势必会感染到与母亲心连心的胎儿。而且,经常被抚摸的胎儿出生后与父母感情更深,长大了也更容易与父母沟通。然而抚摸,不是单纯的抚摸,抚摸胎宝宝是有方法的。

(1) 来回抚摸法

具体做法:准妈妈在腹部完全松弛的情况下,用手从上至下、从左至右,来回抚摸。心里可想象你双手真的爱抚在可爱的小宝宝身上,有一种喜悦和幸福感,深情地默想:"小宝宝,妈妈真爱你""小宝宝真舒畅"等。

注意事项:抚摸时动作宜轻,时间不宜过长,每次2~5分钟。

(2) 轻触压拍打法

实施月份:怀孕4个月以后,在抚摸的基础上可以进行轻轻的触压拍打练习。

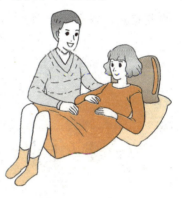

具体做法:准妈妈平卧,放松腹部,先用手在腹部从上至下、从左至右来回抚摸,并用手指轻轻按下再抬起,然后轻轻做一些按压和拍打动作,给胎儿以触觉刺激。一般坚持几个星期后胎儿会有所反应,如身体轻轻蠕动、手脚转动等。

当宝宝胎动时,在他运动的位置轻轻按压,他会感到外界的回应,可能还会继续跟你互动哦。

注意事项:开始时每次5分钟,等做出反应后,每次5~10分钟。在按压拍打胎儿时动作一定要轻柔,准妈妈还应注意胎儿的反应,如果感觉到胎儿用力挣扎或蹬腿,表明他不喜欢,应立即停止。

(3) 想象抚摸法

具体做法:准妈妈仰卧在床上,头不要垫得太高,全身放松,呼吸匀称,心平气和,面部呈微笑状,双手轻放在腹部,也可将上半身垫高,采取半仰姿势。不论采取什么姿势,但一定要感到舒适。准妈妈双手从上至下,从左至右,轻柔缓慢地抚摸胎儿,心里可想象你双手真的爱抚在可爱的小宝宝身上,有一种喜悦和幸福感,深情地说着喜爱宝宝的言语。每次2~5分钟,每天2次。如果配以轻松、愉快的音乐进行,效果更佳。需要注意的是,给胎儿抚摸应该定时,比较理想的时间是在傍晚胎动频繁时,也可以在夜晚10点左右。但不可太晚，以免胎儿兴奋起来，手舞足蹈，使母亲久久不能入睡。每次的时间也不可过长，5～10分钟为宜。

注意事项：抚摸胎宝宝之前，准妈妈应排空小便。

(4) 孕晚期：尽量少摸肚子

如果到了孕晚期，你还频繁抚摸肚皮，可就要小心了。

因为在孕晚期频繁摸肚子，容易刺激宫缩，引起早产。特别是一些前置胎盘、有早产迹象或胎动频繁的准妈妈更不能频繁刺激肚子。不过，这时候该准爸爸发挥作用啦！小编建议，准爸爸可以在适当的时候拥抱准妈妈。准妈妈怀孕时候情绪敏感，适当的拥抱，会让准妈妈觉得很幸福，而且肚子里的宝宝也能感受到这一份幸福。

孕17周 气管分支开始形成

胎宝宝在长，准妈妈在变

(1) **胎宝宝在长** 胎宝宝大概有13厘米长，重170克，像一个苹果那样重。本周开始，胎宝宝的器官分支开始形成。在今后的3周内，他将经历一个飞速增长的过程，重量和身长都将增加2倍以上。胎儿此时的骨骼都还是软骨，可以保护骨骼的"卵磷脂"开始慢慢地覆盖在骨髓上。新生儿会有300块骨头（骨骼和软骨的总数），等宝宝长到成人时，只剩下206块了。他的皮肤仍然很薄。褐色脂肪，一种对身体冷热起作用的脂肪，正在沉淀。

宝宝还喜欢把脐带当做自己的玩具，兴致勃勃地拉或者抓。不用担心他会伤害到自己，虽然他现在还是个胎儿，却已经具备了自我保护能力。

(2) **准妈妈在变** 本周，你的小腹更加突出，过去的衣服无论如何也穿不了了，必须穿上宽松的准妈妈装才会觉得舒适。如果你感觉到了下腹像有一只小虫似的一下一下地蠕动，或者感觉像小鱼在腹中游动，这正是胎儿在羊水中蠕动、挺身体、频繁活动手和脚、碰撞子宫壁而引起的胎动。你的体重最少长了4斤,有的准妈妈甚至长了10斤。乳房变得更加敏感、柔软,甚至有些疼痛。在肚脐和趾骨之间触摸的时候,能够感觉到有一团硬东西,这就是子宫的上部。有时你可能感到腹部一侧有轻微的触痛,这是因为子宫在迅速增长。如果疼痛一直持续的话,就要向医生咨询了。

另外,由于孕期激素水平的变化,阴道的酸碱度也有相应的变化,所以这期间,准妈妈很容易患上阴道疾病,即为孕期阴道炎。孕期阴道炎会给你带来很多烦恼,同时不利于胎宝宝的出生。所以准妈妈应该积极做好预防措施。

本周营养提示

随着胎宝宝长大,准妈妈腹部也在不断膨胀,胃部受到挤压,容积减少,应该少食多餐。准妈妈可以把早餐当做正餐来吃,重视早餐的质量和营养均衡。既可以加强营养和能量供给,又不至于使体重增长得过快。准妈妈一定要注意避免冷热食物的刺激,并尽量减少外出就餐次数,以免碗筷不卫生。

建议全天分5~6餐进食,在两个正餐间安排加餐,补充孕期营养需要。早餐的热能占全天总热能的30%,要吃得好;午餐的热能占全天总热能的40%,要吃得饱;晚餐的热能占全天总热能的30%,要吃得少。另外,准妈妈可拿葵花子、南瓜子当零食。

本周胎教提示

孕中期是进行胎教的最佳时期。听一些优雅动听的音乐,使人心情愉快,美好的音乐感受还能传给胎儿。对于频率为250~500赫兹、强度为70分贝的音乐,胎儿会在母腹中出现安祥舒展的蠕动。通过朗读,使胎儿接受人类语言声波信息,对后天语言发展有一定促进作用。

临睡之前将双手放在腹部,由上至下轻轻抚摩胎儿,每次5分钟,并轻声和胎宝宝聊天,让他能听到你的声音。

每天定时进行胎教,让胎儿养成规律生活的习惯,但是一定要选择胎儿觉醒时进行胎教,且每次不超过20分钟。

准爸爸要多和胎宝宝说话

在怀孕期间，准妈妈就会对宝宝进行一些胎教，比如和宝宝说说话什么的。但是，那些准爸爸们是否也和准妈妈一样和胎宝宝对话过呢？事实证明，准爸爸和胎儿说话也是非常有必要的，并且胎儿也会很听爸爸的话。有不少的准妈妈都有可能碰到过，宝宝一旦听到爸爸说话就不再继续在肚子里闹腾了。这都是为什么呢？

准妈妈的声音大多属于尖细的声音，声音传到子宫，是有衰减的。而准爸爸就相反，声音大多属于有磁性的中低音，由于频率低，更容易被胎宝宝听到。胎宝宝在子宫内最适宜听中、低频调的声音，而准爸爸的说话声音正是以中、低频调为主。因此，准爸爸坚持每天对子宫内的胎宝宝讲话，能够让胎宝宝熟悉父亲的声音，从而唤起胎宝宝积极的反应，有益于胎宝宝出生后的智力发育及情绪稳定。尽情地说吧！因为人的大脑一生（包括胎儿时期）可以储存1000万亿个信息单位呢。

另外，怀孕期间没有跟爸爸谈话的新生儿常常会有这种情况：即使不熟悉的女性逗乐也会因逗乐而微笑，而爸爸逗乐则反而会哭。这正是孩子从胎宝宝时期到出生后的一段时间里，对男性的声音不熟悉所造成的。为了消除孩子对男性特别是对准爸爸的不信任感，怀孕5个月后准爸爸应对胎宝宝讲话。

准爸爸可以在和准妈妈聊天、临睡前，只要有时间就可以给胎宝宝哼一些歌曲，让胎宝宝不断地听到准爸爸的歌声，传递具体的爱的信息。这对奠定父子交流的基础是最有效的方法，对于培养胎宝宝的感受性来说，也是相当重要的。

正确应对社交问题

同怀孕前相比，孕妈妈在生理和心理上都会有很大的变化，这些都会带来诸多不便。但在生活和工作中，一些社交和应酬是难免的，那么，孕妈妈该如何应对呢？

（1）切勿过度在意形象

❶虽然身材、面色可能不如从前，但在公共社交场合，还是需要注意自己的得体装扮，切不可随意繁冗，但也不可浓妆艳抹。

❷不要涂抹口红和粉底，以免色素沉淀，造成各种皮肤问题；另外，大部分口红都带有有害物质，喝水或进食的时候容易进入体内，给胎宝宝造成一定的伤害。

❸孕期不纹眼线、眉毛，最好连眉毛也不要拔。若非得修眉，应改用修眉刀。

❹染发、烫发要绝对禁止，也不要做一些涉及激光、辐射或手术类的美容。

(2) **交际应酬应适度** 有些工作需要较多的应酬，如公关、某些行业的业务员，孕妈妈不仅经常接触到烟、酒类的刺激品，体力也容易透支。所以，孕妈妈应该这样做：

一开始就明确告诉别人你是孕妈妈，不能接触烟、酒、茶、咖啡等刺激物。

环境嘈杂、人群拥挤的聚会尽量不参加。

交际应酬不要熬得太晚，应寻找适当时机抽身离去，以保证个人体力和精力。

选择高能量低脂肪的食物

这个阶段准妈妈的食欲很旺盛，以下介绍一些能量型食品，可让馋嘴的准妈妈既能一饱口福，又不至于增重过多。

(1) **麦片粥** 为了让自己有一个充满活力的早晨，准妈妈赶快把早餐的烧饼、油条换成麦片粥吧！为什么？因为麦片不仅可以让你一上午都精力充沛，而且还能降低体内胆固醇的水平。不要选择那些口味香甜、精加工过的麦片，最好是天然的，没有任何糖类或其他添加成分在里面。可以按照自己的口味和喜好，在煮好的麦片粥里加一些果仁、葡萄干或蜂蜜。

(2) **坚果** 虽然高热量高脂肪是坚果的特性，但是坚果含有的油脂虽多，却多以不饱和脂肪酸为主。对于胎儿来讲，身体发育首先需要的营养成分当然是蛋白质。但是对于大脑的发育来说，需要的第一营养成分却是脂类（不饱和脂肪酸）。

另外，坚果类食物中还含有15%～20%的优质蛋白质和十几种重要的氨基酸，这些氨基酸都是构成脑神经细胞的主要成分，同时还含有对大脑神经

细胞有益的维生素 B_1、维生素 B_2、维生素 B_5、维生素 E 及钙、磷、铁、锌等。因此无论是对准妈妈，还是对胎儿，坚果都是补脑、益智的佳品。

(3) 脱脂牛奶 怀孕的时候，你需要从食物中摄取的钙大约比平时多1倍。多数食物的含钙量都很有限，因此孕期喝更多的脱脂牛奶就成了你明智的选择。准妈妈每天应该摄取大约1000毫克的钙，只要3杯脱脂牛奶就可以满足这种需求。

准爸爸要学会听胎心

到了孕中期，丈夫应学会听胎心，用胎心仪是最简单有效、最准确的方法。在怀孕24周之前，胎心音多在脐与耻骨联合之间。24周之后，胎心随胎位而不同，可在准妈妈脐的左下或右下方。听胎心不是一下就能掌握的，要学会分辨胎心音与肠鸣音、母体主动脉音和母体心音。区别是胎心音是规律的，肠鸣音不规律；胎心跳动快，母体的心率慢。正常的胎心率为120～160次/分。在某些情况下，如准妈妈情绪激动，大运动过后，饥饿血糖低时，胎动过后，胎心率可大于160次/分。安静的情况下，如果10分钟内发现胎心率总是低于120次/分或高于160次/分，应及时去医院就诊。

如何避免铅污染

铅可以蓄积在人体骨骼中，会对血液、免疫、消化、神经等系统产生不良影响。有研究还证实，孕妈妈体内的铅会贻害宝宝。这是由于积聚在孕妈妈骨骼中的铅会溶入血液，并通过胎盘血液循环影响宝宝的大脑发育，使宝宝出现智障、癫痫等，还会影响胎儿牙胚的发育，宝宝出生后易患龋齿。因此，孕妈妈一定要避免铅污染。

第一，不宜用印刷品直接包裹食物，尤其不能使用报纸。

第二，尽量少到马路上去，减少汽车尾气的吸入。

第三，选择效果好的空气净化器，有助于降低悬浮颗粒物，是有效减少室内铅尘的方法。另外，利用空气净化器和植物进行室内环境及湿度调节，也可以降低室内环境中的铅尘。

第四，早上起来自来水要放3～5分钟后再使用，因为经水龙头放出的自来水会含有较多的杂质，有条件的家庭可以在管道上安装除铅过滤器。

第五，补充钙的时候，要注意其成分，不仅要满足孕妈妈对钙的需求，也要注意含铅量的高低。通常高质量的钙剂含铅量低，是孕妈妈最佳的选择。

哪些原因容易造成胎儿畸形

进入孕五月，孕妈妈需要进行第3次产检了，这次产检需要复查血、尿常规，产科检查主要包括测量宫高、腹围，听胎心，测量血压、体重。

在这个月里，孕妈妈要进行一次排畸检查，就是通过做彩超，看胎儿发育是不是有严重畸形，进而来排除畸形。四维彩超诊断胎儿先天畸形疾病主要包括以下方面。

(1) 面部畸形　如唇裂、腭裂等。
(2) 消化系统　脐部肠膨出、内脏外翻、肠道闭锁及巨结肠等。
(3) 泌尿系统　肾积水、多囊肾及巨膀胱、尿道梗阻。
(4) 神经系统　无脑儿、脑积水、小头畸形、脊柱裂及脑脊膜膨出。
(5) 其他畸形　短肢畸形、联体畸形、四心腔。
(6) 羊水异常　羊水过多、过少等。

此外，四维彩超还可测定胎儿年龄，分析胎儿发育状况，评价多胞胎或高危妊娠，检测胎儿异常，检测胎盘是否异常、是否存在异常出血、是否存在异位妊娠和其他的异常妊娠，以及胎盘定位等。

另外，电热毯通电以后，会产生电磁场。在电磁场的干扰下，胎儿细胞的正常分裂会发生异变，骨细胞对磁场尤为敏感。如果孕妈妈长期使用电热毯就可能会生下骨畸形的婴儿，因此，孕妈妈应少睡电热毯。

应对孕期五官不适

为了让胎宝宝有个舒适的成长环境，孕妈妈的身体机能，如内分泌、血液、心血管、免疫机能乃至新陈代谢等，都会在不知不觉中发生种种改变，这些改变会对孕妈妈的眼、耳、鼻等感觉器官造成程度不同的影响，甚至带来一些似是而非的"病症"。

(1) 眼角膜水肿　正常人的眼角膜中含有70%的水分，但孕妈妈因黄体酮分泌量增加及电解质不平衡，易引起角膜及水晶体内水分增加，形成角膜轻度水肿，其眼角膜的厚度平均可增加约3%，且越到怀孕末期越明显。由于角膜水肿，敏感度将有所降低，常影响角膜反射及其保护眼球的功能。这种现象一般在产后6~8周即恢复正常。

(2) **屈光不正** 眼角膜的弧度在妊娠期间会变得较陡，使得检查时有0.25~1.25屈光度的改变，产生轻度屈光不正现象，在怀孕末期更加明显。其结果可导致远视及睫状肌调节能力减弱，看近物模糊，就是其中的一种情形。若原本近视的话，此时眼睛的近视度数则会增加。这种异常现象也多在产后5~6周恢复正常。因此，孕妈妈若出现远视或近视度加深的情况，不必忙于配换眼镜，可在分娩1个多月后再验配，如此验出的度数才相对准确。

(3) **干眼症** 正常眼睛有一层泪液膜，覆盖在角膜及结膜之前，起保护眼球及润滑作用。在妊娠后期，约80%的孕妈妈泪液分泌量会减少，这是因为怀孕期间受激素分泌的影响，泪液膜的均匀分布遭到破坏。泪液膜量的减少及质的不稳定，很容易造成干眼症现象。因此孕妈妈们应注意孕期的卫生保健，合理营养，多摄入对眼睛有益的维生素A、维生素C等营养素。

(4) **听力变化** 怀孕后，孕妈妈机体的细胞内外液中雌激素浓度差异较大，引起渗透压改变，导致内耳水钠潴留，进而可影响听力。有研究显示，从怀孕早期开始，孕妈妈的低频区听力（125~500赫兹）即有所下降，并在孕期的中、晚期继续加重，至产后3~6个月又恢复正常。

(5) **血管舒张性鼻炎** 怀孕后，体内雌激素水平增高，引起鼻黏膜的超敏反应，可导致小血管扩张、组织水肿、腺体分泌旺盛，出现鼻塞、打喷嚏、流涕等症状，这种"妊娠期鼻炎"可在约20%的孕妈妈身上发生，怀孕后3个月更为明显。一旦分娩，致病因素消除后，鼻炎会随之痊愈，不留后遗症。目前，对"妊娠期鼻炎"尚无十分有效的预防措施，但可通过适当的治疗减轻症状。

(6) **口腔改变** 孕妈妈还可出现牙齿松动，易生龋齿，齿龈充血、水肿、增厚，刷牙时牙龈易出血等症状，有的孕妈妈还有唾液增多和流涎等，这些改变都会随着妊娠的终结而恢复。但孕期应特别注意口腔的清洁卫生，因为口腔感染会殃及胎宝宝和自身的健康，造成种种危害，不利于优生优育。

学做简单的四肢和腰部体操

这里向准妈妈推荐一套简单的床上体操，它可以让准妈妈轻松达到锻炼四肢和腰部的目的。

自然地坐在床上，两腿前伸成"V"字形，双手放在膝盖上，上身右转。保持两腿伸直，脚趾向上，腰部要直，目视右脚，慢慢数至十。然后转至左边，同样数到十，再恢复原来的正面姿势。

仰卧床上，膝部放松，双足平放于床面，两手放在身旁。将右膝抱起，使之向胸部靠拢，然后换左腿。

仰卧，双膝屈起，手臂放在身旁，肩不离床，双膝转向左侧，用左臀着床，头向右看，恢复原来姿势。然后转向右侧，以右臀着床，头向左看，可重复做儿次，活动头部和腰部。

跪在床上，双手双膝平均承担体重。直背，头与脊柱成一直线，慢慢将右膝抬起靠近胸部，抬头，随后伸直右腿。然后换左腿做同一动作。

和准爸爸一起呼唤你的天使

妊娠第5个月的胎儿，已经是一个小小的窃听者，他能听到母亲的说话声，只是还没有记忆声音的能力，只能判断声音的规律及高低起伏，所以，此时是呼唤胎教的最佳时期。呼唤胎教又可称为"母儿对话"，是孕妈妈及其丈夫与胎儿之间的语言沟通。

要使呼唤胎教得到良好的效果，孕妈妈和准爸爸在进行胎教时，应按照以下的方法进行。

首先，提前给宝宝起个乳名。

如"乖乖""宝宝"等，并经常呼唤，等宝宝出生后，哭闹时，再呼唤其乳名，宝宝就会安静下来，因为熟悉这个声音而有安全感。

其次，与宝宝进行简单的沟通交流。

与宝宝的对话可以随时进行，内容也可以灵活掌握，可以将日常生活中的事情，像讲故事一样讲给胎儿听。

比如，早晨起床后，先抚摩一下胎儿，对宝宝说："早上好，宝宝！"丈夫做饭时，你可以对宝宝说："宝宝，你闻一闻爸爸做的饭香不香？"出去游玩时，对宝宝说："你看这里的风景美不美？"

当然，对话也应让丈夫一起参加，这不仅可以增添家庭的欢乐和谐气氛，对胎儿的正常发育也是有好处的。

在与胎儿进行对话时，要注意内容不能过于复杂，最好在一段时间内反复重复一两句话，以便使胎儿大脑皮质产生深刻的记忆。另外，每次时间不宜过长，一般以3～5分钟为宜。

孕18周 听到子宫外的声音

胎宝宝在长，准妈妈在变

（1）胎宝宝在长 18周的胎儿身长大约有14厘米，体重约200克，胎儿此时小胸脯一鼓一鼓的，这是他（她）在呼吸，但这时的胎儿吸入、呼出的不是空气而是羊水。

宝宝18周的时候，如果是女孩，她的阴道、子宫、输卵管都已经各就各位；如果是男孩，宝宝的生殖器已经清晰可见，当然有时因宝宝的位置的不同，小小的生殖器也会被遮住。另外，他的脑部加工来自耳部信号的那部分也形成了，小家伙能渐渐听到宫外的声音了。

对18周的胎儿来说，他现在的"房子"非常大，所以他会非常活跃。他会频繁地变换姿势、做各种动作。现在，宝宝的小动作你都可以感受得到，细心去体会这幸福的时光吧！

（2）准妈妈在变 怀孕第18周时，可以在脐下方约2.5厘米的位置摸到子宫。准妈妈的体重约增加了4.5～6公斤。准妈妈身体的重心前移，行动有所不便。胃口出奇的好，要注意科学均衡的营养搭配。你的性欲逐渐增强。准爸爸现在可以稍微解禁一下了。大部分准妈妈都会受到痔疮的困扰。你的腿、尾骨和其他肌肉会有些疼痛。当你坐着或躺着，如果起身太快会让你感到有点眩晕。有些准妈妈会出现鼻塞、鼻黏膜充血和鼻出血，如果鼻出血非常严重，要考虑是否有妊娠高血压综合征的可能性。

本周营养提示

考虑到宝宝骨骼发育和即将开始的视网膜发育，准妈妈应注意补充维生素A、钙和磷。而由于食欲增加，准妈妈的进食会逐渐增多，有时会出现胃中胀满。此时可服用1~2片酵母片，以增加消化功能。也可每天分4~5次吃饭，既补充相关营养，也可改善因吃得太多而胃胀的感觉。

孕中期的准妈妈们应该尽量吃得杂一些，不偏食、不忌嘴，保证营养均衡全面。准妈妈每餐最好只吃七八分饱，并可由三餐改为五餐，实行少吃多餐。晚餐不要吃得太晚，不要吃得太多，不要吃大量蛋、肉、鱼等，否则会加重胃肠负担，并且会囤积脂肪。准妈妈的晚餐以清淡、稀软为好。

准妈妈要多吃富含钙、铁、锌的食物。富含钙的食品：乳类、豆类和肉类，如牛奶、羊奶；黄豆、毛豆、扁豆、蚕豆；羊肉、猪脑、鸡肉、牛肉等。富锌食物：牡蛎、贝、海带、黄豆、扁豆、麦芽、黑芝麻、南瓜子、瘦肉等。富铁食物：动物血液、肉类、肝脏等富含血红素和铁，以及如菠菜这样含丰富铁的菜蔬。

本周胎教提示

心理学家认为，皮肤既是感觉器官，同时也是一种心理器官，它具有欲望，需要通过抚摸得到满足。比如，宝宝哭闹时，只要妈咪紧贴着小脸，或亲亲、抱抱，或用手轻轻地抚摸他的手和头，宝宝即会停止哭闹，表现出一副愉快、平和、满足的样子。

另外，研究表明，抚摸胎教如果同时与其他胎教一起进行，就会使胎宝宝神经系统活动旺盛，分泌出各种激素，让他们情绪放松，内心安定，加速生长发育速度。当胎宝宝不快时就会踢母亲的肚子，胎动与踢打是不一样的。当你感到被"踢"时，不妨轻轻抚摸肚皮，问一问："宝贝！怎么啦！什么事让你生气呢？"刚开始或许他还不了解你的意思，但只要你不断重复地说，渐渐地他就能了解你的疼爱。

正确应对怀孕期工作压力

在办公室做一些简单的布置，这样可以更舒适地工作，每一点微小的变化都会给孕妈妈带来一天的好心情。

（1）穿舒适的鞋。

（2）可以选择大小合适的孕妇装。衣料的弹性比较大，方便坐下或站起。

（3）把脚放舒服，可在办公桌底下放个鞋盒当做垫脚凳，并准备一双拖鞋，需要时换上。

（4）向其他做过母亲的同事寻求帮助。

（5）如果你的同事小心地照料你，你应愉快地接受。在你的人生旅途中，这是一个非常特殊的时期，所以不必感到害羞，坦然接受别人的帮助。

（6）多喝水，在你的办公桌上准备一个大水杯，随时添满你的水杯。

（7）如果想去洗手间，尽快去，别憋尿。

（8）在计算机前工作的孕妈妈易受腕管综合征的影响，最好将桌椅调整得尽可能舒适。

（9）避免危险的工作场所。

（10）自我减压，如果工作压力太大，尝试一些办法去缓解，如深呼吸、舒展肢体、做简短的散步等。

如何按摩宝宝的"粮仓"

在怀孕期间，孕妈妈就应该为接下来的哺乳做好准备工作，乳房按摩则是必不可少的一项工作，按摩可以软化乳房，使乳管腺畅通，增加乳汁流出通畅。另外，按摩会刺激乳头和乳晕，使乳头皮肤变得更强，将来宝宝吸吮起来也会更容易。那么，该如何进行乳房按摩呢？

按摩乳房时，先用温热毛巾对乳房进行热敷，然后，一只手横放在另一侧乳房上，另一只手压在该手上，双手重叠用力向胸中央推压乳房按摩，再将双手手指并拢放在乳房斜下方，从乳房根部振动整个乳房，用双手将乳房向斜上方推压按摩，最后从下面托起乳房，用双手向上推压乳房。

按摩乳头时，用手托住乳房，自锁骨下乳房基底部以中指和食指向乳头方向按摩。以拇指和食指揉捏乳头以增加乳头韧性；按摩时两手拇、食指自乳房根部向乳头方向按摩。

进入孕晚期之后，不宜再进行乳房按摩，以免造成早产。另外，按摩乳房时，动作要轻柔，幅度不可过大，以免使乳腺受到伤害。

准妈妈如何选择工作餐

很多孕妈妈到了孕后期才可以休产假，所以午餐不得不在外面吃，那么，怎么吃工作餐才能既保证营养，又有利于健康呢？

第一，拒绝口味重的食物。

工作餐往往较咸，而孕妈妈吃了太咸的食物，容易造成体内水钠潴留，引起血压上升或双足水肿。所以，孕妈妈应该首先拒绝口味重的食物。

第二，少吃或不吃油炸食物。

工作餐中的油炸食物，在制作过程中使用的食用油很可能是用过多次的回锅油，这样的油中含有很多有害物质。因此，孕妈妈也应该拒绝食用。

第三，饭前吃水果。

为了弥补新鲜蔬菜的不足，孕妈妈可以在饭前半个小时吃点水果，有利于补充维生素。

第四，精选饮料。

不是所有的饮料都适合孕妈妈饮用，如碳酸饮料。虽然碳酸饮料的成分有很多，但其中都少不了糖分、香料、碳酸水，以及人工色素，甚至还有酒精，孕妈妈当然不宜饮用。适合孕妈妈饮用的健康饮料应为矿泉水和纯果汁。

不宜贪吃冷饮

孕妇在怀孕期间，胃肠对冷热的刺激非常敏感。多吃冷饮能使胃肠血管突然收缩，胃液分泌减少，消化功能降低，从而引起食欲不振、消化不良、腹泻，甚至引起胃部痉挛，出现剧烈腹痛现象。

孕妇的鼻、咽、气管等呼吸道黏膜往往充血并有水肿，如果大量贪食冷饮，充血的血管突然收缩，血流减少，可致局部抵抗力降低，使潜伏在咽喉、气管、鼻腔、口腔里的细菌与病毒乘机而入，引起嗓子痛哑、咳嗽、头痛等，严重时还能引起上呼吸道感染或诱发扁桃体炎等。

吃冷饮除引起孕妇发生以上病症外，胎儿也会受到一定影响。有人发现，腹中胎儿对冷的刺激也很敏感。当孕妇喝冷水或吃冷饮时，胎儿会在子宫内躁动不安，胎动会变得频繁。因此，孕妇吃冷饮一定要有节制，切不可因贪吃冷饮而影响自身的健康和引起胎儿的不安。

掌握胎动的规律

正常情况下，一天之中，胎动在上午8~12点比较均匀，下午2~3点时最少，6点以后就开始逐渐增多，到了晚上8~11点时最活跃。

胎动的强弱和次数，个体差异很大。有的12小时多达100次以上，有的只有30~40次。但只要胎动有规律，有节奏，变化不大，都说明胎儿发育是正常的。

(1) 孕16~20周　位置：下腹中央

运动量：小，动作不激烈

准妈妈的感觉：微弱，不明显

孕16~20周是刚刚开始能够感知到胎动的时期。这个时候的胎宝宝运动量不是很大，动作也不激烈，准妈妈通常觉得这个时候的胎动像鱼在游泳，或是"咕噜咕噜"吐泡泡，跟胀气、肠胃蠕动或饿肚子的感觉有点像，没有经验的准妈妈常常会分不清。此时胎动的位置比较靠近肚脐眼。

(2) 孕20~25周　位置：靠近胃部，向两侧扩大

运动量：大，动作最激烈

准妈妈的感觉：非常明显

这个时候的宝宝正处于活泼时期，而且因为长得还不是很大，子宫内可供活动的空间比较大，所以这是宝宝胎动最激烈的一段时间。准妈妈可以感觉到宝宝拳打脚踢、翻滚等各种大动作，甚至还可以看到肚皮上突出小手小脚。此时胎儿位置升高，在靠近胃的地方了。

(3) 临近分娩　位置：位置遍布整个腹部

运动量：大，动作不激烈

准妈妈的感觉：明显

因为临近分娩，宝宝慢慢长大，几乎撑满整个子宫，所以宫内可供活动的空间越来越少，施展不开，而且胎头下降，胎动就会减少一些，没有以前那么频繁。胎动的位置也会随着胎儿的升降而改变。

孕期皮肤瘙痒怎么办

有些孕妈妈在妊娠中后期，会出现皮肤局部甚至全身瘙痒现象。人们把孕妈妈身上发生的症状当成是特殊的"妊娠反应"，殊不知孕妈妈皮肤瘙痒可能会引起胎宝宝死亡、孕妈妈早产、产后出血等，医学上将这种病症称之为"妊娠期肝内胆汁淤积综合征"。

这种病的主要症状是，孕妈妈怀孕五六个月或七八个月后身上开始发痒，发痒的部位多在腹部，少数遍及全身。有的仅为轻度瘙痒，有的则奇痒难忍。但做皮肤检查却无任何异常。除痒感外，在少数孕妈妈身上，可检出肉眼难以发现的轻微黄疸。据分析，导致黄疸和皮肤瘙痒的原因是，胎宝宝压迫胆管，引起胆汁引流不畅，胆盐不能很好地排泄，于是在肝脏郁积、在血中积累，形成黄疸；血中的疸盐刺激神经末梢，在临床上表现为瘙痒症状。

妊娠期肝内胆汁淤积综合征易造成胎宝宝宫内缺氧，特别是在临产时缺氧现象较明显，并易导致孕产妇发生早产及产后出血过多。因此，孕妈妈应当引起重视，定期去妇产科做检查，特别是在临产期更不可大意，若发现有异常，应加强监护，确保孕妈妈和胎宝宝的平安。

哪些食物最补血

对于孕期贫血不是很严重的准妈妈，最好以食补为主。生活中有很多随手可得、随处可见的补血食物。例如有些植物性食品中不但含有铁质、胡萝卜素及其他养分，而且易于消化吸收。下面就给准妈妈介绍一些常见的补血食物吧。

（1）**动物血** 准妈妈怀孕期间铁的适宜摄入量大概是每天28毫克，而动物的血，100克鸡血可以给我们提供25毫克铁，鸭血则可以给我们提供35.8毫克铁，猪血可提供8.7毫克铁。此外，动物性食物所含的铁吸收利用度很高，不容易受外界因素的影响，吸收利用率可以达到20%甚至30%。所以建议准妈妈在孕期补血可以多采取以血补血的方式，考虑食用动物血及动物肝脏等食物补血。

不过，尽管动物的血含丰富的铁，但不建议孕期吃得太多，因为动物血里面含过多的维生素A和胆固醇，过量摄入会对准妈妈及宝宝的身体产生影响。

(2) **红色食物** 中医认为，一般的红色食物都可起到补血效果，如红豆、红枣、花生、红糖、赤小豆等。红豆含有多种维生素和微量元素，尤其是铁和维生素 B_{12}，有很好的补血和促进血液循环功能，经期时间长、血量大的人可以多吃，准妈妈多吃红豆还能催奶。花生中含丰富的蛋白质、不饱和脂肪酸，有益气健脾、补血止血等功效，特别是花生皮，可增加身体血小板含量和质量，治疗贫血特别有效，花生皮里还有大量的维生素 B_1、B_2 和维生素 E，具有抗氧化作用，可抗衰老。而红枣养胃、安神，特别是鲜枣，含丰富的维生素 C 以及钙、铁，补血效果极佳。

(3) **黑色食物** 黑色食物都有很好的补血疗效。如黑米、黑麦、黑豆、黑芝麻、黑木耳等。这些食品都具有滋阴补肾、健脾暖肝、补血益气、增智补脑、增强新陈代谢、明目活血的功效，特别是其中的黑豆，不仅可以生血还能乌发，准妈妈可以经常用乌豆煮乌鸡吃，补血效果更佳。

如何发现胎动异常

胎动指的是胎宝宝的主动性运动，呼吸、张嘴运动、翻滚运动等，如果是被动性的运动，像受到准妈妈咳嗽、呼吸等动作影响所产生的，就不算是胎动。

胎动是胎宝宝健康的指标，平均一天的正常胎动次数，由怀孕 24 周的 200 次，增加到孕 32 周的近 600 次是最高峰，直到足月时，会大幅度减少，不过一般孕妈妈是不会感觉到那么多的胎动的。

胎动异常是指胎动明显减缓、减少，甚至突然停止。产生胎动异常的原因有：

(1) **胎盘功能不佳** 造成胎盘供给胎宝宝的氧气不足，胎动会减缓。

(2) **脐带绕颈** 由于胎宝宝可以在羊水内自由地活动，可能会发生脐带缠绕颈部的情况。如果缠绕得太紧就会造成宝宝缺氧，胎动减少，甚至死亡。

(3) **胎盘剥离** 通常会造成准妈妈剧烈的腹痛、大量阴道出血和胎儿心跳减速，这种情况较易发生在有高血压病史，或腹部遭外力撞击的准妈妈身上，这会使得胎动突然停止。

(4) **准妈妈发热** 轻微的发热，胎宝宝并不会受到太大的影响，但如果准妈妈的体温持续超过 38℃，准妈妈身体周边血流量增加，但子宫和胎盘的血流量减少，宝宝也会变得少动。宝宝的体形增大、羊水量减少，使得子宫内的空间相对变小，胎动也自然减少。

产检为什么要做羊水穿刺

羊水穿刺主要用于检查染色体异常、神经管畸形及特殊遗传病。虽然羊水穿刺具有一定的风险，但是总体还是安全的。如果准妈妈唐氏筛查显示高危，建议最好做个羊水穿刺检查，以进一步确认胎儿情况。那么，产检为什么要做羊水穿刺？接下来就一起了解一下吧。

(1) **羊水穿刺的定义**　首先我们来说说什么是羊水穿刺。羊水穿刺又叫羊腔膜穿刺，是一种创伤性产前取材方法。起始于1950年，早期羊水穿刺是盲穿，直接从肚皮下针来抽取羊水，对胎儿而言极为危险；到了1983年，开始利用B超引导下羊膜腔穿刺，这样可以避开胎儿、胎盘及脐带，使羊水穿刺成为一种十分安全的检查。

(2) **产检为什么要做羊水穿刺**　做羊水穿刺最好的时间在16～20周之间，通常是年龄在35岁或35岁以上的准妈妈做，做的时候是在level 2 B超的引导下用一根针头扎入你的羊水里吸取一点羊水，然后拿出来放在实验室里经过大概一个多星期的染色体培植，来确定婴儿是否畸形，包括兔唇和先天性疾病，另外性别也能查出来。这项实验是有风险的，但是准确率超过99%。

妊娠中期，羊水穿刺可以做胎儿染色体核型分析、染色体遗传病诊断和性别判定，也可用羊水细胞DNA做出基因病诊断、代谢病诊断，测定羊水中甲胎蛋白，还可诊断胎儿开放性神经管畸形等。

妊娠晚期，羊水穿刺检查可测定血型、胆红素、卵磷脂、鞘磷脂、胎盘泌乳素等，了解有无母儿血型不合、溶血、胎儿肺成熟度、皮肤成熟度、胎盘功能等。

(3) **羊水穿刺后注意事项**　羊水穿刺以后需要注意什么呢？这也是准妈妈们比较关心的，建议准妈妈从以下4个方面来做：

❶术后1小时复查B超，术后观察2小时可回家休息，外地病人当晚最好在本市住宿。

❷术后24小时内不要沐浴，注意休息，避免大量活动，不做搬运重物等体力劳动，此外一切如常，依照平常习惯起居活动。

❸术后穿刺点可能会有些疼痛，极少数准妈妈可能会有点滴阴道出血或多量阴道分泌物，这些现象通常在注意休息后几天之内自然消失。

❹术后3天内，如果有腹痛、腹胀、发热、阴道流水或流血等症状，都是危险信号，应尽快去医院妇产科就诊。

10首必听的胎教音乐

❶普罗科菲耶夫的《彼得与狼》——做个勇敢的宝宝

❷德沃夏克的E小调第九交响曲《白新大陆》第二乐章——抚平焦躁的心情

❸约纳森的《杜鹃圆舞曲》——特别适合在早晨睡醒后倾听

❹格里格的《培尔·金特》组曲中《在山魔王的宫殿里》——感受力度与节奏

❺罗伯特·舒曼的《梦幻曲》——感受清新与自然

❻约翰·施特劳斯的《维也纳森林的故事》——感受春天早晨的气息

❼贝多芬的F大调第六号交响曲《田园》——在细腻的乐曲中享受宁静

❽老约翰·施特劳斯的《拉德斯基进行曲》——激情澎湃中感受无限活力

❾勃拉姆斯的《摇篮曲》——妈妈无尽的爱，在乐曲声中与小宝宝说说话

❿维瓦尔第的小提琴协奏曲《四季·春》——体验春意盎然的感受

减少空调的使用

孕妇的新陈代谢十分旺盛，皮肤散发的热量也有所增加，在炎热的夏季或寒冷的冬季，常常借助空调纳凉或取暖。其实借助空调纳凉或取暖存在着很多隐患。

对于经常使用空调的孕妈妈一定要注意以下事项：

（1）保持室内空气的流通，最少每2小时开窗通风一次。

（2）室内外温差不可过大，温差过大容易引起感冒，影响胎儿发育。

（3）开空调时间不宜过长，每次打开时间不要超过 30 分钟，关闭 1 小时以上再打开。

（4）尽量避免到开着空调的小房间或人流量大的公共场所，这些地方空气流通不好，容易感染病菌。

（5）尽量少用空调，避免空调病。

孕 19 周　活动越来越频繁

胎宝宝在长，准妈妈在变

（1）胎宝宝在长　你的宝宝现在大概 15 厘米长，重 220 克左右。他在本周最大的变化就是感觉器官开始按照区域迅速地发展。在脑部，分管触觉、味觉、嗅觉、视觉和听觉的神经细胞正在分化。胎儿此时开始能够吞咽羊水，肾脏已经能够制造尿液。为了防止长期浸泡在羊水中皮肤被腐蚀，宝宝的腺体开始分泌出了一种黏稠的白色油脂状物质，这就是胎儿的皮脂，具有防水作用。

宝宝的胳膊和腿现在已经与身体的其他部分成比例了。他在子宫中远比你想象的要活跃很多，他的动作不但灵活，而且越发协调。交叉腿、后仰、踢腿、屈体、伸腰、滚动。宝宝现在也许能够听到周围发生的事情，他回应的方式就是变得更加活跃。

（2）准妈妈在变　到了妊娠中期，准妈妈的子宫逐渐增大，体重增加，腹部开始隆起。你的腰身变粗，动作也开始笨拙，有必要准备准妈妈装了。乳晕和乳头的颜色加深，而且乳房越来越大。此时你也许会出现水肿、血压升高、心跳加快的情况。整天都很疲倦，比较嗜睡，胃口却很好。

在肚脐下方约 1.8 厘米的地方，能够很容易就摸到自己的子宫。你的体重增加了 3~7 千克。有的准妈妈可能会有一些皮肤的变化。上唇、面颊上方和前额周围可能出现暗色斑块。但也有相当部分的准妈妈皮肤上没有出现任何异样。

如果你的皮肤上出现了暗色斑块，不必过虑，这是孕期很常见的现象。对大多数女性来说，这种暗色斑在分娩后不久就会消退。但你现在仍然需要做一些防护工作，比如尽量避免受到阳光的暴晒。

本周营养提示

脂质是脑及神经系统的主要成分。准妈妈应适度摄入脂肪，吃一些鱼肉及核桃、腰果等干果，有利于大脑的发育。

准妈妈可以把午餐和晚餐的重点安排成补充维生素 A；早餐和加餐的重点安排成补钙，多吃一些干果和奶制品。

孕中期，准妈妈对叶酸、维生素 B_{12}、维生素 B_6、维生素 C 以及其他 B 族维生素的需要量增加，所以应增加这些维生素的摄入。宜选用食米、面并搭配杂粮，以保证摄入足够营养。

本周胎教提示

准爸爸对胎教的参与很重要，可以让准妈妈坐在宽大舒适的椅子上，然后由准妈妈对胎儿说："宝贝，爸爸就在旁边，你想听他说什么吗？"这时，准爸爸开始用平静的语调与胎宝宝对话，随着对话内容的展开再逐渐提高声音，不要一下子发出高音惊吓了胎儿。

缓解孕中期的疲倦

到了妊娠中期，孕妈妈子宫迅速增大，体重增加，腹部开始隆起。孕妈妈会感到身体有些笨重，坐下或站起来会很不方便。乳房增大了不少，由褐色斑点形成的乳晕出现，乳房开始生成乳汁。由于日趋增大的子宫压迫下腔静脉，血液回流受阻，易产生便秘、痔疮等疾患。这时要多吃含纤维素高的食品，如香蕉、菠菜等。同时要养成定时排便的习惯，保持大便的通畅。此外还应多吃含钙质丰富的食物，以满足胎宝宝骨骼发育的需要。如体内血清钙浓度过低时，可口服钙剂和维生素 A、维生素 D 来纠正。

现在孕妈妈应绝对禁止吸烟、喝酒，丈夫也应避免让孕妈妈被动吸烟，过量的烟被孕妈妈吸入体内会使胎盘供血不足，影响胎宝宝身体和智力的发育。

以下列举 2 种减轻疲倦、恢复精力的方法：

（1）想象 想象自己喜欢常去的地方，如公园、自家的小院、海边、小溪边、山脚下、一望无际的平原等。把思绪集中在美好的景色上，可以使人精神饱满，心旷神怡。

（2）聊天 因为聊天是一种排解烦恼、交流体会的好方法。不仅可以释放和减轻心中的种种忧虑，而且可获得新的信息。所以说，聊天是一种有益心理健康的好方法。同时，在轻松愉快的聊天中，你也许就会忘记身体的不适。

避免焦虑引发的胎动

孕妈妈的情绪过分紧张、极度疲劳、腹部的过重压力以及外界的强烈噪声等，都可使胎儿躁动不安，产生剧烈骚动。胎儿长期不安，可导致体力消耗多，从而影响胎儿的健康发育，甚至影响到胎儿出生后生理、心理及智力的发育，如胎儿出生后有瘦小体弱、体重较轻、躁动不安、喜欢哭闹、不爱睡觉等表现。

当孕妈妈情绪不安时，胎动次数会较平时多 3 倍，最多达正常的 10 倍。如胎儿长期不安，体力消耗过多，出生时往往比一般婴儿体重轻 400～1000 克。如有的孕妈妈与人争吵后 3 周内情绪不好，在此期间，胎动次数较前增加 1 倍。

为了下一代的健康成长，希望孕妈妈在孕期要保持乐观情绪，遇事不急不躁，要尽量避免不良情绪给胎儿带来的不利影响。

应对妊娠斑

孕 5 月的某天，孕妈妈晓燕忽然发现自己的脸上长出了难看的蝴蝶斑，这难道就是传说中的妊娠斑？天哪，这些斑什么时候才能消失啊？可以通过调理使之淡化吗？

(1) 症状及原因 大部分孕妈妈乳头、乳晕、腹部正中等部位的皮肤颜色会加深,也有部分孕妈妈在怀孕 4 个月后脸上会长出黄褐斑或雀斑,还有蝴蝶形的蝴蝶斑。这些在怀孕期间长出的色斑被称为"妊娠斑",主要分布在鼻梁、双颊、前额等部位。如果怀孕之前就有斑点,那么孕期无疑会加重。

妊娠斑是由于激素变化促进色素沉着而造成的,孕妈妈不必太过担心。正常情况下,产后 3~6 个月妊娠斑就会自然消失。

(2) 生活调理 注意防晒,尽量避免阳光直射,外出时记得带上帽子和遮阳伞,随时涂防晒霜。不要用碱性肥皂,以防皮肤干燥。保证充足的睡眠,精神愉快。

(3) 饮食调理

❶孕妈妈应多摄取含优质蛋白质、维生素 C、B 族维生素丰富的食物。

❷多吃能直接或间接合成谷胱甘肽的食物,如西红柿。这些食品不仅可减少色素的合成和沉积,还可使沉着的色素减退或消失。

❸食用含硒丰富的食物,如蚕蛹、田鸡、鸡蛋白、动物肝肾、海产品、葡萄干等。硒是谷胱甘肽过氧化物酶的重要成分,不仅有预防和治疗黄褐斑的功能,还有抗癌作用。

❹多吃富含维生素 C 的食物,如鲜枣、柑橘、柠檬、绿色蔬菜等。维生素 C 能抑制皮肤内多巴醌的氧化作用,使深色氧化型色素还原成浅色氧化型色素。

❺常吃富含维生素 E 的食物,如圆白菜、花菜、海藻、豆类等。可减缓皮肤的衰老。

❻忌食姜、葱、干红辣椒等刺激性食物。

久坐不动并不好

有的准妈妈在孕前就不喜欢运动,怀孕后更是喜欢长久坐着不动,其实长时间静止不动,不但会让你自身感觉到不舒服,而且还会影响到宝宝的健康发育。

尤其是准妈妈到了孕晚期时,下半身的血液循环比孕前、孕中期还要差一些,因此就算准妈妈短时间坐着不动,也会因为血液循环不良,而造成脚部关节的肿胀和小腿静脉的扩张。如果这种现象持续下去，就会增加血栓性静脉炎发生的概率。这也是不少准妈妈在孕期常见的一种病症。

因此，为了减少脚部肿胀的发生，除了减少久坐不动的概率，准妈妈还可以试试以下几种简单的方法。

（1）当准妈妈坐着的时候，可以学一个坐立不安的小孩子一样，换姿势尽量频繁一点，可以前后或左右不断变换。此外，你的脚部也尽量上下摆动，甚至连脚趾头也动一动，腿和脚做画圈运动。

（2）你也可以分别将双腿交互举起、放下，以促进腿部的血液循环。同样你也要运动手臂、手掌，以促进上半身血液循环，方法是将手指伸直，然后收回紧紧握拳。接着抬起双臂耸耸肩。

（3）准妈妈最好是每隔2个小时就站起来走走，可以在屋里慢慢绕圈走，如果外面不是特别冷，准妈妈还可以到楼下走走。或者去爬爬楼梯也很好。

准妈妈偏食怎么办

胎儿通过羊水的味道、新生儿通过母乳的味道，来判断哪种口味的食物是安全的。实际上，宝宝认为"妈妈给我吃的东西都是安全的"。

怀孕7个月左右，胎儿就可以辨别甜味和苦味了，而且大多胎儿倾向于喜欢甜味。由于胎儿和新生儿不会对甜味产生厌倦，他们会接受母亲给予的一切味道，这时的宝宝就像一个"照单全收的被动接受者"。也就是说，在怀孕和哺乳期间，宝宝会认为母亲吃的所有食物是安全的，并会逐渐接受、习惯这些味道（但是，胎儿和新生儿也有一定的自我保护本能，当羊水或母乳中有苦味或者酸味时，他们也会拒绝接受）。

如果母亲偏食，那么宝宝也不会喜欢母亲所讨厌的食物，当宝宝断奶开始吃固体食物后，会表现出与母亲接近的口味偏好。那么，准妈妈偏食要怎么办好呢？

（1）**想吃就吃，少食多餐** 妊娠反应较重的准妈妈只要想吃就吃。比如睡前和早起时，坐在床上吃几块饼干、面包等点心，可以减轻呕吐，增加进食量。

（2）**进食过程中保持心情愉快** 听听轻音乐，餐桌上放鲜花等，都可解除孕吐的烦躁，从而增加准妈妈的食欲，保证胎儿正常发育。

(3) 选择易消化、易吸收，同时能减轻呕吐的食物 动物性食物中的鱼、鸡、蛋、奶，豆类食物中的豆腐、豆浆，均便于消化吸收，并含有丰富的优质蛋白质，且味道鲜美，准妈妈可经常选用。大米粥、小米粥、烤面包、馒头、饼干、甘薯，易消化吸收，含糖分高，能提高血糖含量，改善准妈妈因呕吐引起的酸中毒。酸奶、冰淇淋等冷饮较热食的气味小，有止吐作用，又能增加蛋白质的供给量，准妈妈可适量食用。

(4) 烹调要符合口味 怀孕后，很多人饮食习惯发生变化，烹调时可用柠檬汁、醋拌凉菜，也可用少量香辛料，如姜、辣椒等，让食物具有一定的刺激性。

为了保证将来宝宝不偏食，妈妈要从孕期就以身作则哦。

注意使用腹带

女性在怀孕时，随着宝宝的长大，妈妈们承受的"负担"也一天天加重起来，于是许多妈咪会选择佩戴腹带，更有一些妈咪在看不出孕相时就开始佩戴了。怀孕期间有没有必要使用腹带呢？其实，在没有医学指征的情况下不可以随便使用腹带，因为过松的腹带起不到托腹的效果，过紧的腹带会影响胎儿的发育。因此，要不要使用腹带以及如何正确使用腹带，都要在医生的建议和帮助下使用，当医生认为需要使用腹带时再使用，而且通过医生正确的指导才更有利于准妈妈和胎儿的健康。

那么，哪些准妈妈适合使用腹带呢？

(1) 悬垂腹 准妈妈的腹壁很松弛，以致形成了一个"悬垂腹"，增大的腹部就像一个大西瓜垂在腹部下方，几乎压住了耻骨联合。这时应该使用腹带，目的是兜住下垂的大肚子，减轻对耻骨的压迫，纠正悬垂腹的程度。

(2) 腹壁发木、发紫 腹壁被增大的子宫撑得很薄。腹壁静脉显露，皮肤发花，颜色发紫，准妈妈感到腹壁发痒、发木，用手触摸都感觉不到是在摸自己的皮肤，这就要用腹带保护腹壁了。

(3) 双胞胎准妈妈 由于双胎本身的重量就大过普通妊娠子宫的重量，准妈妈的肚皮就会撑得更大，这样使准妈妈们很容易就会形成悬垂腹，此时佩戴腹带能有效缓解这种情况。此外，双胎妈咪在分娩后如果坚持使用腹带，配合相应的运动，对她们产后的身材恢复可以起到很好的效果。

（4）**胎儿过大**　胎儿过大也需要佩戴腹带，这与双胎是相同的原因。

（5）**经产妇腹壁肌肉松弛**　有过分娩经历的女性更易出现腹壁肌肉松弛的现象，如果再次怀孕，则很容易因为腹壁肌肉松弛起不到撑托子宫的作用，此时佩戴腹带能有效解决，并能防止孕妈的腹壁肌肉继续松弛。

（6）**有严重的腰背痛**　有些妈妈有过腰部的旧患，比如腰椎间盘突出症，这些妈咪在日常生活的活动中本身就已经要十分小心腰部的保养，而且日常运动也不能太过激烈，怀孕不仅增加了她们腰部的负重，而且还是长达9个月之久，这对准妈妈的腰背是十分大的冲击，也不利于宝宝成长。

（7）**纠正胎位不正**　医生指出，正确佩戴腹带能在一定程度上纠正宝宝胎位不正的情况，但一定需要在专业医生的指导下佩戴，否则可能会适得其反，宝宝胎位不正的准妈妈们应该注意。

总之，腹带的使用最好在医生指导下进行，尤其是第一次使用时，一定要让医生指导，丈夫或家人在旁边学习，学会后再回家使用，腹带的松紧要随子宫的增大而不断变化。

孕期好眠胜千金

孕妈妈应调整好自己的睡眠时间，规律作息。没有规律的睡眠习惯，会影响胎宝宝的生长发育，严重时会导致生长发育停滞。孕妈妈本人也会因大脑休息不足引起大脑过劳，使脑血管长时间处于紧张状态，出现头痛、失眠、烦躁等不适，有可能诱发妊娠高血压综合征。

（1）**养成良好的睡眠习惯**　要养成良好的睡眠习惯，提升睡眠的质量，首先就要改掉半夜才入睡的不良习惯，建立身体生物钟的正常节律。每天晚上保证在11点之前进入睡眠。睡前用温热水浸泡双足，喝一杯牛奶，都可以帮助孕妈妈尽快入睡。

由于内分泌的变化，导致孕妈妈频繁上厕所而造成睡眠质量的下降。这时，也千万不要因为不想夜里起来而不喝水。每天都应该保证8杯水的量，睡前的2个小时不再喝水即可。此外，不要喝咖啡、浓茶等易引起兴奋的饮料，不看刺激性强的图书或电视节目。

(2) 改正睡眠姿势 孕妈妈睡姿与母子健康关系密切。一般强调怀孕6个月以后不宜长时间仰卧或右侧卧，最合理的睡眠姿势是左侧卧位。在怀孕初期，孕妈妈就可以考虑用左侧卧位姿势休息了。

妊娠期间，由于胎宝宝在母体内不断生长发育，子宫逐渐增大，到了妊娠晚期，腹腔大部分被子宫占据。如果仰卧睡觉，增大的子宫就会向后压在腹主动脉上，使子宫的供血量明显减少，影响胎宝宝生长发育，还可使肾脏血流量减少，肾小球滤过率下降，这对孕妈妈健康也很不利。此外，仰卧时增大的子宫还可压迫下肢静脉，使下肢静脉血液回流受阻，引起下肢及外阴部水肿、静脉曲张，同时由于回心血量减少，造成全身各器官的供血量减少，从而引起胸闷、头晕、恶心、呕吐、血压下降，医学上称为"仰卧位低血压综合征"。子宫还可压迫输尿管，使尿液排出不畅，易患肾盂肾炎。患有妊娠高血压的孕妈妈如果经常仰卧睡觉，还会加重病情。

孕妈妈右侧卧位对胎宝宝发育也不利。因为怀孕后的子宫往往有不同程度的向右旋转，如果经常取右侧卧位，可使子宫进一步向右旋转，从而使营养子宫的血管受到牵拉，影响胎宝宝的血液供应，造成胎宝宝缺氧，不利于生长发育。孕妈妈睡觉时取左侧卧位才最有利于母子健康。

应对乳头内陷

不少准妈妈发现自己的乳头内陷，这可不是什么小事，如果不好好纠正，还会导致宝宝无法喝到母乳。那准妈妈应该如何解决呢？

(1) 选择大小合适的内衣，避免和改正束胸的不良做法 乳罩小而过紧会压迫胸部，影响呼吸。因为女性以胸式呼吸为主，过紧的乳罩如同在胸部箍一道绳子，使呼吸运动受限，也使乳头内陷进一步加重。

(2) 牵拉法 当发现乳头内陷时，应每天早、晚用手指轻轻将内陷的乳头向外牵拉。在牵拉的同时用拇指或食指轻轻按摩乳头，每次做5～10分钟。

(3) 挤压法 用较小一点的胸罩或用10厘米宽的布条在相当乳头的位置开一个乳头大小的孔，戴上胸罩或布条后使乳头挤向外面，坚持一段时间，内陷的乳头即可突出。也可在乳头上扣一个核桃壳或瓷的小酒杯，戴上胸罩，压迫一段时间，乳头即可突起。

(4) **负压法** 可用注射器的针筒或玻璃眼药水瓶的粗端扣在乳头上，细端接上胶皮管再接在大注射器上，用力抽气使瓶内产生负压，从而将乳头周围组织深压，使乳头凸起。

清洗乳房要注意

在第4~5个孕月时，准妈妈的乳房就开始有稀薄的液体不断地分泌，乳晕的皮脂腺也开始分泌，很容易形成乳痂堵住乳腺管口。为了保证今后为小宝贝输送乳汁的乳腺管口通畅，使乳头的皮肤经得起小宝贝的吸吮考验，从这个月起，准妈妈应开始对乳房进行细心呵护。

孕中期的乳房还不宜过度按摩，只是要建立护理乳房的观念。尤其若乳头较短或凹陷者，应先给予拉拔式的按摩；至于乳房本身的按摩，可以在每天沐浴或睡觉前按摩2~3分钟。按摩时要尽量轻一点，过程中如果有下腹部疼痛，就应该立刻停止。洗浴后正确按摩乳房：每次清洗乳晕和乳头后，用热毛巾敷盖乳房并用手轻轻地按住；将乳房擦净后撒一些爽身粉，并用涂有爽身粉的手指从乳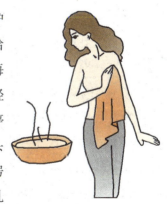房四周由内向外轻轻按摩；用手指腹在乳房周围以画圈方式轻轻按摩；轻轻按住乳房并从四周向乳头方向轻轻按摩；拇指和食指压住乳晕边缘，再用两指轻轻挤压。准妈妈注意不留长指甲，以防做乳头按摩时损伤皮肤，引起不必要的感染。

最好不要戴胸罩。如果担心乳房太大而下垂，应选背带较宽、有大的杯形口、尺码不可太小的胸罩。

每天用温皂水和清水清洗乳头和乳晕，除去乳痂，尤其是在产前3个月。每次清洗后在乳头和乳晕表面涂上一层油脂，或经常用干毛巾擦洗乳头，增加皮肤表皮的坚韧性。

睡眠时最好取侧卧位或仰卧位。俯卧位容易使乳房受到挤压，使血液循环不通畅，不能保证促使乳腺发育的激素运送，从而影响乳腺发育。

在清洗的过程中，手法要轻柔，因为在孕期过多过强地刺激乳头会引起子宫出现不规律宫缩，长时间的不规律宫缩会导致宫内缺氧而影响胎儿发育，尤其是怀孕晚期（怀孕28周以后）更要注意，有增加早产或流产的危险。如果在清洗乳头时有明显的宫缩出现，要马上停止，必要时及时就医。

练习助产操

孕产保健医生建议，孕妈妈在孕5～6个月时可以开始做保健操，这既可以增强参与分娩的肌肉群的力量，放松盆骨关节，为几个月后的顺利分娩做准备，又可以保持腹壁肌肉的弹性，促进分娩后身体各部位的恢复，还可以改善孕妈妈易疲劳的精神状态。

下面给孕妈妈介绍一组骨盆运动，从现在开始练习，将对顺产大有裨益。

（1）坐在圆球上，张开双腿。将球向后推，同时身体向前倾，以不压迫腹部为宜（准爸爸最好在旁边照护）。

（2）站立，双腿分开与肩同宽，膝盖自然弯曲，双手放在腰间。一边呼气一边左右运动骨盆。也可以前后运动。

（3）坐在地上，两腿最大限度地张开，双臂分别向左右伸展。整个身体向前倾，然后向后仰。反复几次。

（4）坐在地上，端正身体，一条腿向旁边伸直，另一条腿向内弯曲，手自然握住腿，上身慢慢向下弯，以能弯曲到最大程度为限。

用光照训练胎宝宝的昼夜节律

当胎宝宝醒着的时候，准妈妈用手电筒的微光，一闪一灭地照射准妈妈的腹部，以训练胎宝宝的昼夜节律，即夜间睡眠、白天觉醒，从而促进胎儿视觉功能的健康发育。

实验证明，光照胎教不仅可以促进胎儿对光线的灵敏反应及视觉功能的健康发育，还有益于孩子出生后动作行为的发育成长。准妈妈可以定时于每日用手电筒的微光一灭一闪地照射腹部3次，同时告诉宝宝，现在是早晨或者是中午了。

孕20周 视网膜形成了

胎宝宝在长，准妈妈在变

（1）**胎宝宝在长** 从孕20周起，胎宝宝的身长在14～16.5厘米之间，体重大约250克。胎儿的视网膜形成了，开始对光线有感应，这时你可以用手电照射腹部进行胎教，他/她对强光的反应会很大。他/她经常喝羊水，吸收水合物和营养，在羊水里呼吸和尿尿，头发也在迅速地生长。

感觉器官开始按区域迅速发育，神经元分成各个不同的感官，味觉、嗅觉、听觉、视觉和触觉都从现在开始，在大脑里的专门区域里发育，神经元数量的增长开始减慢，但是神经元之间的相互联通开始增多。

（2）**准妈妈在变** 本周开始，准妈妈的腹部越来越大，体重急剧增加，易感疲劳，有时候会有腰痛。睡觉偶尔出现腿部痉挛。双腿水肿、足背及内、外踝部水肿尤多见，下午和晚上水肿加重，晨起减轻。由于子宫挤压胃肠，影响胃肠排空，你可能常常感到饱胀、便秘。

怀孕20周要做的检查：第3次产检、详细B超、首次胎动。

本周营养提示

准妈妈日渐增大的子宫很容易压迫血管和神经，使腿部血液循环不良，并出现痉挛的现象。因此，准妈妈在饮食方面要保持营养均衡，多摄取富含钙、钾、镁的食物，如牛奶、豆腐、蔬菜等。

本周开始，准妈妈可以开始服用鱼油类DHA制品。因为这个时期是胎儿大脑中枢的神经元分裂和成熟最快的时期，也是对DHA需要量最多的时期。鱼油类DHA制品中，DHA是以脂肪形式存在的，食后在十二指肠内要靠胆汁帮助才会被吸收。一般在吃了含蛋白质和脂肪多的食物后，才会通过胃肠黏膜上的神经反射引起胆汁分泌。

本周胎教提示

在胎教中，准爸爸的角色至关重要。因为夫妻间的亲密，能使准妈妈心情愉悦，也可以使胎宝宝身心发育更健全。准爸爸要做的胎教内容其实不需要太复杂，多和妻子腹中的小宝宝打招呼，多和宝宝聊天，为妻子选好胎教音乐、购买有关书籍！最好多选择几张胎教光盘，不要总听固定的曲子，尽量多样化。另外，准爸爸用你那富有磁性的声音为宝宝轻轻哼唱一些歌，将更会促进你的小宝贝健康成长。这对胎宝宝的脑部发育有很大帮助。

另外，准爸爸也可以抚摩胎宝宝，具体方法是将双手手指放在妻子的腹部，从上到下，从左到右，随着音乐轻轻触摸胎宝宝，每次5～10分钟。

妊娠高血压的危害

妊娠期高血压疾病是孕妇所特有而又常见的疾病，发生在妊娠20周以后至产后2周。以高血压、水肿、蛋白尿、抽搐、昏迷、心肾功能衰竭等为主要症状。本病严重威胁母婴健康。易患妊娠期高血压疾病的孕妇有以下几种。

（1）年轻初孕妇及高龄初产妇。

（2）家族中有高血压或肾炎、糖尿病病史者。

（3）多胎妊娠、羊水过多、葡萄胎患者。

（4）营养不良，重度贫血者。

（5）寒冷季节、气压升高时，发病增多。

如果病情不能有效控制，随着孕周增长，胎宝宝的体重落后于孕周的情况将日益突出。可以预期，胎儿出生后，体重也必将显著低于相同孕周出生的正常儿。在胎宝宝宫内生长迟缓持续存在的条件下，一味强调延长孕期只能是进一步扩大孕周与体重的不相称，而无助于胎宝宝状态的改善。与其让胎宝宝"憋"在子宫内，还不如让他们"适时分娩"。

"适时分娩"是指妊娠32周以上，经监测胎宝宝4周持续体重不增长，但羊水测试证明肺脏已成熟，可采取阴道分娩或剖宫产。妊娠32周出生的婴儿已具备一定的成活能力，所以妊娠32周是提前分娩的起点，胎宝宝在长时间不利因素的刺激下也促进了肺成熟，较正常胎儿有着更强的成活能力。为了准确把握提前分娩的时机，应该从 29 周起去医院接受胎盘功能试验监护，以待条件成熟，当机立断娩出胎宝宝。这样，不但可以使胎宝宝得到良好的生长发育，也使准妈妈提前结束疾病的痛苦。

适量服用卵磷脂

相关国际组织表明，建议怀孕期间的准妈妈要适量服用卵磷脂。因为卵磷脂不仅可以保障大脑细胞膜的健康及正常功能，确保脑细胞的营养输入和废物输出，保护脑细胞健康发育。对于处于大脑发育关键时期的胎儿及婴幼儿，卵磷脂是非常重要的益智营养素。

此外，卵磷脂是神经细胞间信息传递介质的重要来源，充足的卵磷脂可提高信息传递速度，提高大脑活力，让宝宝以后的思维活动能力和学习能力更强。

不宜去拥挤的场所

女性在妊娠期不宜去人多拥挤的场所，否则有以下危险：

（1）孕妈妈在人多拥挤的地方，会有摔倒、撞到肚子等可能，严重时可引起流产或者早产等，如挤着上公共汽车就很危险。

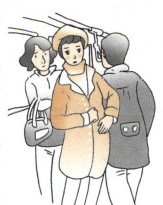

（2）人多拥挤的场合容易发生意外，如在广场看节目，孕妈妈由于身体不便，很容易出现意外。

（3）拥挤的地方空气污浊，会给孕妈妈带来胸闷憋气的感觉，胎宝宝的供氧也会受到影响。

（4）人多拥挤的场合必然人声嘈杂，形成噪声，对胎宝宝发育十分不利。

（5）拥挤的场合易传播疾病。公共场合中各种致病微生物的密度远远高于其他地区，尤其是传染病流行期间，孕妈妈很容易传染上病毒和细菌。这些病毒和细菌对于一般健康人来说可能影响不大，但对孕妈妈和胎宝宝来说却是比较危险的。

准妈妈要注意工作的姿势

有些准妈妈需要长时间在办公室工作,如果工作时姿势不正确,久而久之会导致腰酸腿痛甚至危及胎宝宝的安全。下面我们就来介绍一些工作时的正确姿势。

(1) **坐姿** 准妈妈需要长时间坐着工作时,如果不定时活动手脚,特别容易引起水肿或静脉曲张。准妈妈可以在脚下放一个矮凳,让双脚踏在上面,以防止静脉曲张。长时间坐着工作时,准妈妈可以活动一下脚部。要点是双脚掌向下,然后再向上,继而打圈,如此为一组,共做10次,每隔1个小时做1次最佳。

在保持坐姿时,准妈妈扭动腰部属于危险动作,做此动作可能会引起流产。如果要转身,准妈妈应整个身体转向,不能只扭动腰部。

(2) **打字** 准妈妈如果需要经常打字,就应该时常做做伸展运动,可以举起双手伸展身体,就像伸懒腰一样,不仅可以放松颈部和胳膊的肌肉,还可以防止手部因为长时间停放在桌面上而引起水肿。

(3) **取物** 准妈妈不要踮起脚尖取高处的物品,因为怀孕后腹部重量增大,重心向前倾容易失去平衡,撞到高处物品时,会使物品跌落而撞到腹部。如果需要取高处物品,准妈妈应踩在矮凳上,以免失去平衡。

有的准妈妈在拿取物品时,为避免碰到腹部,常常把物品伸得很靠前,使身体重心向前倾,而腰部有相应的向后动作,经常这样做,会引起腰痛。

准妈妈应该保持腰部挺直,让物品尽量贴向身体,但又不要把物品放在腹部的位置。

在拾取掉落在地上的物品时,准妈妈不应该弯腰,应前后脚蹲下,腰挺直,慢慢地拾取。

孕期运动注意事项

(1) **进行时间长短** 孕妇的运动时间依个人体能状况可连续做20~60分钟不等,但怀孕前未养成运动习惯的孕妇,每次运动应从20分钟开始,待习惯运动的感觉后再逐渐拉长时间。

以一堂 1 小时的运动课为例,在运动半小时后,就会让孕妈妈稍作休息,这里的休息指的是喝点水、上洗手间,但只是 1~2 分钟的时间,而不会是孕妈妈休息太久,以免体温瞬间降低便接着进行肌力或伸展运动,反而会有危险性。

(2) **穿着透气衣物**　运动时孕妇应选择穿着没有束缚、透气的衣裤,以及有弹性的运动鞋,另外也别忘了穿件可以支撑胸部的内衣。提醒孕妈妈,穿着的衣服不要过于宽松,否则有些动作没办法看到体态,无法得知动作是否正确。

(3) **随时补充水分**　孕妈妈在运动的前、中、后,皆应随时补充水分,以帮助调节体温。在做孕妇瑜伽前,孕妇应先去喝水及上洗手间;而从有氧运动进入肌力运动前,孕妈妈也应补充水分,有饥饿感的孕妇也可吃点小饼干补充热量,避免血糖过低造成危险。

(4) **视状况调整动作**　多数孕妇的有氧运动都是以站姿进行,但没有运动习惯的孕妇,以及怀孕晚期肚子较大的孕妈妈,做站姿的动作可能会感到吃力,此时建议不要逞强,宜改为选择坐姿或侧躺姿的运动,不要让身体承受太大的负担;如果有仰卧姿势时,记得不可超过 3~4 分钟,以免压迫到下腔静脉,孕晚期的孕妈妈则不适合做此姿势。

(5) **手不高过肩膀**　由于手臂上举高过心脏位置,连带的会使血压与心跳升高,故孕妈妈在做运动时必须减少双手高于肩膀的动作。

(6) **维持正确姿势**　怀孕的妈咪容易因肚子变大而挺起腰部,或因胸部变大而弯腰驼背,这些不正确的姿势都可能造成孕期腰酸背痛。故孕妈妈在进行肌力与伸展运动时,要特别注意姿势是否正确,并在正确的姿势之下完成动作,以帮助身体归位、保持身体延长的感觉。

(7) **运动前,先了解身体状况**　为了孕妈妈的安全考量,有以下情形的孕妇是绝对不能进行运动的,包括:进行性心肌疾病、淤血性心脏机能不全、风湿性心脏疾病、血栓静脉炎、肺栓塞症、急性感染病、早产之危险性、多子怀孕、子宫出血、严重同种免疫症、重度高血压症等。

另外,有实态性高血压、贫血或身躯过大、甲状腺疾病、糖尿病、重度肥胖或者体重过轻等情况的孕妈妈,也务必先与医师讨论,以判断你究竟适不适合运动或者选择适当的运动。

为胎宝宝的视力打好基础

女性怀孕时应多吃油质鱼类,如沙丁鱼和鲭鱼,有利于宝宝视觉功能系统的发育,日后可能比较快地达到成年人的视觉程度。这是由于油质鱼类含有一种构成神经膜的要素,被称为 ω-3 脂肪酸,而 ω-3 脂肪酸含有的 DHA 与大脑内视神经的发育有密切关系,能帮助胎儿视力健全发展。

胎儿如果严重缺乏 DHA,会患视神经炎,视力模糊,甚至失明。但不建议孕妇吃鱼类罐头食品,最好购买鲜鱼自己烹饪。孕妇每个星期至少吃一次鱼。

除了油质鱼类外,孕妈妈还应多吃含胡萝卜素的食品,以及绿叶蔬菜,防止维生素 A、B 族维生素、维生素 E 缺乏。

缺钙的孕妇所生的孩子在少年时患近视眼的概率高于不缺钙的孩子 3 倍,因此,怀孕期间补充足够的钙是非常必要的。

孕妇的饮食与孩子的视力发展有密切的关系。为了腹中的宝宝有一双明亮健康的眼睛,要鼓励自己多吃对孩子有益的食品。

本周可进行 B 超筛查

孕期至少要做 4 次 B 超检查,其中有 2 次 B 超检查至关重要,第 1 次是孕 12 周前,第 2 次是孕 20~24 周进行的胎儿超声筛查。它是早期发现并及时终止严重结构异常胎儿的最佳时间。此外,对于一些结构在异常和正常边界的图像,需要根据自身情况在 2~4 周后再进行一次 B 超检查,以便动态观察准妈妈及胎儿的情况。

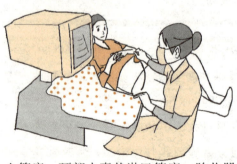

(1) 可筛查出的畸形 主要是严重的脑膨出、严重的开放性脊柱裂、严重胸及腹壁缺损、无脑儿、内脏外翻、单腔心、致死性软骨发育不全等 7 种畸形。

另外还有唇裂、腭裂、畸胎瘤、血管瘤、颈部水囊状淋巴管瘤、胎儿器官发育明显异常等。

(2) 筛查的方法 探测时准妈妈取仰卧位，必要时取侧卧位等，按照常规筛查步骤进行。

疑诊为畸形的部位要多切面、多方位扫查进行验证。

对于怀疑胎儿畸形的患者，要求 2~3 位高年资医师同时对胎儿进行检查，并进行分析诊断。但鉴于目前超声诊疗手段还存在一定的局限性，不能对所有的畸形做出产前诊断。

准妈妈不宜过多进行日光浴

日光中的紫外线是一种具有较高能量的电磁辐射，有显著的生物学作用。多晒太阳，能促使皮肤在日光紫外线的照射下制造维生素 D，进而促进钙质吸收和骨髓生长。但是，一定强度的日光也可使皮肤受到紫外线的伤害。故准妈妈晒太阳必须适当，不要过多进行日光浴。

日光浴可使准妈妈脸上的色斑点加深或增多，出现妊娠蝴蝶斑或使之加重。日光对准妈妈皮肤的损害，还可能发生日光性皮炎（又称日晒伤或晒斑），尤其是初夏季节，人们的皮肤尚无足量黑色素起保护作用时更容易发生。此外，由于日光对血管的作用，还会加重准妈妈的静脉曲张。

日光浴的注意事项：

日光浴一种利用日光进行锻炼或防治慢性病的方法，主要是让日光照射到人体皮肤上，引起一系列理化反应，以达到健身治病的目的。日光浴常和冷水浴、空气浴结合运用。

（1）严重的心脏病、肺结核、发热及出血性素质等疾病时，禁用日光浴。

（2）照射中如有恶心、眩晕、烦热等反应，应立即中止，到阴凉处休息；以后再照射时应适当减量。

（3）当日光浴后出现疲劳、失眠、食欲不振，可能为日光的蓄积作用，应休息几天，待症状消失后再继续照射。

（4）每次日光浴前，最好先作短时间的空气浴，日光浴后再用凉水擦身。

让宝宝记住爸爸的声音

曾看过这样一个故事，妻子怀孕期间，准爸爸经常会向胎儿问好："宝贝，你好吗？我是你爸爸！"同时抚摸胎儿。在整个孕期，这位准爸爸一直这样做。后来，他发现每当他说这句话时，胎儿就会高兴地蠕动起来。

孩子出生后，每当孩子哭闹时，这位父亲依然会习惯性地说："小宝贝，你好吗？我是你爸爸！"话刚一出口，婴儿就像着了魔法一样停止了哭声，并掉转头来寻找发出声音的方向，最后竟然咯咯地笑起来。

由此看来，爸爸的声音是非常有魅力的。

研究也证明，准爸爸更适宜给胎儿做语言胎教，因为准爸爸的声音大都属于有磁性的男中音或男低音，更容易被胎儿听到。

如果孩子一出生就能识别出父亲的声音，做父亲的一定会非常的激动，而对你的孩子来说，刚来到这个陌生的世界时，能听到他所熟悉的声音，对他来说也是一种安慰，可以让他产生一种安全感。

所以，你需要从现在开始，多和宝宝说说话，让他记住你的声音！

和胎宝宝玩踢肚游戏

谈到胎儿做游戏这一问题，可能会有人疑惑不解，胎儿怎么会做游戏呢？是啊，一般来说做游戏是出生后的孩子们的"专利"。可近几年来随着医学科学的发展和超声波的问世，医学家发现胎儿在母体内有很强的感知能力。

父母对胎儿做游戏胎教训练，不但增进了胎儿活动的积极性，而且有利于胎儿智力的发育。让我们通过胎儿超声波的荧屏显示来观察一下胎儿在母体内的活动情况：胎儿在某一天醒来时伸了一个懒腰，打了一个哈欠，又调皮地用脚蹬了一下妈妈的肚子，这使他感到很满意。从胎儿的这些动作和大脑的发育情况分析，科学家们认为胎儿完全有能力在父母的训练下进行游戏活动。

据国外报道：天才儿童迭戈在母亲腹内第3个月起，他的父母亲就开始对他进行游戏训练，通过敲他母亲的腹壁观察他的反应。经过一段时间的训练，小迭戈已经会调皮地与人玩游戏了。当有人敲他母亲1下，他也敲1下，你敲2下，他也敲2下。而且他的父母很自豪地说，他们的孩子一出世就马上认出他的父母。可见胎儿是很有潜能的，只要父母不失时机地通过各种渠道对胎儿施于早期胎教，使他获得良好而有益的刺激，其本身的能力会远远超过历史上任何一个天才。

具体方法如下：

（1）准妈妈仰卧在床上，头不要垫得太高，全身放松，呼吸均匀，心平气和，面部呈微笑状，双手轻放在胎儿位上。也可将上半身垫高，采取半仰姿势。不论采取什么姿势，都要感到舒适。

（2）胎儿踢肚子时，准妈妈轻轻拍打被踢部位几下，然后等待第2次踢肚；2分钟后，胎儿会在拍打部位再踢。这时再轻拍几下，接着停下来。

如果你拍的地方改变了，胎儿会向你改变的地方踢，注意改拍的位置离原胎动的位置不要太远。1～3分钟后，胎儿会在改变后的部位再次踢。

（3）每天进行2次，每次3～5分钟。经过这种刺激胎教训练的胎儿，出生后学站、学走都会快些，身体健壮、手脚灵敏。婴儿出生时大多灵敏，拳头松弛，啼哭不多。与未经训练的同龄婴儿比，显得天真活泼可爱。

学做闪光卡片

"闪光卡片"就是用彩色笔在白纸上写上文字、数字的卡片，其内容包括图形、英文字母、汉字、数字以及用这些数字进行加法、减法、乘法、除法时的算式。在将上述内容制成卡片时，还要考虑它们相互间的色彩搭配，要用鲜艳的色彩勾画，并用黑色勾边，使卡片的边缘具有醒目和有利于区别的作用。这是为了在进行胎教的过程中强化母亲的意念和集中注意力，并促使母亲获得明确的视觉感。

学习的方法：例如教算术的时候，孕妈妈一面正确发音，一面用手指临摹字形，并将注意力集中在字的色彩上以加深印象。使胎教成功的诀窍是不要以平面的形象而要以立体形象把信息传递给胎宝宝。例如教 1＋1＝2 的时候，可以说："这里有1颗葡萄，又拿来了1颗葡萄，现在一共有2颗葡萄了。"将具体的、有立体感的形象，也就是将三维概念导入胎教中去。教图形时，先用彩笔在卡片上描绘出圆形、方形、三角形，将其视觉化后传递给胎宝宝，然后找出身边的实物来进行讲解。

需要提醒的是，孕妈妈只有保持平静的心情和集中注意力才能使自己的感觉和思考的内容与胎宝宝吻合。在学习开始前，孕妈妈最好把呼吸调整得深沉而平静，然后将要教的内容在头脑中描绘出来。

孕21周 能听到妈妈说话了

胎宝宝在长，准妈妈在变

(1) 胎宝宝在长 21周的胎儿现在身长大约18厘米，体重300～350克，在这个时候的胎儿体重开始大幅度地增加。这个小家伙现在看上去变得滑溜溜的，他的身上覆盖了一层白色的、滑腻的物质，这就是胎脂。它可以保护胎儿的皮肤，以免在羊水的长期浸泡下受到损害。不少宝宝在出生时身上都还残留着这些白色的胎脂。小宝宝的眉毛和眼睑清晰可见，手指和脚趾也开始长出指（趾）甲。21周的胎儿听力达到一定水平，已经能够听到你的声音了。

(2) 准妈妈在变 准妈妈的体重增加了约5公斤。这时你是不是觉得呼吸变得急促起来，特别是上楼梯的时候，走不了几级台阶就会气喘吁吁的？这是因为日益增大的子宫压迫了你的肺部，而且随着子宫的增大，这种状况也更加明显。由于孕激素的作用，你的手指、脚趾和全身关节韧带变得松弛，也会使你觉得不舒服，行动有点迟缓和笨重，这是正常的，不必担心。双腿水肿可能会加重，要避免长时间的站立。

本周营养提示

准妈妈在这个时期会发现自己异常地能吃，很多以前不喜欢的食品现在反倒成了最喜欢吃的。因此，可以好好利用这段时间，加强营养，增强体质，为将来分娩和产后哺乳做准备。而这个时期，胎宝宝会大量吸收准妈妈体内所含的铁质，为防止缺铁性贫血的发生，准妈妈要注意增加铁质的摄入量，因为胎儿要靠吸收铁质来制造血液中的红细胞，所以这一阶段妈妈出现贫血的机会也多了起来。应该多吃富含铁质的食物，如：瘦肉、鸡蛋、动物肝、鱼、含铁较多的蔬菜及强化铁质的谷类食品。有贫血症状的准妈妈，可在医生的指导下补充铁剂。

本周胎教提示

孕21周，胎儿的听觉功能已经完全建立。母亲的说话声不但可以传递给胎儿，而且胸腔的振动对胎儿也有一定影响。因此，准妈妈要特别注意自己说话的音调、语气和用词，以便给胎儿一个良好的刺激印记。

不宜在仰卧位睡觉

怀孕后，胎宝宝在母体内不断生长发育。为了满足和适应胎宝宝的需要，孕妈妈全身生理功能和解剖结构都会发生一些变化。特别是子宫逐渐增大，子宫的血流量也大大增加。到了临产前，整个腹部几乎都被子宫所占据，这必然对心脏、肺、泌尿器官产生不同程度的推移或挤压。

如果孕妈妈患妊娠高血压综合征，仰卧位睡觉可能会影响肾脏的血液供应，如流量明显减少，排尿量也随之减少。孕妈妈身体内的钠盐及新陈代谢过程产生的有毒物质不能及时排出，将加重妊娠中毒症的病情，出现血压升高、蛋白尿、下肢及外阴部水肿，甚至发生抽搐、昏迷，医学上叫做"子痫"，如果处理不当，将威胁母子的生命安全。

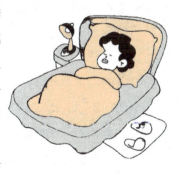

孕妈妈仰卧，增大的子宫还可能压迫下腔静脉，使回流到心脏的血液量急剧减少，大脑的血液和氧供应也会随之减少，对全身各器官的供血量也明显减少。这时孕妈妈会出现胸闷、头晕、恶心、呕吐、血压下降等现象，医

学上称为"仰卧位低血压综合征"。

同时,孕妈妈仰卧睡觉还有其他危害,如可能会造成下肢及外阴部静脉曲张、水肿、溃破出血;诱发胎盘早期剥离,突然出现腹疼、阴道及子宫内出血,甚至发生产妇休克,威胁生命或造成胎宝宝死亡。

孕妈妈仰卧还会因为子宫压迫输尿管,影响尿路的通畅,增加孕妈妈患肾盂肾炎的机会,有损孕妈妈的身体健康。

怀孕期间,经常右侧卧也不利胎宝宝发育。由于子宫不断增大,使腹内其他器官受到挤压。有时,下腹腔内乙状结肠受挤压,使孕妈妈的子宫不同程度地向右旋转,从而使维护子宫正常位置的韧带和系膜处于紧张状态。系膜中营养子宫的血管受到牵拉会影响胎宝宝的氧气供应,造成胎宝宝慢性缺氧,严重的还会引起胎宝宝窒息或死亡。

怀孕期间合理的睡眠姿势是左卧位,这样可以避免上述病变的发生。为确保胎宝宝及自身的健康,从怀孕6个月以后,孕妈妈一定要养成左侧卧的习惯。

适当增加奶类食物的量

孕20周后,胎宝宝的骨骼生长速度加快;孕28周后,胎宝宝的骨骼开始钙化,仅胎宝宝体内每日需沉积约110毫克钙。如果孕妈妈钙摄入量不足,不仅胎宝宝容易出现发育不良等多种问题,母亲产后的骨密度也会比同龄非孕妈妈降低16%,并且孕期低钙饮食也会增加发生妊娠高血压综合征的危险。

奶或奶制品富含钙,同时也是蛋白质的良好来源。专家建议,孕妈妈从孕20周起,每日应至少饮用250毫升的牛奶,也可摄入相当量的乳制品,如酸奶、奶酪、奶粉、炼乳等。如果是低脂牛奶,要加量饮用至450~500毫升。

肚子为何不显

说起孕妇,人们会联想到"怀里揣了个大西瓜"的准妈妈形象,可是,有些准妈妈的肚子却一点也不显,甚至做了B超发现胎儿也比正常孕周的要小，这是为什么？

首先，可能是准妈妈末次月经期记得不准确，这样在计算孕周时有可能会出错；其次，如果孕妇的月经周期较长，排卵期靠后，这样也容易把月份算得过大。第三，做B超检测胎儿体形小有时是因为超声测量包含了人为因素。医生测量习惯不同，则对胎儿大小的预估值会有差异。

排除以上各种因素，则有可能存在胎儿宫内生长迟缓、发育不良。此时应加强营养，改善胎盘血液供应。

如果妊娠至中晚期，腹部增大仍不明显，准妈妈就应提高警惕了，应尽快入院全面检查治疗。

摘掉隐形眼镜

因为妇女在怀孕期间体内激素的分泌会发生变化，特别是在怀孕期最后3个月，由于激素分泌得不规律，引起孕妇体内含水量的改变。首先受害的是眼角膜，往往会导致角膜水肿。孕晚期孕妇们眼皮肿大就是角膜水肿所致。这时，由于角膜变厚，与原来选配的隐形眼镜镜片的幅度不相符合。若继续配戴，会造成不适感。更为不利的是，原来配选合适的隐形镜片，由于角膜的肿大，使二者紧紧贴在一起，隐形眼镜的通气性变弱，从而会影响到角膜营养的供给，导致眼组织缺氧、角膜损伤或出现新生血管，从而影响视力。

另一个后果是增加患溃疡性角膜炎的可能。而角膜炎是一种细菌感染性疾病，可引起视力减退，甚至造成失明。

孕期运动量监测法

孕妇运动量要合适，孕妇自己身体承受不了运动的负荷，胎儿一定也会觉得不舒服。一般来说，可以根据心率来判断运动量是否过量。母亲在运动时的心率，最好不要超过每分钟140次。可以利用以下方法，来判断运动量是否已经过量：

（1）**脉搏测量** 可以用手腕上或下颌接近颈部位置的脉搏，来监测脉搏速度是否已经太快（只要轻按在脉搏上10秒，然后将所计算的脉搏跳动次数乘以6，就得到每分钟的心跳数）。运动时，脉搏不要超过140次/分，体温不要超过38℃。

（2）**说话试验** 运动时，如果说起话来，已经有上气不接下气的感觉，就应该将目前的运动减缓下来，直到可以保持正常的说话速度为止。

（3）**运动试验** 运动时，如果有头晕目眩、虚弱、头痛、呼吸短促、心悸、子宫收缩、阴道出血或漏液，或者身体任何部位感到疼痛，就应该立即停止。

维生素D对宝宝骨骼生长的作用

大龄孕妈妈阿枝在近四十岁时才怀上第一胎，所以阿枝特别小心，自打怀孕起就大门不出、二门不迈，可是产检时却被医生告知缺钙，要适当补充维生素D。

（1）**维生素D的作用** 维生素D是一种脂溶性维生素，它又被称为阳光维生素，这是因为人体皮肤只要适度接受太阳光照射便不会缺乏维生素D。

维生素D可以促进维生素A的吸收，预防更年期骨质疏松、钙元素流失，具有抗佝偻病的作用，故又被称为"抗佝偻病维生素"，是人体骨骼正常生长的必需营养素。

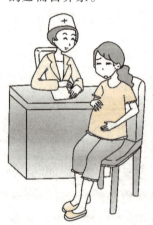

维生素D可以促进小肠对钙、磷的吸收，调节钙和磷的正常代谢，维持血液中钙和磷的正常浓度。

维生素D可以促进人体生长和骨骼钙化，促进牙齿健康。

维生素D可以维持血液中柠檬酸盐的正常水平，防止氨基酸通过肾脏流失。

（2）**缺乏的危害** 缺乏维生素D时，孕妈妈有可能出现骨质软化。一旦出现骨质软化，骨盆是最先发病的部位，首先出现髋关节疼痛，然后蔓延到脊柱、胸骨、腿及其他部位，严重时会发生脊柱畸形，甚至还会出现骨盆畸形，影响孕妈妈的自然分娩。孕妈妈缺乏维生素D还会导致胎宝宝骨骼钙化不良，影响牙齿萌出，甚至会导致先天性佝偻病。

(3) 孕期每日摄取量 维生素D的摄入量为孕早期每日5微克，孕中期和孕晚期每日10微克，孕期维生素D的最高摄入量为每日20微克。

(4) 可以这样补充维生素D 鱼肝油是维生素D的最佳来源。通常天然食物中维生素D含量较低，含脂肪高的海鱼、动物肝脏、蛋黄、奶油等食物中相对较多，瘦肉和奶中含量较少。

维生素D可通过晒太阳和食用富含维生素D的食物等途径来补充。孕妈妈最好每天进行1~2小时的户外活动，通过照射阳光增加维生素D。

因为季节或地域因素无法晒太阳的话，可以通过口服维生素D片剂来补充身体所需，但要谨遵医嘱，切勿过量服用，否则会中毒，其症状有食欲下降、呕吐、恶心、腹泻、腹痛等，且会使胎宝宝的大动脉及牙齿发育出现问题。

学会测量宫高和腹围

所谓宫底高是指从下腹耻骨联合的上缘至子宫底间的长度。宫底高度因孕妈妈的脐耻间距离、胎宝宝发育情况、羊水量、单胎或多胎等稍有差异。一般情况下，医生可通过产前检查了解胎宝宝发育情况，判断胎宝宝大小。

从孕20周开始直到孕36周，每过1周你的宫底高都会相应增加。如果其间持续2周宫底高都没有变化，或者说增加过快、过慢，我们都建议你及时去医院就诊。进入36周以后，由于胎头下降入盆，宫底高的增速会变慢，甚至出现变小。这是正常的现象。

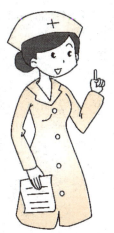

从本周开始，就可以让准爸爸给你测量宫底高了。方便的话，可以每周都测量，把测量数据记录下来，画成曲线，看看宫底高的增加是否在正常范围之内，测量方法如下：

（1）排尿后平卧于床上。

（2）准爸爸用软尺测量耻骨联合上缘中点至宫底的距离。

你也可以参考下表中的数据，自己估算宫底高。

子宫高度与孕周的关系

孕周	手测宫底高度	尺测宫底高度（厘米）
12周末	耻骨联合2~3横指	
16周末	脐耻之间	
20周末	脐上1横指	18（15.3~21.4）
24周末	脐上1横指	24（22.0~25.1）
28周末	脐上3横指	26（22.4~29.0）
32周末	脐与剑突之间	29（25.3~32.0）
36周末	剑突下2横指	32（29.8~34.5）
40周末	脐与剑突之间或略高	33（30.0~35.3）

感到晕眩怎么办

怀孕中期或接近中期时，你可能会觉得头晕目眩、头昏眼花，这是正常的怀孕反应。除非发生的频率越来越高，而且越来越严重。否则，不会造成什么不良的影响。

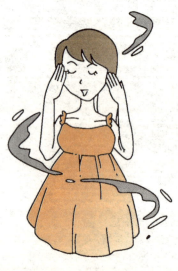

头晕目眩主要是由于脑部供血不足引起的，如孕妇的身体动作变化很大或是长时间坐着或站着保持一种姿势，都会造成脑部供血不足而引起头晕目眩感。如果你晕眩的次数十分频繁，就应该到医院进行检查，找出病因对症下药。

下面是预防和减少怀孕时发生晕眩现象的小技巧：

（1）以少量多餐的方式，补充营养价值高的点心。

（2）定期做产前检查。每次做产检时，别

忘了测量血压，定期检测血液铁质含量是否正常。

（3）避免长期保持同一站姿或坐姿。如果真的必须一直坐着，就别一直坐着不动，要抬高腿部。在坐着的同时，做一些简单的腿部运动。如频繁前后或左右变换姿势；脚部尽量上下摆动；腿和脚做划圈运动；还可以分别将你的双腿交互举起、放下等。

（4）进入怀孕后半期，尽量朝左侧躺着或睡觉。

（5）不论从躺姿爬起来，还是从坐姿站起来，动作应该放轻、放慢。

（6）如果感觉到轻微头晕，最好能坐就坐，能躺就躺。躺下时，头部平躺，将腿部微微举高。

（7）如果坐下之后，晕眩的现象仍然没有明显的改善，如果可能的话，最好设法找一处舒适的地方躺下。此时，头部应保持半躺，并且将腿部微微举高。

聆听音乐《勃兰登堡协奏曲》

古典音乐最有利于胎宝宝的大脑发育，今天孕妈妈就为胎宝宝放一曲巴赫的《勃兰登堡协奏曲》吧！

（1）**孕妈妈来欣赏** 1727年，巴赫收集了他的六首最好的协奏曲献给勃兰登堡的克里斯蒂安·路德维希侯爵，这就是著名的六首《勃兰登堡协奏曲》，乐曲融合了意大利协奏曲的热情欢快和德国音乐的冷静均衡，运用了华丽而高超的复调手法以及活跃而宏伟的旋律。巴赫用这首作品把大协奏曲这种当时已经趋于过时的体裁推向了最后的高峰。

（2）**胎宝宝来感受** 《勃兰登堡协奏曲》饱含巴赫饱满的情绪和自然奔涌的艺术灵感，乐曲整体表现出一种理性与欢乐向上的人文精神，被瓦格纳称为"一切音乐中最惊人的奇迹"。相信胎宝宝一定会喜欢音乐天才巴赫的这首经典曲目。

孕22周 大脑神经开始活动

胎宝宝在长，准妈妈在变

(1) 胎宝宝在长 这时胎儿的体重大约已有350克，身长已有19厘米了。胎宝宝现在看起来像一个"小人儿"了，只是脸上皱巴巴、红红的，头上、脸上布满了胎毛。眉毛和眼睑已清晰可辨，小手指已长出娇嫩的指甲。宝宝的牙齿在这时也开始发育了，这时候主要是恒牙的牙胚在发育。胎儿的皮下脂肪尚未产生，这时他的皮肤是红红的，皱巴巴的像个小老头。

本周开始，胎宝宝的大脑神经开始活动，他清醒的时间也会越来越长。他喜欢听来自外界的音乐、谈话。当然啦，让他百听不厌的一定是妈妈温柔的声音。

(2) 准妈妈在变 本周开始，准妈妈体重大约以每周增加250克的速度在迅速增长。子宫也日益增高，压迫肺部，由于骤然增加的体重和增大的子宫，使准妈妈的体重越来越重。而随着子宫的增大，你身体的重心发生了变化，突出的腹部使重心前移，为了保持平衡，你不得不挺起肚子走路。这时你可不能再穿高跟鞋了，它不仅会使你背部肌肉的紧张程度加重而导致疼痛，而且还会使你重心不稳，这很危险。你的肚脐可能不再是凹下去的，它可能是平的，也可能很快会凸出来。由于孕激素的作用，你的手指、脚趾和全身关节韧带变得松弛，这也会使你觉得有些不舒服。

除了越发严重的妊娠纹，另一种在孕期你可能会注意到的皮肤变化，是一种被称为蛛形血管瘤的东西。它们是一些微红凸起的、带有细小分支的小块。通常会出现在脸、脖子、胸的上部和胳膊上，它们是由孕期增高的雌激素引起的，通常会在生产后自然消失。

孕中期 宝宝努力在成长（孕4～7个月）

本周营养提示

由于准妈妈在这个时期更容易发生口腔问题，不仅会危害准妈妈的身体健康，还会威胁胎宝宝的安全。所以，在饮食方面应尽量避免摄入不利于口腔健康的食物，如蛋糕、甜面包、糖果、饼干、含糖饮料等甜食。多吃蔬菜水果，多喝牛奶和骨头汤，多食富含B族维生素、维生素C、蛋白质的食物，能预防鼻腔和牙龈出血。但要注意不要摄入过多简单的糖类食品（如蔗糖、果糖、葡萄糖等），注意能量平衡，否则易引发妊娠糖尿病。

准妈妈要多吃补血、含铁的食物。补血食物以含有铁质的胡萝卜素为最佳，如：金针菜、桂圆肉、胡萝卜、菠菜、黑豆。含铁量高的动物类食品有：蛋黄、牛肉、肝、肾等。另外，准妈妈要吃一些维生素C含量丰富的食物，如大枣、猕猴桃等，有利于铁的吸收。

本周胎教提示

最近你会发现胎动更加频繁了，好像无论你做什么事，胎宝贝都在积极地做出回应，让你感受到这个小家伙的存在。所以要抓住时机进行胎教，不要让小宝贝演独角戏哦。

准妈妈可以每天听一段抒情优雅的古典音乐，或是找些短小、有趣的童话，请老公一起配合，富有感情地朗读给小家伙听。也可以买一盘幼儿故事磁带，每天听一段。最好是反复地讲或听同样的音乐或是固定的几个小故事。

肥胖孕妈妈要注意均衡营养

孕妈妈肥胖可导致分娩巨大婴儿，还容易造成妊娠糖尿病、妊娠高血压、剖宫产及产后出血情况增多等。因此一定要注意孕期营养，平衡膳食，不可暴饮暴食，注意防止肥胖。

已经肥胖的孕妈妈不应该通过药物来减肥，可以在医生的指导下，通过调节饮食来控制肥胖。肥胖孕妈妈饮食要注意下面几点：

（1）**控制进食量** 肥胖的孕妈妈应控制摄入糖类食物和脂肪含量高的食物，米饭、面食等粮食均不宜超过每日标准供给量。

动物性食物中可多选择含脂肪量相对较低的鸡、鱼、虾、蛋、奶，少选择含脂肪量相对较高的猪、牛、羊肉，并可适当多吃豆类食品，这样可以保证蛋白质的供给，又能控制脂肪量。

少吃油炸食物、坚果、植物种子等脂肪含量较高的食物。

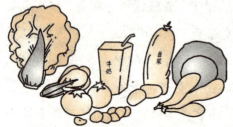

（2）**多吃蔬菜水果** 当主食和脂肪进食量减少后，往往饥饿感较明显，可以多吃一些蔬菜、水果，注意要选择含糖分少的水果，既能缓解饥饿感，又可增加维生素和矿物质的摄入。

（3）**养成良好的膳食习惯** 有的孕妈妈喜欢吃零食，边看电视边吃东西，不知不觉进食了大量的食物，这种习惯非常不好，容易造成营养过剩。肥胖孕妈妈要注意饮食有规律，按时进餐。可选择热量比较低的水果作零食，不要选择饼干、糖果、瓜子、油炸土豆片等热量比较高的食物作零食。

孕期外用药也要警惕

孕期外用药也应慎用，因为一些外用药能渗透皮肤被吸收进血液，引起胎儿或乳儿中毒，造成胎儿神经系统器官受损。

（1）**杀癣净** 其成分是克霉唑，多用于皮肤黏膜真菌感染，如体癣、股癣、手足癣等，动物实验发现它不仅有致胚胎毒性作用，哺乳期妇女外用，其药物成分还可以分布入乳汁，虽然临床上未见明显不良反应和畸变报道，但此药应该慎用。

（2）**达克宁霜** 含硝酸咪康唑，有刺激性，皮肤敏感的易发生接触性皮炎，或因刺激发生灼感、红斑、脱皮起疱等。如出现上述反应，应停用，以免皮损加重或感染。

（3）**百多邦软膏（莫匹罗星）** 是一种抗生素外用软膏，在皮肤感染方面应用较广泛。但有不少专家认为，孕期最好不要使用，因为此膏中的聚乙二醇会被全身吸收且蓄积，可能引起一系列不良反应。

（4）**阿昔洛韦软膏** 属抗病毒外用药。抗病毒药物一般是抑制病毒核糖核酸的复制，但同时对人体细胞的核糖核酸聚合酶也有抑制作用，从而影响人体核糖核酸的复制。所以，妊娠期在使用各种抗病毒外用药时应慎重。

(5) **皮质醇类药** 应用于各类皮肤病。这类药具有抗炎、抗过敏作用，如治荨麻疹、湿疹、药疹、接触性皮炎等。但是，妊娠期妇女大面积使用或长期外用时，可造成婴儿肾上腺皮质功能减退，并能透过皮肤吸收，小剂量分布到乳汁中。此外，这类药还可造成妇女闭经、月经紊乱，故准备怀孕的妇女最好不用。

总之，在孕期、哺乳期，无论是使用口服药物，还是外用药物都应该在医师的指导下进行，才能保证用药安全有效。

如何预防食物过敏

据美国学者研究发现，约有50%的食物对人体有致敏作用，只不过有隐性和显性之分。有过敏体质的准妈妈可能对某些食物过敏，这些过敏食物经消化吸收后，可从胎盘进入胎儿血液循环中，妨碍胎儿的生长发育，或直接损害其某些器官，从而导致胎儿畸形或患疾病。

准妈妈应该如何预防食用过敏食物，可从以下5方面注意：

(1) 以往吃某些食物发生过敏反应现象，怀孕期间禁止食用。

(2) 不要食用过去从未吃过的食物或霉变食物。

(3) 在食用某些食物后，如发生全身发痒、出荨麻疹或心慌、气喘以及腹痛、腹泻等现象时，应考虑到食物过敏，立即停止食用这些食物。

(4) 不吃或慎吃容易致敏的食物，对海产食物可先少量吃，看是否有过敏反应再决定以后是否食用。

(5) 食用蛋白类食物，如动物肉、肝、肾，蛋类，奶类，鱼类等应烧熟煮透，以减少过敏。

孕期应对水肿

据统计，约有75%的准妈妈在怀孕期间或多或少会有水肿情况发生，而且是在怀孕7~8个月后，症状会更加明显，这是由于子宫越来越大，压迫到下腔静脉，因而造成血液循环回流不顺。那么，有哪些水肿是不正常的呢，准妈妈又应该注意些什么？

(1) **过胖的"肿"** 孕中期准妈妈胃口大开，营养全面，没有切实地控制体重，到了孕后期，体重一下子增加了不少，这样的准妈妈要注意饮食，不能让体重增加过多。

(2) **生理性水肿** 这是大多数准妈妈都会经历到的。肿胀的手脚，做事和走路都觉得不方便。所谓"生理性"水肿，主要是由于子宫压迫造成，增大的子宫会压迫从心脏经骨盆到双腿的血管。血液和淋巴液循环不畅，代谢不良，导致腿部组织体液淤积，一般多发生在脚踝或膝盖以下处，通常准妈妈在早晨起床时并不会有明显症状，但在经过白天久站和夜间活动量减少后，大约在晚上睡觉前，水肿症状就会比较明显呈现。但生理性水肿一般不会对胎儿造成不良影响，这种水肿产后会自愈，所以准妈妈不用担心。

(3) **病态性水肿** "病态性水肿"则由疾病造成。例如：妊娠毒血症、肾脏病、心脏病或其他肝脏方面的疾病，这些疾病不仅会对准妈妈的身体造成不同程度的影响，对胎儿的健康也会有危害。且病态性水肿的症状，不仅呈现在下肢部位，双手、脸部、腹部等都有可能发生。如果用手轻按肌肤，多会呈现下陷、没有弹性、肤色暗蓝等现象。

水肿是孕期的常见现象，而体重增加也是产前检查时医生和准妈妈关心的问题。总之，只要不是突然肿得很厉害或体重增加得特别多、特别快，准妈妈大都可以安心地度过孕期。

做好羊水监测

羊水是维系胎宝宝生存的要素之一，从胚胎开始形成前，就必须先有羊水将厚实的子宫壁撑开来，提供胎宝宝生长发育的空间。它还是子宫遭受外力冲击时的缓冲剂，能维持稳定的温度，可通过分析其成分来了解胎宝宝的健康情况与成熟度等，而且阵痛时借着水囊传导力亦可协助扩张宫颈。

(1) **羊水过多**

症状： 妊娠期羊水量超过2000毫升时就是羊水过多。羊水过多症可以分为急性和慢性两种，羊水量在短时间内急剧增加者，称为急性羊水过多；相反，若在较长时间内渐渐增加，称为慢性羊水过多。

急性羊水过多，多发生于妊娠20～24周。典型症状为：准妈妈呼吸困难，尿少，外阴部及下肢水肿，子宫壁紧张，摸不到胎宝宝，听不清胎心音，患者不能平卧，个别患者不能行走，只能端坐。

而慢性羊水过多，可无症状，仅产检发现子宫较孕周大，不易扣及胎儿，可感胎宝宝浮游于大量羊水中，胎位不清，胎心遥远或听不清。

原因：胎儿先天性畸形往往伴有羊水过多，约占羊水过多总数的40%。此外，若患有妊娠期高血压疾病、妊娠合并糖尿病及双胎妊娠时，也可以出现羊水过多。

危害：羊水过多，使胎儿在宫腔内过于浮动，容易发生胎位不正。破水时，有发生脐带脱垂的危险。

治疗：羊水过多，首先应查明原因，针对疾病进行治疗。

轻度的羊水过多，不需特殊治疗，大多数在短时间内可自动调节。如果羊水急剧增加，孕妇应请医生诊治，同时减少食盐的摄入。

中度羊水过多，可通过低盐饮食调整血糖，利尿药物应用、中医中药治疗以缓解病情，也可在医院通过穿刺的办法减少羊水。

(2) 羊水过少

症状：孕足月时羊水量少于300毫升，称为羊水过少。准妈妈常无自觉症状，只有医生作腹部触诊，并进行B超检查后才能诊断。

原因：胎宝宝畸形。如先天性肾脏缺损，肾脏发育不全、输尿管或尿道狭窄等泌尿器官畸形，致使胎宝宝尿少或无尿。因胎宝宝尿液是羊水的组成部分，所以羊水量也就少了。

过期妊娠。由于胎盘缺血缺氧、功能减退，引起胎宝宝血液重新分配，使胎宝宝血液主要供给胎宝宝脑和心脏，致使肾血流量减少，使胎宝宝尿液减少，因此羊水量减少。

胎膜本身病变，也可引起羊水过少。

危害：羊水过少如果发生在孕早期，使胎膜和胎体发生粘连，可造成胎宝宝严重畸形，如肢体缺损。若发生在妊娠中、晚期，子宫四周压力直接作用于胎体，易引起胎宝宝斜颈、曲背、手足畸形及肺发育不全等。发生在孕晚期时，常导致胎宝宝宫内窘迫、新生儿窒息及围产儿死亡等。

治疗：羊水过少的治疗也要先查明发病原因。如果羊水过少，胎儿经检查无畸形，孕妇没有严重并发疾病，可在医生的指导下，通过快速饮水的办法增加羊水量。凡足月未临产而又属缺乏羊水的孕妇，可在2小时内饮水2000

毫升（约4碗水），如果仍然达不到要求，还可重复上述办法。这种办法安全、有效、简便、易行，也没有副作用，可在医生的指导下进行。

盘腿坐锻炼法

人们往往用"九级痛"来形容妈妈分娩时承受的痛苦，对于怕痛的准妈妈来说，分娩的剧痛恐怕是不能逾越的坎。其实，想顺产的妈妈，可以在孕期多做以下锻炼，可以帮助你减轻分娩疼痛，顺利度过产程。

准妈妈在妊娠期间做下蹲和盘膝而坐将增强腿部肌肉的力量，也增加盆腔的血液循环，使关节更柔韧，你会觉得分娩更容易。通过这些锻炼，骨盆可以得到充分伸展，有助于会阴组织放松。

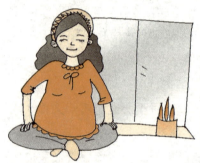

(1) 锻炼时间 孕22周。

(2) 锻炼方法 准妈妈保持背部挺直，然后坐下，两腿弯曲、脚掌相对。尽量靠近自己的身体，抓住脚踝，用两肘分别向外压迫大腿内侧，使其伸展开来，这种姿势每次保持20秒。重复数次。

如果准妈妈感到盘腿有困难，可以在大腿两侧各放一个垫子，或者用背靠墙而坐，但要尽量保持背部挺直。准妈妈可以两腿交叉而坐，这种坐姿也许会感到更舒服，但要注意不时地更换两腿的前后位置。

(3) 作用阐释 锻炼背部肌肉：盘腿坐锻炼法需要准妈妈长期保持背部直立的姿势，这样可以有效增加背部肌肉，提高肌肉弹力，减轻准妈妈的疲劳感。

增强下体灵活度：盘腿坐锻炼法还可以增强准妈妈大腿的灵活性，改善准妈妈身体下半部的血液循环，使两腿在分娩时能很好地分开。

促进骨盆打开：盘腿坐锻炼法也能够提高骨盆的灵活性，使准妈妈在分娩时能够顺利打开骨盆。

准妈妈采用蹲坐式、扶持的跪式、直立的坐式等分娩方式可以很大程度减轻分娩的痛苦。但是这些方式需要准妈妈长期保持背部直立，很容易造成准妈妈疲劳，而盘腿坐锻炼法可以有效延长准妈妈保持直立的时间。

吃东西时细嚼慢咽

孕妈妈进食是为了充分吸收营养,保证自身和胎宝宝的需要。吃东西时狼吞虎咽,食物未经充分咀嚼就进入胃肠道,与消化液接触的面积会大大缩小,相当一部分营养成分无法被吸收,这就降低了食物的营养价值。同时,狼吞虎咽也会使消化液分泌减少。人体将食物的大分子结构变成小分子结构,是靠消化液中的各种消化酶来完成的。慢慢咀嚼食物引起的胃液分泌,比食物直接刺激胃肠引起的胃液分泌要多,且含酶量高,持续时间长,对人体摄取食物营养更为有利。

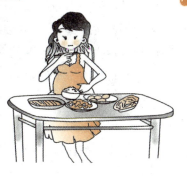

食物咀嚼不够,还会加大胃的负担、损伤消化道黏膜,易患肠胃病。同时,狼吞虎咽容易导致饭量大增,易引发肥胖症。

孕妈妈多吃核桃,宝宝更聪明

中国营养学会推荐,孕妈妈膳食中脂肪供能的百分比应为20%~30%,其中饱和脂肪酸供能应该小于10%,单不饱和脂肪酸、多不饱和脂肪酸供能都为10%。多不饱和脂肪酸中亚油酸与亚麻酸的比例为4∶6.1。也就是说,孕妈妈既要注意膳食脂肪总量的摄入,也要保证脂肪酸的比例适宜。

其中,亚麻酸的摄入更为重要。这是因为,亚麻酸对胎宝宝的脑部、视网膜、皮肤和肾功能的健全十分重要,长期缺乏亚麻酸会影响注意力和认知发育。从胎宝宝第26周至出生后2岁,是人体脑部和视网膜发育最为重要的阶段。由于母体是胎宝宝和婴儿营养的主要提供者,所以孕期和哺乳期的妈妈要特别注意亚麻酸的摄入。

核桃不但含有亚麻酸和磷脂,且富含维生素E和叶酸,孕期和哺乳期妈妈不妨多吃。

孕期流鼻血怎么办

流鼻血是怀孕期间较为常见的一种现象,在怀孕的早期、中期、晚期都会出现,尤其是到了孕中、晚期会更严重。孕妈妈之所以爱流鼻血是因为体内分泌出大量的孕激素，使血管扩张、充血。

同时，孕妈妈的血容量比非孕期增高，而鼻腔黏膜血管十分丰富，血管壁又较薄，所以容易引起出血。此外，某些疾病也可引起鼻出血，如鼻息肉、凝血功能障碍、急性呼吸道感染等。

针对鼻出血，孕妈妈一方面要加强预防，如注意饮食结构，少吃辛辣食物，多吃富含维生素 C 和维生素 E 类的食品，如黄瓜、西红柿、苹果、芒果、桃子等，以及豆类、蛋类、乳制品等食物，来增强血管弹性。

还要避免擤鼻涕、挖鼻孔等动作，避免因损伤鼻黏膜血管而出血，应加强鼻部按摩，每天用手轻轻地按摩鼻部和脸部的皮肤 2 次，促进局部血液循环，尤其是在冬天。

另一方面，学会紧急应对流鼻血的方法，可将流血一侧的鼻翼推向鼻梁，并保持约 10 分钟，即可止血。如两侧均出血，则捏住两侧鼻翼；如左鼻孔流血，可举起右手臂，右鼻孔流血，举起左手臂，数分钟后即可止血；坐在椅子上，将双脚浸泡在热水中，也可止鼻血。

做糖筛要注意什么

要得到准确的糖筛结果，孕妈妈在做糖筛前就应该做好准备工作，具体内容包括以下几项。

（1）检查前 2 周左右减少淀粉、糖分的摄入。

❶ 尽量少吃主食，每餐主食量应小于 100 克。早晨最好不要喝大米粥，可用牛奶来代替。

❷ 少吃或不吃高油脂食品，尽量不吃含糖食品。这里所说的含糖食品是指不经过任何转化，直接能被人体吸收的含有精糖的甜食、饮料、水果，如可乐、巧克力、甘蔗、西瓜等。

❸ 多吃蔬菜、多饮水，适量运动。蔬菜的进食量每天不宜少于 500 克，以补充维生素和纤维素。

（2）糖筛或糖耐量检查前一天，最好以清淡的素食为主，米饭也最好少吃。

（3）前天晚上 8 点以后不要进食，水也要少喝。

（4）喝葡萄糖水的时候不要太快，慢慢喝，不要一口气喝完，要在 3~5

分钟之内喝完。喝完后最好多走动，这样1个小时内能量会有所消耗，会帮助降低血糖浓度。

（5）抽血时间掌握好，喝完后的1小时再抽血。

有目的地训练宝宝的听力

如果在胎儿期，准妈妈就开始进行科学胎教，出生后的孩子思维反应敏锐，接受能力强，学习成绩优秀。

（1）用亲切的乳名呼唤腹中的宝宝　宝宝出生后，家中的长辈都会给宝宝取个响亮的名字。其实，按照胎教的理论，在孩子出生后再起名字就已经晚了。在怀孕第6个月，就应当给腹中的宝宝取一个乳名。准爸妈经常用亲切的乳名呼唤宝宝，并且经常和宝宝说话，这样可以更好地和宝宝进行感情交流。

（2）孕期要有目的地训练宝宝的听力　胚胎学研究证明，胚胎从第8周开始初步形成神经系统，听神经开始发育。当胎儿发育进入5~7个月时听力完全形成，能分辨出各种声音，并在母体内做出相应的反应。胎儿通过辨别不同的声响，表示出对自己母亲的声音特别敏感。

研究者在怀孕最后5~6周时让准妈妈给胎儿读一篇故事，历时5个多小时，当胎儿一出生后进行吸吮试验，先准备两篇完全不同的儿童读物，一篇是准妈妈曾经给胎儿朗读的故事，另一篇是婴儿在母亲体内没听到过的故事。婴儿通过不同的吸吮方法才能听到这两篇不同的儿童读物。结果发生了让人非常惊喜的事情，这些婴儿完全选择了他们出生前学过的故事。

当准爸爸通过话筒直接与胎儿讲话和唱歌时，研究发现，如果胎儿喜欢听某种声音，就会表现得安静，而且胎头会逐渐移向妈妈腹壁；如果听到不喜欢听的声音，胎头就会马上扭开，并且用脚踢妈妈的腹壁，表示不高兴。以上这些事实说明了胎儿在未出生前已经具备了听力。

如何教胎儿"唱歌"

根据医学专家对妊娠第154天子宫外胎儿脑电波记录的研究证实：听觉能记录于脑电波中是在胎龄第20~24周左右，耳蜗的形态和听神经的分化基本完成。因此,从22周开始,音乐胎教中应该增加母亲和父亲教胎儿"唱"音符的内容。

虽然胎儿不会张嘴唱歌。但是,只要父母持之以恒地坚持教唱,定能收到好的效果。

具体做法是:母亲或父亲采用音符练习发音。例如:"1、2、3、4、5、6、7、i"、"i、7、6、5、4、3、2、1"。反复轻声教唱若干遍,每唱完一个音符停顿几秒钟,正好是胎儿复唱的时间。在教唱时,准妈妈应该充分地发挥自己的想象力,就好像子宫中的胎儿神奇地张开蓓蕾似的小嘴,随着父母虔诚的音律和谐地跟着学唱。父母还可以选唱一些简单的乐曲。时间一长,音符刺激可以在胎儿的大脑中构成记忆,奠定后天音乐基础。

值得注意的是:在教胎儿唱音符时,室内应保持安静,尽量避免噪音干扰。每天教唱1~2次,每次3~5分钟。最好定时教,并拟定一个施教计划,由夫妻二人交替进行。

孕23周 像个小老头

胎宝宝在长,准妈妈在变

(1) **胎宝宝在长** 23周的胎宝宝看起来已经很像一个微型宝宝了,他的身长大约20厘米,体重大约450克。由于皮下脂肪尚未产生,这时胎儿的皮肤是红红的,而且皱巴巴的,样子像个小老头。皮肤的褶皱是给皮下脂肪的生长留有余地。他的嘴唇、眉毛和眼睫毛已各就各位,清晰可见,视网膜也已形成,具备了微弱的视觉。胎儿的胰腺及激素的分泌也正在稳定的发育过程中。此时在胎儿的牙龈下面,恒牙的牙胚也开始发育了。

(2) **准妈妈在变** 本周,准妈妈的体重增加了5~7千克。此阶段子宫扩展到肚脐上方约3.6厘米处。也许有些准妈妈会发现不只是乳房、腹部的妊娠纹增多了，大腿上也出现了淡红色的纹络，甚至耳朵、额头或嘴周围也生出小斑点，下腹及外阴的颜色似乎比以往加深了些。肚子不仅是大了，也变得非常能吃，可能连一些你以前本不喜欢的食品都能让你感到很有食欲。

本周营养提示

本周，准妈妈会特别偏好某些食品，看到平时爱吃的冰激凌、麻辣豆腐或者可乐饮料时你是不是非常眼馋？没关系，这个时候偶尔可以稍稍地放松一下对自己的要求，但一定要有节制，尽量用其他的健康食品来代替这些可能给你和宝宝带来损害的食物。此外，为了宝宝将来能长一口好牙，准妈妈要多补充钙质。

准妈妈应继续保持以前的良好饮食方式以及良好的饮食习惯，中餐和晚餐要多选用豆类或豆制品，一般来讲，摄取100克左右豆制品就可以获得100毫克的钙。同时，多选用乳酪、海米、芝麻或芝麻酱、西蓝花及羽衣甘蓝等，保证钙的摄取量至少达到每天1000毫克。

本周胎教提示

用触摸和声音与胎儿沟通，能安抚胎儿与舒缓母亲情绪。抚摩胎教应有规律性并注意力度，一旦胎儿踢蹬不安，立即停止，并轻轻抚摩。开始时每次5分钟，等做出反应后，每次5~10分钟。在按压拍打胎儿时动作一定要轻柔。

准妈妈宜多吃豆类食品

豆类食品有健脑功效，准妈妈适量吃豆制品，对胎儿智力发育有益。大豆中含有相当多的氨基酸和钙，正好弥补米、面中这些营养的不足。谷氨酸、天冬氨酸、赖氨酸、精氨酸在大豆中的含量分别是米中的6、6、12、10倍，而这些营养物质都是脑部所需的重要营养物质，可见大豆是很好的健脑食品。

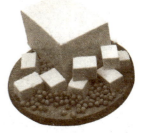

大豆中蛋白质含量约占40%，而且是适合人体智力活动需要的植物蛋白。因此，从蛋白质角度看，大豆也是高级健脑食品。

大豆中脂肪含量也很高，约占20%。在这些脂肪中，油酸、亚油酸、亚麻酸等优质多不饱和脂肪酸又占80%以上，这也表明大豆是高级健脑食品。与黄豆相比，毛豆的健脑作用更明显。毛豆是灌浆后尚未成熟的大豆，含有较多维生素C，煮熟后食用，是健脑的好食品。

豆制品中，首先值得提倡的是发酵大豆，也叫豆豉，含有丰富的维生素B，其含量比一般大豆高约1倍。维生素B在谷氨酸代谢中起着非常重要的作用，而谷氨酸是脑部的重要营养物质，多吃可提高人的记忆力。

豆腐也是豆制品的一种，其蛋白质含量约占35.3%，脂肪含量约占19%。因此，豆腐是非常好的健脑食品。其他如油炸豆腐、冻豆腐、豆腐干、豆腐片（丝）、卤豆腐干等都是健脑食品，可搭配食用。

豆浆和豆乳中亚油酸、亚麻酸、油酸等多不饱和脂肪酸含量都比较多，可谓是比牛奶更好的健脑食品。准妈妈应经常喝豆浆，或与牛奶交替饮用。

警惕孕期尿路感染

尿道感染也称"尿路感染"，是妊娠期出现的常见病症之一。该病多半是由孕妈妈特殊的生理特征和孕期的身体变化所致。孕妈妈一定要留心尿道感染的发生！

(1) 孕期尿道感染的类型 孕期尿道感染分为以下两类：一类是无症状性菌尿，临床上仅有腰酸症状，容易被忽视；另一类是症状性肾盂肾炎，除有菌尿外，孕妇常伴有寒战、高热、尿频、尿急、尿痛、排尿不净及腰酸腰痛等临床表现，所以确诊比较容易。

(2) 孕期尿道感染的预防 ❶正确的饮食习惯：孕妈妈应该多喝水，养成良好的饮水习惯。孕妈妈也可以用西瓜、冬瓜、青菜等一些具有清热解毒、利尿通便功效的食物代替白开水。另外，喝一些清热利尿的汤品，如绿豆汤、银耳莲子羹等，也可以预防尿道感染。

❷个人卫生的清洁：细菌容易侵入不洁的尿道里，因此保持外阴部和尿道的清洁，对于防治尿道感染是至关重要的一步。孕妈妈要注意经常洗澡，勤换内衣裤，保持清洁。孕妈妈的内裤最好选用棉材质的，透气性要好，每次清洗的时候用沸水消毒，并放置在阳光下暴晒杀菌。裤子不要过紧，以免挤压外阴部而滋生细菌。

(3) 孕期尿道感染的治疗 治疗的基本原则是疏通积尿和消除感染。首先，在急性期应卧床休息，取侧卧位，左右轮换以减少妊娠子宫对输尿管的压迫；其次，多饮开水或静滴5%的葡萄糖液，使每日尿量保持在2000毫升以上，并摄入足量的新鲜水果和蔬菜以促进大便通畅；在抗生素方面选择对革兰氏阴性菌有效，且对胎儿影响小的氨苄青霉素、先锋霉素等药物。

手指操轻松去掉面部水肿

妊娠中后期，脸部会慢慢出现肿胀现象，会影响心情，甚至不愿照镜子。肿胀是由于脸部血液循环受阻、新陈代谢失衡所致。这里推荐几种手指按摩操，帮你轻松解决苦恼。

手指操	操作步骤	操作要领	操作功效
双手大拇指按摩操	用双手大拇指的指根部轻轻按住同侧的太阳穴，以局部酸痛为宜，持续5分钟即可	按压时，可以先向太阳穴的斜上方按压，然后朝外侧慢慢推移	可以有效地消除双眸水肿，还孕妈妈一双迷人的大眼睛
双拳敲打	孕妈妈将两只手紧握成拳，轻轻放置在太阳穴处，然后从太阳穴一直敲打到脸颊，可反复来回敲打数次，注意敲打时力度适度	双拳来回敲打时，孕妈妈一定要注意掌握好敲打的力度，不可太过用力，尤其是太阳穴，以免产生不适	可以调整、美化孕妈妈的脸部线条，让其脸部线条更纤细、更完美
三指指尖按摩操	孕妈妈用食指、无名指、中指的指尖，轻轻按摩整个脸部，重点按摩从嘴角到太阳穴的各个部位	按摩时，可以采用轻轻揉按式，也可以采用划圈式，力度以自我感觉舒服为宜	能够有效地改善水肿的面部，舒缓肌肤并放松心情

孕妈妈怎样喝茶更健康

茶对人体有营养价值和保健功效，但孕妇是一个特殊的群体，该如何喝茶，喝什么茶好呢？孕妇喝茶需辨清体质，适当饮用淡茶。不当饮茶可能伤身。

茶从治病的药物逐步发展成为日常的饮料，其间经历了很长一段时间。茶叶不仅具有提神清心、清热解暑、消食化痰、去腻减肥、解毒醒酒、生津止渴、降火明目、止痢除湿等药理作用，还对现代疾病，如辐射病、心脑血管病、癌症等，有一定的药理功效。可见茶叶是其他饮料无法替代的。

中医认为人的体质有燥热、虚寒之别，而茶叶经过不同的制作工艺也有凉性及温性之分，所以体质各异，饮茶也有讲究。燥热体质的人，应喝凉性茶，虚寒体质者，应喝温性茶。

中医是这样说的："产前一盆火，产后一盆冰。"意思是产前饮食宜偏凉性，产后饮食宜偏温性。所以孕妇应该喝凉性的茶，比如绿茶、清茶（铁观音）、花茶等。这些茶有清热降火、疏肝解郁、理气调经的功效。而对于体质虚弱的孕妇，可以适当喝一点温性茶，比如红茶、普洱茶。

不管选择什么样性质的茶叶，都忌喝浓茶，因为浓茶里含有过量的咖啡因，会使孕妇兴奋，给胎儿带来过分的刺激。

职场孕妈妈如何吃好工作餐

工作餐是困扰孕妈妈的一个头疼的问题。本来怀孕期间继续上班已经很辛苦了，同时还要吃没有营养、千篇一律的工作餐，营养会不会跟不上呢？尤其是到了孕中期，孕妈妈胃口大开，外面卖的清汤寡水的工作餐，根本没有办法满足孕妈妈的好胃口，怎么办？

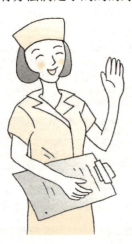

吃工作餐不可避免，但孕妈妈也不必过于担心，只要做到以下3点，工作餐也可以吃得营养又美味。

首先，对待工作餐要秉持"挑三拣四"的第一原则，避免吃那些对孕期不利的食物。毕竟工作餐是为普通人设计的，可不会对孕妈妈进行特殊照顾。

其次，孕妈妈应该讲究五谷杂粮、平衡膳食，不能再由着性子爱吃什么就吃什么，而应从营养的角度出发来选择食物，降低对口味的要求。

最后，自备些零食，如水果、面包、坚果、牛奶等，饿了就吃。

孕妈妈怎么做能防治妊娠肾病

除了孕前就患有肾脏疾病，有些孕妈妈也可能在妊娠后合并肾病。

一方面，有些女性可能在孕前就有隐匿性肾炎，但平时没有任何症状，等到一怀孕，肾脏负担加重，隐匿性肾炎就显现而出了；另一方面，有些女性可能在孕前没有任何肾脏损害或疾病，但是到妊娠中晚期以后，可能出现的妊娠高血压综合征等妊娠合并症，也会造成肾脏受损，出现蛋白尿等症状。

这时，必须先找出引起妊娠合并肾病的原发病，看是否为妊高症、免疫性疾病或者其他疾病所致，然后对症治疗。只有控制好了原发病，才能更好地避免肾脏进一步受损。

注意以下几点，就可预防和治疗妊娠以后出现的肾病及肾脏损伤。

第一，营养全面、均衡。由于胎儿生长发育需要，孕妈妈摄入的蛋白质要比正常人多，但是也不能太多，具体量可咨询医生。

第二，测体重，看水肿是否加重。一般理想体重为：(身高－100)×0.9，妊娠中的体重，以比此体重增加9～11公斤最理想。

第三，控制食盐分量。妊娠中盐分吸收过多，是患肾病及妊娠中毒症的原因之一，建议每天食盐控制在3～5克。不过，控盐很困难，尤其要注意的是化学调味品及加工食品中所含的盐分。尽量不吃火腿、速食面、快餐、糕点等盐分多的食品，常吃减盐效果好的黄绿色蔬菜、海藻类食物。

第四，定期监测肾功能。孕早期1月1次，临产前1周1次。

第五，多喝水，防止尿路感染。

准妈妈预防胀气有方

怀孕期间，因体内荷尔蒙改变，黄体素的分泌也明显活跃起来。这种激素虽然可以抑制子宫肌肉的收缩以防止流产，但它也同时会使人体的肠道蠕动减慢，使得怀孕初期不仅害喜，恶心、呕吐，胃酸逆流到食道，同时还会有便秘的困扰，进而引起整个肠胃道都不舒服。

怀孕中期以后，逐渐增大的子宫会将胃推向上方，亦会压迫到直肠，造成肠道水分被过度吸收，形成排便困难。当便秘情况严重时，腹胀的情形也就会更加明显。

那么，准妈妈应该如何预防胀气呢？

（1）避免喝茶过量　茶叶中的单宁酸会妨碍铁质吸收，咖啡因也会刺激肠胃，建议在餐后及两餐间饮用，并以发酵过的熟茶代替生茶，浓度也不宜过浓。

（2）避免易产气食物　如：豆类、油炸食物、汽水、糯米、泡面。

（3）减少甜食或精细食物摄取　甜食多为酸性食物，容易产生过多胃酸；而精细食物则缺乏纤维质，易使便秘情况加剧。

（4）避免服用薏仁　薏仁具有利水功效，除非有特殊水肿状况，否则孕期不建议食用。

（5）不要自行使用泻药　便秘严重时，可请医师开一些润滑的塞剂，千万不要自行使用泻药，以免引发子宫收缩，造成流产或早产状况发生。

胀气时你可以这样做：

（1）**少量多餐**　帮助胃部消化，减轻胃肠负担。

（2）**养成每天排便的习惯**　多吃蔬菜水果等高纤食物，促进肠胃蠕动。

（3）**适当运动**　透过全身或腰部的肌肉活动可促进肠道的蠕动。做一些简易的准妈妈体操，或是增加、延长每次散步的时间与次数。

（4）**服用紫苏饮**　取适量紫苏叶加水熬煮，用量、比例不限，可行气、健脾胃。亦可用橘红（新鲜橘子皮）替代紫苏。

（5）**适量服食辛辣物**　生姜、葱白、蒜头这类辛辣物，具有促进肠胃蠕动的效果，亦可使身体温热，可适量服食。

（6）**补充足量水分**　早餐前喝开水，每天至少摄取2000毫升的水分。亦可于水中添加些许蜂蜜，防止粪便干结，但以少量为原则。

（7）**腹部按摩**　从右下腹开始，以轻柔力道按顺时针方向按摩，每次10~20圈，一天2~3次，可帮助舒缓腹胀感。

（8）**服用胃散**　胀气状况严重时，可服用一些市售的胃散（服用前请先向医师询问），只要不长期或大量服用，对胎儿并不会产生影响。

在中医的诊断治疗中，孕期腹胀有一个专门术语叫"子悬"，但由于历代医家对于"子悬"的解释抱持不同见解，因此在治疗方式上也南辕北辙。

准妈妈爱出汗怎么办

炎热的夏天，准妈妈爱出汗怎么办呢？还有些准妈妈在夏天夜间容易出汗，这是正常现象吗？很多妈妈都会有这样的疑问，今天小编就来为你解答。

首先，要保证足够的睡眠时间，减少活动量，防止大量出汗。

其次，要注意营养。要设法调节饮食，增强食欲，注意摄取高蛋白、多种维生素和各种微量元素，以增强体质，保证胎儿健康发育。为防便秘，应多喝水，多吃新鲜蔬菜和瓜果。

准妈妈不宜过多食冷饮，以免伤脾胃。出汗多时应补充足量的水分和盐分，每天可喝几杯橘子果汁，以增强抗病能力。

另外，卧室要注意空气流通，睡觉时注意盖好腹部，以防受凉。用电风扇吹风时，宜用近似自然风的一档，并适可而止。

那么，有些准妈妈在夏天的夜间爱出汗，这是正常现象吗？

准妈妈夜间出汗多是正常的生理现象，这是由于准妈妈在怀孕期间雌激素增加，血中皮质醇结合球蛋白浓度增加，导致肾上腺皮质功能处于亢进状态，加之孕期基础代谢率增高，植物神经系统功能随之发生变化，引起血管舒缩功能不稳定，皮肤血流量增加，于是出汗增多。到妊娠晚期可能还会发生多汗性湿疹。这种现象会一直延续到产后。

出汗时，人体内的氯化钠、氯化钾、尿素、乳酸等代谢废物随汗液排出体外。因此，可以说，孕期多汗是一种保护性的生理反应，有益于准妈妈的身体健康。

胎教音乐效果大不同

胎教音乐主要有两种：一种是给孕妈妈听的，特点是优美、宁静，使情绪安静；另外一种则是供胎儿欣赏的，以 E 调和 C 调为主，基调是轻松、活泼、明快的，能较好地激发胎儿的情绪反应。

音乐的门类极多，并不是所有的音乐都能给胎儿的身心健康带来裨益，不同类型的音乐能对人的心理行为产生不同的影响。

(1) **欢快明朗的音乐**　如《江南好》《春风得意》《月亮代表我的心》

等，听着这些曲子，心情自然而然就欢快起来了。

(2) **解除忧郁的音乐** 如《喜洋洋》《春天来了》及约翰·施特劳斯的《春之声圆舞曲》等。这类作品使人心情平静，仿佛看到春天穿着美丽的衣裳同我们欢聚在一起，其曲调优美酣畅，起伏跳跃，旋律轻盈优雅。

(3) **消除疲劳的音乐** 如《假日的海滩》《锦上添花》《矫健的步伐》及奥地利作曲家海顿的乐曲《水上音乐》等。这类作品清丽柔美，抒情明朗，在疲劳的生活中多听听这些音乐，会让人舒适无比。

(4) **催眠的音乐** 有些乐曲有着非常好的催眠效果，如二胡曲《二泉映月》，古筝曲《渔舟唱晚》，此外还有《平湖秋月》《军港之夜》以及德国浪漫派作曲家门德尔松的《仲夏夜之梦》等。

(5) **促进食欲的音乐** 如果有时候胃口不好，可以听听下面的音乐。如《花好月圆》《欢乐舞曲》等。这些作品充满生活热情，令人心情愉快，食欲大增。

胎教音乐的选择应根据自己的身体状况、兴趣爱好以及胎儿的承受能力综合考虑，不能光凭自己的一时兴趣。

孕期小故事：《萝卜回来了》

雪这么大，天气这么冷，地里、山上都盖满了雪。小白兔没有东西吃了，饿得很。

他跑出门去找。小白兔一面找一面想："雪这么大，天气这么冷，小猴在家里，一定也很饿。我找到了东西，去和他一起吃。"

小白兔扒开雪，嘿，雪底下有两个萝卜。他多高兴呀！

小白兔抱着萝卜，跑到小猴家，敲敲门，没人答应。小白兔把门推开，屋里一个人也没有。原来小猴不在家，也去找东西吃了。

小白兔就吃掉了小萝卜，把大萝卜放在桌子上。

这时候，小猴在雪地里找呀找，他一面找一面想："雪这么大，天气这么冷，小鹿在家里，一定也很饿。我找到了东西，去和他一起吃。"

小猴扒开雪，嘿，雪底下有几颗花生。他多高兴呀！

小猴带着花生，向小鹿家跑去。跑过自己的家，看见门开着。他想："谁来过啦？"

他走进屋子，看见萝卜，很奇怪，说："这是哪儿来的？"他想了想，知道是好朋友送来的，就说："把萝卜也带去，和小鹿一起吃！"

小猴跑到小鹿家，门关得紧紧的。他跳上窗台一看，屋子里一个人也没有。原来小鹿不在家，也去找东西吃了。

小猴就把萝卜放在窗台上。

这时候，小鹿在雪地里找呀找，他一面找一面想："雪这么大，天气这么冷，小熊在家里，一定也很饿。我找到了东西，去和他一起吃。"

小鹿扒开雪，嘿，雪底下有一棵青菜。他多高兴呀！

小鹿提着青菜，向小熊家跑去。跑过自己的家，看见雪地上有许多脚印，他想："谁来过啦？"

他走近屋子，看见窗台上有个萝卜，很奇怪，说："这是从哪儿来的？"他想了想，知道是好朋友送来给他吃的，就说："把萝卜也带去，和小熊一起吃！"

小鹿跑到小熊家，在门外叫："开门！开门！"屋子里没有人答应。原来小熊不在家，也去找东西吃了。

小鹿就把萝卜放在门口。

这时候，小熊在雪地里找呀找，他一面找一面想："雪这么大，天气这么冷，小白兔在家里，一定也很饿。我找到了东西，去和他一起吃。"

小熊扒开雪，嘿，雪底下有一只白薯。他多高兴呀！

小熊拿着白薯，向小白兔家跑去。跑过自己的家，看见门口有个萝卜，他很奇怪，说："这是从哪儿来的？"他想了想，知道是好朋友送来给他吃的，就说："把萝卜也带去，和小白兔一起吃！"

小熊跑到小白兔家，轻轻推开门。这时候，小白兔吃饱了，睡得正甜哩。小熊不愿吵醒他，把萝卜轻轻放在小白兔的床边。

小白兔醒来，睁开眼睛一看："咦！萝卜回来了！"他想了想，说："我知道了，是好朋友送来给我吃的。"

孕24周 呼吸系统开始发育

胎宝宝在长，准妈妈在变

(1) **胎宝宝在长** 24周时的胎儿大约已有500多克，他的听力已经形成，他可以听到你发出的有些变形的说话声音、你心跳的声音和你的肠胃蠕动时发出的咕噜咕噜的声音。一些大的噪音胎儿也能听到，比如吸尘器发出的声音、开得很大的音响声、邻家装修时的电钻声，这些声音都会使胎儿躁动不安。

除了听力有所发展外，此时胎儿的呼吸系统也正在发育。他还在不断吞咽羊水，但是通常并不会排出大便，那得等到出生以后了。

(2) **准妈妈在变** 进入孕24周，子宫现在约在肚脐上3.8～5.1厘米的位置，从趾骨联合量起，约有24厘米，凸痕非常明显，很难隐藏了。随着体重的大幅增加，支撑身体的双腿肌肉疲劳加重，隆起的腹部压迫大腿的静脉，使身体越来越沉重。有些准妈妈会感到腰部和背部容易疲劳，甚至腰酸背疼。

你还会发现自己脸上和腹部的妊娠斑更加明显并且增大。有时准妈妈还会感觉眼睛发干、畏光，这些都是正常的现象，不必担心。

本周营养提示

孕24周时，胎宝宝体内也开始储备脂肪。准妈妈在饮食上对植物油与动物油的摄入量要有适当的比例，平常准妈妈不可额外摄入动物油，因为在她们的饮食中所用的肉类、奶类、蛋类均含有较多的动物性油脂，在烹调食品时用植物油就可以了。准妈妈可多吃鱼肉。这对促进胎宝宝脑发育、增强准妈妈的记忆力有益。

这个时期的准妈妈很容易被便秘所困扰。发生便秘现象后，准妈妈要注意饮食调节，多吃一些润肠通便的食品，如各种粗粮、蔬菜、黑芝麻、香蕉、蜂蜜等。也应注意适当运动，促进肠蠕动，有利于消化。不要自己随意服用泻药。

另外，为了避免孕中期小腿抽筋的现象，准妈妈在日常饮食中要注意增加钙的摄入，牛奶、豆类和豆制品、坚果类、芝麻、虾皮、蟹、蛤蜊、蛋类、海带、紫菜等都是富含钙的食品。

本周胎教提示

除了给宝宝听乐曲外，母亲用柔和的声调唱轻松的歌曲，同时想想胎儿正在静听，从而达到母子心音的谐振，称为哼歌谐振法。当你做家务时，可以哼唱几首儿歌或轻松欢快的曲子，让胎儿不断地听到母亲怡人的歌声。这样既可传递爱的信息，又播下了艺术的种子。哼歌时，声音不宜过大，以小声说话的音量为准。不能大声高唱，以免影响子宫中的胎儿。

吃准妈妈奶粉有什么好处

(1) **怀孕后需要吃孕妇奶粉吗** 即使孕妈妈膳食结构比较合理、平衡，但有些营养素只从膳食中摄取，还是不能满足身体的需要，如钙、铁、锌、维生素D、叶酸等。而孕妇奶粉中几乎含有孕妇需要的所有营养素。所以应该吃孕妇奶粉，来满足孕妈妈对各种营养素的需求。

(2) **什么时候开始吃孕妇奶粉** 从准备怀孕时开始吃，这样有利于做好受孕后的营养储备，可以提高体内的营养素的水平，有利于保证孕期营养的充足。

(3) **孕妇奶粉比鲜奶好吗** 从营养成分来讲，孕妇奶粉优于鲜奶。

目前市售的鲜奶大多只是强化了维生素A和维生素D或一些钙质等营养素，而孕妇奶粉几乎强化了孕妇所需的各种维生素和矿物质。比如，丰富的钙质是牛奶的3.5倍，可以为孕妇和胎儿提供充足的钙质，防止发生缺钙性疾病。

(4) **吃了孕妇奶粉还需要补充其他营养素吗** 如果无特殊情况，原则上不再需要补充其他营养素，以免造成营养摄取过量。孕妇奶粉里富含孕期所需的各种维生素和矿物质，基本上可以满足孕妇的营养需要。

（5）**孕期应该怎样吃孕妇奶粉** 应按照孕妇奶粉的说明，每天最好吃两次，早晚各一次。但由于每个人的饮食习惯不同，膳食结构也不同，所以对于营养素的摄入量也不完全相同。最好在营养专家或医生的指导下做一些恰当的增减，以免某些营养素过量，甚至引起中毒。

孕期下肢水肿怎么办

正常孕妇到了妊娠中后期常有轻度下肢水肿，这是由于增大的子宫压迫了下腔静脉，使血液回流受阻引起的。一般白天有水肿，经一夜卧床休息后，水肿即能消退。如果休息后仍不能消退，就属于不正常现象。孕妇下肢皮肤紧而发亮，弹性降低，用手指按压后出现凹陷。水肿的程度分轻重，由踝部开始，逐渐向上扩展到小腿、大腿、腹壁、外阴，严重的可蔓延全身，甚至伴有腹水。

下肢水肿是孕期的正常现象，但并不一定就要忍受这些不适，下面我们介绍一些方法来预防和控制水肿。

（1）**睡觉时——左侧卧位** 消除水肿最有效的办法是静养和充足睡眠。因为静养时心脏、肝脏、肾脏等负担会减小，排尿量也会由原来的500～600毫升渐渐增加到1000毫升，帮助排出体内多余的水分。另外，每天卧床休息至少9～10小时，中午最好能有1小时的午睡，左侧卧位还有利于消退水肿。

（2）**坐着时——把脚稍稍垫高** 为了使腿部积存的静脉血能够回到心脏，坐在椅子上的时候，可以把脚放到凳子上，与臀部同高；坐在床上时，可用坐垫把脚垫高。

（3）**平躺时——把脚抬高** 下半身的静脉血很难返回心脏是因为人类的心脏离脚实在太远了。静脉血是依靠肌肉的收缩和血管里的某种"阀门"而被送回到心脏的，因此平躺时把脚稍稍抬高能够使血液更容易回到心脏，水肿也就比较容易消除了。

（4）**踏步抬腿运动** 可以抓住一个支点保持身体平衡，然后进行踏步抬高大腿运动。走台阶锻炼小腿的肌肉也是同理。

孕中期　宝宝努力在成长（孕4～7个月）

拍个孕期写真照

孕期是每个女人最美丽的时候，孕期十月，你每月都可以留下孕影。至于拍专业写真，适合的时间要到6个月以后，那时肚形与孕味才充分显现。在最后的两三个月里，孕妈妈都应该去专业的孕妇馆拍摄。

(1) **记录你最美丽的瞬间**　孕中期，孕妈妈的腹部开始凸显出美丽的曲线，行动也比较方便，因此，此时是拍写真最好的时间。孕妈妈们，赶快趁着这个珍贵和难得的时刻，和准爸爸一起带着腹中的宝宝拍个写真吧，留下这珍贵和难得的瞬间，它将成为你们永恒的记忆。

(2) **写真照的类型**　通常的写真照包括个人写真与夫妻写真两部分内容，个人写真只单独拍摄孕妈妈；夫妻写真就要求准爸爸们来做陪衬了，共同记录两人迎接小生命即将到来的幸福与甜蜜。

(3) **拍写真照注意事项**　孕妈妈们注意在拍摄前一定要休息好，最好选择就近的照相馆进行拍摄，避免路途遥远而产生疲劳。拍摄前，孕妈妈不必自己化浓妆，如果为了照相效果更佳，可以让照相馆专业的化妆师化淡妆就好了。出于拍摄的良好效果，专业的照相馆通常都会为孕妈妈们准备漂亮舒适的孕妇装。孕妈妈们可以根据自己的喜好和需要进行挑选，切记不可选择过于紧绷的衣服，以免对胎儿不利。

孕妈妈们，要拍照了，绽放你脸上自豪而灿烂的笑容吧，这一刻将为你的人生增添更加绚丽的色彩。

避免胎儿窘迫

胎儿窘迫表现为胎儿缺氧窒息。正常胎儿的心跳速率约为每分钟120～160次。胎儿心跳速率过慢或过快，或是心跳有变异性不良，均要怀疑是否有潜在的胎儿窘迫。大多胎儿窘迫是因为过期妊娠、妊娠高血压综合征或糖尿病引起胎盘功能不全从而导致的。除此之外，子宫壁肌肉收缩引起的血液循环暂时停止，脐带绕颈等原因也会导致胎儿急性窘迫。产检时，一般要用多普勒测胎心音，目的就是为了确定有没有潜在的胎儿窘迫。一旦发生异常，准妈妈须接受30分钟的胎儿监视器检查，以决定进一步的处理方法。

大部分胎儿窘迫的治疗，可以从改变准妈妈体位做起，如以左侧卧位来改善，或大量的点滴注射或者氧气吸入都会有帮助。如果这些方法均不见效，就只能选择剖宫产了。

骨盆底肌肉锻炼法

准妈妈分娩时，骨盆张开得越充分，那么准妈妈在分娩时的疼痛就会越小，甚至没有什么明显的感觉。另外，宫缩是否有力也是影响准妈妈分娩时疼痛时间的重要因素，准妈妈宫缩有力，那么分娩的时间会很短，疼痛时间就会很少，反之则会很长。

锻炼时间：孕24周

(1) 锻炼方法 仰卧，两膝弯曲、双脚平放，好像要控制排尿那样用力地收紧盆底肌肉，然后停顿片刻。再重复上述动作，每次重复做10次。

(2) 作用阐释

打开骨盆：骨盆底肌肉锻炼可以锻炼准妈妈骨盆底的肌肉，增强肌肉的弹性，可以让准妈妈的骨盆在分娩时能够充分地打开，让胎宝宝顺利娩出。

提高宫缩力：准妈妈骨盆底肌肉弹性的增强，还能够提高准妈妈子宫的伸缩力，使准妈妈的分娩能够顺利。

缓解漏尿：由于胎宝宝的重量不断地增加，准妈妈会感到沉重并且不舒服。到了孕后期，准妈妈甚至可能会有漏尿症状。骨盆底肌肉锻炼法可以避免这种现象的发生。

每次锻炼后，要花20~30分钟来放松，如闭上眼睛5~10分钟，把双脚抬高，这样休息一会儿准妈妈就可以完全消除疲劳。紧张有可能加剧疼痛，学会放松的方法，在分娩时特别有用。把注意力集中在呼吸的节律上，能减少焦虑、保存精力。

准妈妈外出吃饭需注意

黄金周、朋友聚会、外出吃饭是难免的。不过，准妈妈的身体情况特殊，有一些食物禁忌是要特别留意的。这里按照不同菜系，分别列出了一些需要注意的事项，让准妈妈的外出就餐更安全。

(1) 西餐 准妈妈应避免吃生的鱼和海鲜，例如生鱼片或牡蛎等，应该选择烹调过的鱼和虾。最好选择煮熟的鱼和肉，牛排也要十分熟的，不能吃半生不熟的。有一些调料里也有可能含有不适合准妈妈食用的成分，也一定要问清楚。

如果一定要喝酒，可以选择喝一小杯葡萄酒。尽量避免选择含有咖啡因的饮料，如果想喝咖啡，可以喝无咖啡因的。不过，对于准妈妈来说最好的选择是薄荷茶，对消化也很有好处。

（2）粤菜　甲鱼、螃蟹味道鲜美，但具有较强的活血化瘀的功效，尤其是蟹爪、甲鱼壳，如果在孕早期食用，很容易导致流产，应尽量不要食用。海洋鱼类，尤其是大马哈鱼、金枪鱼、沙丁鱼和鲱鱼中的Ω－3脂肪酸的含量较丰富，对准妈妈的情绪和孩子的神经发育都非常有好处，但海鱼体内有可能会含有汞，因此，一定不要吃太多，适量即可。

（3）川菜　川菜的火锅里难免有涮肉，有的肉烫一烫就可以吃了，但准妈妈则要把肉多涮一会儿，等到熟透了再吃。熟透的肉里没有弓形虫，可防止胎儿受到感染。另外，川菜以辣为主，虽然单从食物本身的辣而言，对胎儿没有太大影响，但由于孕期更容易发生便秘，而食辣可能会加重便秘程度，因此，准妈妈应该尽量少吃辣。

（4）韩餐　韩餐中有时候会配有人参。而我国中医认为，准妈妈乱用人参可能会产生很严重的后果，如产生或加重妊娠呕吐、水肿和高血压等，也有可能会造成流产。因此，准妈妈应避免食用。

（5）日餐　日食最常见的就是生鱼片、寿司。不过生鱼片不是熟肉，而不少寿司里含有生鱼片，准妈妈要避免食用。另外，海鱼要定量摄入，不能吃太多。

酱汤：汤本身对准妈妈身体是没有影响的，但酱汤一定要控制盐放入的量，不能太咸。

短途旅行也是一种很好的胎教

妊娠第6个月是最适宜孕妈妈短途旅行的时机。这时，胎儿渐渐安定，你离生产还有一段时间，身体还比较便于活动，不妨选一个好天气，与胎儿、准爸爸一起享受一下外出度假的乐趣。

在制订旅行计划时，你们一定要考虑到胎儿，行程不要安排得太紧，行程不要过于劳累。一般而言，空气清新的地方最理想，最好离家不太远，如有绿色的草地、湖泊则是最佳的选择。孕妈妈如感到心旷神怡的话，胎儿也会从中受益。

在大自然中呼吸新鲜空气、散步，规则的子宫收缩运动，对胎儿是最快活的皮肤刺激，同时也可以促进胎儿脑部的发育。当然，孕妈妈别忘了告诉胎儿你来到了什么样的地方，你看到了什么。

旅行时，你们两人也可一起讨论给宝宝取名，这些经验和过程将会成为你们日后最美好的回忆。

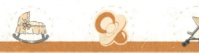

孕25周 大脑发育的高峰期

胎宝宝在长，准妈妈在变

（1）**胎宝宝在长** 此时胎儿体重稳定增加，与上周相比又长了100多克，大约已有570克了，皮肤很薄而且有不少皱纹，几乎没有皮下脂肪，全身覆盖着一层细细的绒毛，样子像个小老头，但身体比例已较为匀称。胎儿在妈妈的子宫中已经占据了相当多的空间，开始充满整个子宫。胎儿舌头上的味蕾正在形成。你知道吗？胎儿也有偏好甜食的特点呢。

胎儿的敏捷程度超出了你的想象。他可以轻松地抓住自己的脚，并津津有味地嘬个不停。他第一次睁开了眼睛，可惜子宫就像个城堡，除了灰色，他什么也看不到。如果妈妈用手电筒照自己的肚皮，胎儿就会对光亮做出反应。

（2）**准妈妈在变** 由于宝宝越来越大，准妈妈会觉得更加疲倦，腰腿痛也会更明显，肚子上、乳房上会出现一些暗红色的妊娠纹，脸上也有妊娠斑。有的准妈妈还会觉得眼睛发干、发涩、怕光，这些都是正常现象，准妈妈不必过于担心。有的准妈妈因血压升高或贫血加重会引发头痛和头晕，心理负担和精神因素也会造成头痛，所以要注意保持心情愉快。

本周营养提示

这个阶段，准妈妈的食欲大增，体重开始增加，应注意在均衡饮食的基础上，减少高脂肪、高热量的食品，适量增加富含维生素食物的摄取。

怀孕第25周时，胎宝宝大脑细胞迅速增殖分化，体积增大，这标志着胎宝宝大脑发育将进入一个高峰期。准妈妈可以多吃一些核桃、芝麻、花生之类的健脑食品，为胎儿大脑发育提供充足的营养。豆类食品同样有利于小宝宝大脑的发育，如豆腐、豆浆等，其对增强宝宝的记忆力也会有所帮助。

另外，准妈妈在保证营养充足的同时，要注意妊高征的威胁。应充分摄取蛋白质，适当吃一些鱼、瘦肉、牛奶、鸡蛋、豆类等，不宜多吃动物性脂肪。减少盐的摄入量，日常饮食以清淡为宜，忌吃咸菜、咸蛋等盐分高的食品。水肿明显的要控制每日盐的摄取量。忌用辛辣调料。

本周胎教提示

这一周，准妈妈要把抚摩胎教进行下去，但要注意以下几点：

（1）抚摩的时间不宜过长，每天做2~3次，每次5分钟左右。

（2）动作要轻柔，不可用力。

（3）抚摩时，如果遇到胎宝宝"拳打脚踢"应马上停止，可能预示着宝宝不舒服了。

（4）有习惯性流产、早产史、产前出血及早期宫缩者，不宜进行抚摩胎教。

（5）如果出现了不规律宫缩，不宜再进行抚摩胎教，以免引起早产。

用触摸和声音与胎儿沟通，能安抚胎儿与舒缓母亲情绪。抚摩胎教应有规律性并注意力度，一旦胎儿踢蹬不安，立即停止，并轻轻抚摩。开始时每次5分钟，等做出反应后，每次5~10分钟。在按压拍打胎儿时动作一定要轻柔。

孕期呼吸急促应对方法

进入孕晚期，准妈妈们大都会有呼吸困难、喘不过来气的感受，例如稍微一活动就觉得上气不接下气。孕晚期的呼吸困难不仅带给准妈妈生理上的痛苦，也让你为与你同呼吸的胎宝宝担心不已。其实，当你出现呼吸急促的症状时，完全不用紧张。在怀孕期间，你吸进的氧气是和胎宝宝分享的，所以叫一人呼两人吸。而到了孕8月，子宫膨胀的高度可达到24~27厘米，此时，你的胃部以上都会被挤压和顶起，呼吸会比原来更加困难。如何改变或缓解这种状况，都取决于你坚强的毅力和积极的态度。准妈妈还可以学习以下这些改善呼吸急促症状的办法。

(1) **改变姿势** 一旦觉得喘不过气来，马上改变站立或坐着、躺着的姿势，会使气顺畅些。

(2) **放慢动作** 若在做事或运动时，发现上气不接下气，立刻放慢动作。此时就必须听从身体给你的信号，掌握好动作的节奏，直至舒畅为止。

(3) **不可懒惰** 休息太多对呼吸并不好，适当运动反而可以增加呼吸系统和循环系统的动作效率。

(4) **调整睡姿** 睡觉时可采取半躺姿势，即枕头垫高点（两个枕头），左侧卧，蜷起右腿把两个枕头垫在右腿下，再在后背垫一个枕头。睡舒服了，喘气会顺一些。

(5) **尽量将腹式呼吸改为胸式呼吸** 在深度腹式呼吸让你感觉困难时，试试利用呼吸运动来抬高胸廓、促进胸式呼吸。具体方法是：站起来深吸一口气，同时两手臂先向外伸再向上举，慢慢地吐气。然后慢慢将两手臂放回身体两侧，配合呼吸，头向上抬再向下看。为了确保你吸进胸部的空气比进入腹部的更多，可以这样检验自己的动作是否正确：将两手掌放在胸部两侧，观察它的扩张程度。在深深吸气的同时，让肋骨把你的手掌向外推。注意这种深度胸式呼吸的感觉，当你的子宫挤压到肺，让你觉得呼吸困难、急促的时候，可以随时转换成胸式呼吸。

感觉"烧心"怎么办

到了妊娠的中后期，孕妈妈常会感到胃部灼热，即人们俗说的"烧心"，这主要是由于孕期内分泌发生变化导致的。此外，增大的子宫、胎儿都会对胃产生较大的压力，加上胃排空速度减缓，胃液在胃内滞留的时间过长，就会使胃酸反流到食管下段，造成孕妈妈的不适。

为了防止或减少"烧心"感，建议孕妈妈在饮食的过程中，最好遵照以下几点。

（1）少吃多餐，每餐不要吃得太饱，进食速度不要太快，这样可以减轻胃的负担。

（2）少吃酸味、辛辣、过冷或过热的食物，因为它们会刺激食管黏膜，加重"烧心"感。

（3）吃饭后不要立即躺下，应该站立或缓慢走动半个小时，这样可以加快食物通过胃部的速度，减轻胃的负担，饭后2~3小时之后再上床。

（4）精肉类和低脂肪食品、油腻食物易引起胃灼热感，尽量少吃，甚至不吃。

（5）一次不要喝入大量的水或者饮料，尤其是不能喝浓茶和含有咖啡因、巧克力的饮料，因为它们会加重食道肌肉的松弛。

（6）饭前喝杯牛奶或吃点儿低脂冰淇淋，它们可以在胃壁上形成一层保护膜，帮助减轻烧灼感。

如果以上情况都无法减轻胃部灼烧的症状，应在医生指导下服用一些抗酸药物。

顺产必学的拉梅兹呼吸法

还有几个月就要分娩了，你是不是和大多数的孕妈妈一样，既期待又担心呢？尤其是对于自然分娩过程的恐惧，对疼痛的害怕和忐忑，是不是更让你紧张不安呢？其实，只要在平时多练习拉梅兹呼吸法，并在分娩时恰当使用，就可使产程缩短，并减轻分娩的疼痛。

拉梅兹呼吸法主要分为5个阶段：胸部呼吸法、嘻嘻轻浅呼吸法、喘息呼吸法、哈气运动、用力推。孕妈妈可以盘腿坐在床上或者毯子上练习，室内放点优美的音乐，尽量完全放松自己。保持最舒服的姿势，联想最幸福、最快乐的事，以消除身心的紧张感。

（1）**胸部呼吸法** 胸部呼吸法应该用在分娩刚开始的时候，这时宫颈打开3厘米左右，宜采用缓慢的胸式呼吸。这时你可以感觉到子宫每隔5~20分钟收缩1次，每次的收缩时间约为30~60秒。首先由鼻子深深吸一口气，然后慢慢由嘴吐出，随着子宫收缩开始吸气、吐气，反复进行，每分钟进行6~9次，直到阵痛停止才恢复正常呼吸。这种呼吸方式不费力气，而且会使你感到舒服一些。每当子宫开始或结束剧烈收缩时，孕妈妈们可以通过这种呼吸方式准确地给家人或医生反映有关宫缩的情况。

（2）嘻嘻轻浅呼吸法　嘻嘻轻浅呼吸法应用在胎儿一面转动、一面慢慢从产道出来的时候，也就是子宫颈打开7厘米之前。这时子宫的收缩变得更加频繁，每2~4分钟就会收缩1次，每次持续45~60秒。当子宫强烈收缩时，采用胸式浅呼吸法，收缩开始减缓时采用胸式深呼吸法。让自己的身体完全放松，眼睛注视着同一点。用嘴吸一小口气，保持轻浅呼吸，让吸入和吐出的气量相等，这时要完全用嘴呼吸，保持呼吸高位在喉咙，就像发出"嘻嘻"的声音。当子宫收缩强烈时，需要加快呼吸，反之就减慢。练习时由连续20秒慢慢加长，直至一次呼吸能达到60秒。

（3）喘息呼吸法　喘息呼吸法应用在子宫颈快要全开前，也就是子宫颈开到7~10厘米的时候。这时孕妈妈感觉到子宫每60~90秒钟就会收缩1次，每次收缩时长约30~90秒，这是整个产程中最激烈、最难控制的阶段，胎儿即将临盆。先将空气排出后，深吸一口气，接着快速做4~6次短呼气，就像吹气球一样，之后用嘴吸气，比嘻嘻轻浅式呼吸还要更浅。练习时由一次持续45秒慢慢加长至一次呼吸能达90秒。

（4）哈气运动　哈气运动应用在孕妈妈想用力将婴儿送出产道，但是医生和助产士要求产妇还不要用力的时候。阵痛开始时，先深吸一口气，然后短而有力地一、二、三、四哈气，接着大大地吐出所有的气。你要学着快速、连续以喘息方式急速呼吸，直到不想用力为止，练习时每次需持续90秒。

（5）用力推　此时宫颈全部打开，医生和助产士要求产妇用力，在即将看到婴儿头部时，将宝宝生下来。产妇此时要长长吸一口气，然后憋气，马上用力。在阵痛开始时深呼吸，强烈阵痛开始时应停止呼吸，待疼痛开始减缓时，一次用力。下巴前缩，略抬头，用力使肺部的空气压向下腹部，完全放松骨盆肌肉。需要换气时，保持原有姿势，马上把气呼出，同时马上吸满一口气，继续数着数字憋气，像排大便一样用力，直到宝宝生下来。当胎头已娩出产道时，可用短促的呼吸来减缓疼痛。产妇在每次练习时，至少要持续60秒用力。

解决孕晚期睡眠问题

怀孕后期，孕妇大多都存在睡不安稳的问题，其主要原因有三个：一是子宫变大，向上压迫到胃而引起胃灼热，向下压迫到膀胱，使孕妇夜间频繁地上厕所；二是睡眠周期改变，这一时期做梦较多，较易出现苏醒状态；三是小宝宝在肚子里敲敲撞撞，让孕妇不得不醒来。

休息不好会让孕妇很疲倦，影响以后的分娩和育儿，下面是一些争取更多睡眠的小技巧：

（1）白天多找机会小憩片刻。

（2）早点上床睡觉。

（3）如果腿部抽筋使人半夜惊醒，你可以试试睡前按摩。

（4）如果消化不良或呼吸短使你无法入睡，试试用枕头微微抬高上半身的姿势入睡。

（5）如果因为不舒服而半夜醒来，就立刻变换睡姿，尤其是因子宫肌肉拉扯而造成的骨盆疼痛，或子宫压迫骨盆神经所引起的不适时更应如此。

（6）倾听放松身心的音乐，听些能使你进入梦乡的歌曲。芭蕾和古典音乐都有缓慢升降的高潮和低潮，催眠作用很好；主题略显单调并有多次重复的乐曲也一样。你还可以试试听些声音单调重复播放大自然中声音的音乐，如潺潺的小溪流水声，或是海浪拍打岸边的声音。

适当摄取胆碱含量高的食物

胆碱具有增强记忆力的作用。美国杜克大学神经生理学家威廉姆斯和迈克对胆碱与胎儿大脑发育的关系进行长期研究发现，在胎儿期补充胆碱的小鼠能记忆更多的信息，而且当这些小鼠进入老年期后，它们的学习能力没有衰退迹象。这些实验结论证明，在胎儿期补充胆碱能使脑组织发育得更好。

对准妈妈来说，胆碱的摄入量是否足够，会影响到胎儿大脑发育。从怀孕25周开始，主管记忆的海马体开始发育，并一直持续到孩子4岁，如果在海马体发育初期，准妈妈出现胆碱缺乏，就会导致胎儿脑细胞凋亡，新生脑细胞减少，进而影响到大脑发育。

尽管人体可以合成胆碱，但由于准妈妈对胆碱的需求量会增加，应多吃含胆碱的食物，进行额外补充，每天摄入的胆碱量应为500毫克。可通过食用蛋黄、动物肝脏、红肉、苜蓿、豆类、谷类、花生、柑橘及马铃薯等食物获得。

下蹲运动锻炼法

下蹲运动锻炼法是增强准妈妈腿部力量的最好方法,能够极大地提高准妈妈蹲坐式分娩的时间,有效减轻分娩的痛苦。下蹲运动锻炼法还能够避免准妈妈分娩时撕裂会阴,出现会阴出血的症状。

(1) 锻炼时间　孕25周。

(2) 锻炼方法　开始时准妈妈会感到完全蹲下有些困难,所以可以先扶着椅子练习。两脚少许分开,面对一把椅子站好,保持背部挺直,两腿向外分开并且蹲下,同时用手扶着椅子。只要觉得舒服,这种姿势尽量保持得长久一些。

如果感到两脚底完全放平有困难,可以在脚跟下面垫一些比较柔软的物品,起来时,动作要缓慢一些,扶着椅子,不要过于快捷,否则可能会感到头昏眼花。

(3) 作用阐释

增强皮肤弹性:下蹲运动锻炼法会让准妈妈的会阴一次次地打开,这样既让准妈妈的会阴在分娩时能够顺利扩张,又能够增强会阴的皮肤弹性,避免准妈妈出现皮肤撕裂,有效减轻分娩时的疼痛。

增强腿部肌肉:下蹲运动可以让准妈妈的腿部肌肉得到最大的锻炼,增强腿部与骨盆关节的灵活性,有利于准妈妈顺利无痛分娩。

准妈妈参加健身锻炼不能只从兴趣爱好出发,而应考虑妊娠期间的健康状况,并参考产科医生的意见。

缓解大腿疼痛的运动法

在孕晚期,由于支撑子宫的韧带伸展,会造成准妈妈的大腿疼痛,这里介绍一种可以缓解大腿疼痛的孕妇操。

(1) 踢脚运动　准妈妈侧躺在床上,用手撑住头,下侧的膝盖弯曲保持平衡,然后将上侧的膝盖拉近肩膀方向。保持肩膀到骨盆的线条和床平行,然后把拉起的脚向远方伸直,以感到舒适的程度就可以。

(2) 活动大腿　方法一:准妈妈浅坐在椅子上,用一只手抓住椅子座面,大幅度张开两脚。让一只脚向内侧和外侧,配合呼吸进行有节奏的活动,经过数次后，再换另一只脚进行重复动作。方法二：准妈妈呈仰卧姿势，弯曲膝盖，两手分别抓住两膝大幅旋转，注意别碰到腹部。

骨头汤的补钙效果并不是最好的

钙在人体内99%存在于骨骼和牙齿中，其余部分存在于血液和组织内。钙为骨骼和牙齿所必需，此外，人体的凝血过程也需要钙的参与。钙的另一重要作用是参与调节神经肌肉和内脏活动。

怀孕时机体对钙的需求量增加，为非孕时的2倍以上。怀孕的第2个月起，胎儿的骨骼开始形成，到孕中期，生长速度更快，对钙的需求明显增加。如果此时孕妇钙摄入量不足，则自身体内会本能"无私"地优先供给胎儿需要，孕妇钙不足，容易出现下肢抽搐，甚至骨质疏松。近年还发现低血钙和与妊高征的发生有关系。

有专家指出，孕妇每日钙摄入量应在1600毫克左右。药物补钙不如从食物中摄取钙经济、安全；药物补钙需体内铁与其他营养物共同作用才易吸收；而过度补钙会导致胎儿颅骨变硬，增加分娩异常。所以，从食物中补钙是明智之举。富含钙的食物动物性食品如牛奶和奶制品、鱼或鱼的加工品如虾米、海鱼干、沙丁鱼、鱼卵等；植物性食物如豆类、海藻类、葱类、萝卜干等。

很多人认为骨头内含钙量多，经常靠喝骨头汤来补钙。骨头汤真的是补钙最好的食物吗？有营养学研究证明，骨头熬汤，溶解到汤中的钙量非常有限。同时，骨油大量地溶入汤中，其中含大量的饱和脂肪酸，不利于消化吸收。胎儿组织器官分化所必需的脂类是由食物中的不饱和脂肪酸形成。以食物补钙是正确的补钙方法之一，但不要首选骨头汤。鱼、虾、奶、豆制品才是食物钙的主要来源。

孕期多吃粗粮好

孕妈妈的日常饮食，对于宝宝发育十分重要，那么这是不是意味着孕妈妈只能吃精制的细粮，而对于粗粮就可以置之不理呢？这种观点是错误的。因为有些营养素更多是包含在粗粮里，此外粗粮还有意想不到的食疗作用，比如玉米、红薯、糙米，就是粮食中的佳品。

(1) **玉米** 黄玉米含有丰富的不饱和脂肪酸、淀粉、粗蛋白、胡萝卜素、矿物质、镁等多种营养成分，它的每个部位都富含人体所需的营养成分，比如玉米子，其中的黄玉米子富含镁，能够舒张血管，加强肠壁蠕动，促进身体新陈代谢，加速体内废物排泄。它还富含谷氨酸，能促进脑细胞的新陈代谢，排除脑组织中的氨。而红玉米子则富含维生素 B_2，如果经常食用，可以预防并且治疗舌炎、口腔溃疡等因缺乏核黄素而引发的病症。

(2) **红薯** 红薯富含淀粉、钙、铁等矿物质，而且所含氨基酸、维生素 A、B 族维生素、维生素 C 都要远远高于那些精制细粮。红薯还含有一种类似于雌性激素的物质。孕妈妈经常食用，能令皮肤白皙、娇嫩。

(3) **糙米** 每 100 克糙米胚芽就含有 3 克蛋白质、1.2 克脂肪、50 毫克维生素 A、1.8 克维生素 E 以及含锌、铁各 20 毫克，镁、磷各 15 毫克，这些营养素都是孕妈妈每天都要摄取的。

孕妈妈们一定要注意饮食的合理搭配，全面摄取营养，这样，你的宝宝才会长得更聪明、更漂亮，也更可爱。

补充 DHA，促进胎宝宝脑部发育

DHA 是视网膜和大脑的主要构成成分，所以，DHA 对智力和视力的发育起着非常重要的作用。人体从胎婴期开始，整个生命过程都需要维持正常的 DHA 水平，尤其是从胎儿期第 3 周开始直至 6 岁，是大脑及视网膜发育的黄金时期，人体需要大量 DHA 满足其实际需求。

怀孕期 3 个月至产后 6 个月：脑细胞发育进入第一个高峰期，大脑发育速率及程度可达到成人大脑的 60%～70%；新生儿 6 个月～3 岁：大脑进入第二个发育高峰，大脑发育速率及程度可达到成人水平。大脑的发育速度越早越快、越早越关键。遗憾的是，妊娠期随着胎儿从母体摄取 DHA 的不断增加，母体的 DHA 水平不断下降，在孕末期只相当于原有水平的 62%。如果产后哺乳，6 周则下降到 38%。

如果在大脑发育的关键阶段缺乏 DHA，可能导致胎儿脑细胞、视神经细胞生长和发育不正常，导致弱智、视力发育障碍；婴儿脑发育过程延缓或受阻，造成智力低下，还可能引起儿童期注意力不集中。所以，补充足量 DHA 是养育健康、聪明宝宝的重要因素，它与叶酸、钙一起构成了孕期营养的黄金三角。

准妈妈们该如何补充DHA

(1) 经常食用海鱼 大型深海鱼所含的DHA较日常所吃的鱼类所含DHA更为丰富，但过多摄入对准妈妈和胎儿存在安全隐患。鲔鱼、鲭鱼、鳗鱼等大型深海鱼DHA含量丰富，日常吃的鱼普遍偏低。

(2) 食用含亚麻酸的食物 准妈妈通过食用含α-亚麻酸的食物如坚果类核桃、花生或植物油如花生油、豆油等也可以转化少量的DHA，但α-亚麻酸转化成DHA比率只有1%，远不能满足胎儿发育的需要。按照国际推荐量，准妈妈每天需要300毫克的DHA。

(3) 食用DHA藻油 海藻是DHA的原生体，深海鱼通过吃海藻获取DHA。而DHA藻油是直接从海洋藻类中提取出来的，未经食物链传递，没有重金属污染。DHA藻油从海洋单细胞海藻直接提取，没有利用转基因技术，不含EPA，不含反式脂肪酸，抗氧化能力强，含量稳定，安全易吸收。直接补充藻油最符合准妈妈需要。

国际知名品牌的准妈妈配方奶粉尽管也添加DHA藻油，但添加分量较少，并由于保存和冲调过程中不可避免会接触空气而造成营养流失，故其有效吸收率不如直接补充DHA藻油。

应对胎位异常

人们通常所说的胎位是胎产式和胎先露的总称，主要分为头位、臀位和横位三种形式。在妊娠28周前，由于羊水相对较多，胎儿小，胎儿在子宫内的活动范围较大，胎儿位置不固定，妊娠30周后，胎儿生长迅速，羊水相对减少，胎儿与子宫壁贴近，胎儿的位置相对固定。胎位不正即指妊娠30周后胎儿仍为臀位或横位。其中，臀位最常见，约占足月分娩总数的3%~4%；横位约占分娩总数的0.25%。

胎位不正的产生主要与以下因素有关：胎儿妊娠周数大小、骨盆腔大小与形状、子宫内胎盘大小与着床的位置、多胎次经产妇松弛的腹肌、多胞胎妊娠、羊水不正常、脐带太短、是否有子宫内肿瘤（如子宫肌瘤等）或子宫先天性发育异常（例如双角子宫或子宫内膈膜）等。在大多数的情况下，胎位不正的原因并不一定可以归类，也就是所谓的不明原因。

事实上，由以上胎位不正的造成因素可以知道，胎位不正可以说是无法预防的。一旦发现胎位不止可以在医生的建议下通过一些运动或者医疗器械改变胎位不正的状况，下面给大家介绍几种常见的纠正方法。

（1）膝胸卧式运动 准妈妈在床上，采跪伏姿势，两手贴住床面，脸侧贴床面，双腿分开与肩同宽。胸与肩尽量贴近床面。双膝弯曲，大腿与地面垂直。维持此姿势约2~10分钟，慢慢适应后可逐渐增加至15分钟，每日做2次，连做1周后复查，但要注意做前要松开裤带。确实有一部分胎位不正的准妈妈通过这种方法使胎位转成了头位，但是在36周前仍有部分胎位不正的准妈妈不做任何矫治也可以转成头位，在怀孕时期做这种运动并不舒服且不容易持久，以至于很多准妈妈都半途而废。所以膝胸卧式运动效果难以做翔实的统计。笔者认为准妈妈们在尝试该方法时，不必太过于勉强，要综合考虑自己的身体状况和承受能力。

（2）激光照射至阴穴 准妈妈们可以选择这种方法，其痛苦程度远小于膝胸卧位，效果亦不错。应用激光照射两小脚趾外侧的至阴穴，每日1次，每次15~20分钟，5次为1个疗程。

（3）艾灸至阴穴 用艾条灸两小脚趾外侧的至阴穴，通过灸热的药草来刺激穴位，刺激你的宝宝增加活动量，自己变换位置。每日1次，每次15~20分钟，连续做1周。注意艾卷离皮肤不要太近，以免烧伤皮肤。有一些小范围的研究表明，艾灸可能会有一定效果。如果你想试一试，请到大医院找有执业医师资格的针灸师帮助你。

（4）外倒转术 这是很古老的方式，就是通过对下腹部施压，用手把宝宝转成头向下的姿势。出于对安全性的考虑，现在已很少这么做，其成功率以有经验的产科医师而言约在六成左右。并不是所有的准妈妈都可以进行胎位外倒转术。如果你怀了双胞胎，怀孕期间有出血的情况，或羊水过少，你都不能接受这种治疗。进行胎位外倒转术也不是完全没有风险的，有发生胎盘早剥和脐带缠绕的可能，还有些准妈妈会感觉这种胎位倒转术特别不舒服，所以你应该跟医生讨论一下它的利弊。

不过，所有胎位不正的处理原则，都是以维护妈妈与胎儿的生命与健康为首要条件。准妈妈们面临胎位不正时，不必太过恐惧，只要能按时接受正规的产前检查，听从妇产科医师的指示并配合医嘱，一定能最终确定对您最有利的生产方式，生下健康活泼的小宝贝。

语言胎教是孕晚期的重点

现在胎儿已经7个月大了,已经有了听觉、味觉、嗅觉和视觉等功能,在这个时期,孕妈妈、准爸爸要和宝宝多说说话,讲讲故事,语言胎教是此时的重点。

语言胎教是指父母用文明、礼貌、富有感情的语言与子宫中的胎儿进行对话,使胎儿接受到语言波的信息,刺激胎儿大脑的生长和发育。医学研究证实,父母经常与胎儿对话,能促进其出生以后在语言及智力方面的良好发育。

有不少孕妈妈为寻找到合适的胎教书发愁。其实,很多书都是合适的胎教书,如幼儿画册,不仅色彩丰富,而且语言也多为儿语,给孕妈妈以幸福感和希望,胎儿也很喜欢听。

孕妈妈在给胎儿讲故事时,要注意语气,声音要轻柔,千万不要高声大气地喊叫,要把自己的感情融入其中,这样,孕妈妈传递的声调信息会对胎儿产生感染效果。故事的内容要选择轻松、幽默的为好,过于复杂或是有黑暗情节的故事不适合用来做胎教。

当然,孕妈妈可以自己编故事,想象着宝宝出生后的样子,讲你与宝宝之间可能发生的故事,这比单纯地读故事更好,因为这里面蕴含着孕妈妈丰富的情感,还有对宝宝无限的爱。这些宝宝都是能够感觉到的!

除了故事外,读起来极富韵律感的歌谣也是胎儿喜欢的。胎儿还有一个重要的特点,就是他喜欢重复,并且一直延续到幼儿期。因此,只要是优美、悦耳的歌谣,胎儿会百听不厌的。

在怀孕的第6~10个月是语言胎教的关键时期。孕妈妈千万不要错过,此时你要把胎儿当成一个大孩子,和他对话交流,千万不要以为他什么都不懂。你可以毫无顾忌地和丈夫吵架,殊不知,你的一举一动都可能影响到你的宝宝。

音乐胎教不当可影响胎儿听力

为了不让孩子输在起跑线上,当孩子还在妈妈肚子里的时候,不少准爸妈就已经开始进行胎教,希望可以生个聪明健康的宝宝。殊不知,错误的胎教方式不仅达不到胎教的效果反而可能会导致宝宝出生缺陷。比如在给胎儿进行音乐胎教时不宜将传声器贴在腹部上，否则容易损害胎儿听力。

研究表明，胎儿在母亲肚子里长到4个月大时就有了听力；长到6个月时，胎儿的听力就发育得接近成人了。这时进行胎教，确实能刺激胎儿的听觉器官成长。但许多准妈妈进行胎教时，却是直接把录音机放在肚皮上，这是不正确的，甚至可伤害胎儿的听力。

4~6个月胎儿的耳蜗虽说发育趋于成熟，但内耳基底膜上面的短纤维极为娇嫩，当受到高频声音的刺激后，很容易遭到损伤。轻者，婴儿出生后可能听到说话声，却听不见高频的声音；重者将会给小宝宝造成一生无法挽回的听力损害。因此，准妈妈千万不能将传声器贴在腹部进行胎教。

另外，大多数父母以为让婴儿长期听音乐，一方面可以安抚婴儿，另一方面可以培养婴儿温和的个性。但婴儿如果常听音乐，却可能养成沉默孤僻的个性，还会丧失学习语言的能力。所以，在婴儿咿呀学语的时候，父母不能每天长时间给婴儿听音乐，否则，会丧失学习语言的环境，久之，就会失去学习语言及说话的兴趣，反而养成沉默孤僻的个性。

因此，在进行音乐胎教时，传声器最好离肚皮2厘米左右，不要直接放在肚皮上；音频应该保持在2000赫兹以下，噪声不要超过85分贝；准妈妈们最好是自己经常听一些圆舞曲、交响曲等轻柔、优美、舒缓的音乐，间接让胎儿听，这样对准妈妈、对胎儿都有好处。

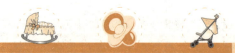

孕26周　宫内第一次睁开了眼睛

胎宝宝在长，准妈妈在变

(1) 胎宝宝在长　现在胎宝宝的体重在800克左右，坐高约为22厘米。他的皮下脂肪开始出现，但并不多，胎宝宝看上去还是瘦瘦的，全身覆盖着一层细细的绒毛。但此时的胎宝宝开始有了呼吸的动作，当然他并不会真的吸入空气，胎宝宝的肺部尚未发育完全。

这个时候胎儿的大脑对触摸已经有了反应，而且胎儿的视觉也有了发展，本周他的眼睛也能够睁开了。如果将手电筒打开并照射你的腹部，胎宝宝就会自动把头转向光亮处，这说明胎宝宝视觉神经的功能已经在起作用了。

（2）准妈妈在变 怀孕到第26周，宫高26厘米，子宫底在肚脐上约6厘米处，准妈妈的体重约增加8公斤。随着腹部增大，体态越来越臃肿，行动也变得笨拙，还会有更多的不适感，如腰背痛、盆腔压迫感、大腿痉挛和头痛等，极少数准妈妈还会偶尔出现心律失常。不过，这些不适症状将随妊娠结束而消失掉，准妈妈不必担心。

还有的准妈妈此时开始出现下肢水肿，预防的办法是，注意不要长时间站立或行走，休息或睡觉时要把脚垫高。

在腹部和乳房处的皮肤上，部分准妈妈会长出妊娠纹，这是皮肤伸展的标记，可以通过按摩和使用滋润乳液进行预防和缓解。另外，如果你的背部近来有点疼，这就是孕期荷尔蒙在起作用了，它会松弛你的关节和韧带为分娩做准备。

这时你可能会觉得心神不安，睡眠不好，经常做一些记忆清晰的噩梦，这是你在怀孕阶段对即将承担的母亲的重任感到忧虑不安的反应。这是正常的，你也不必为此自责。关键是你应该为了你的胎儿的健康发育保持良好的心境，学会找到让自己放松的方法。

本周营养提示

怀孕到了第26周，准妈妈要继续保持以往的良好饮食方式和饮食习惯。另外，本周开始要注意以下饮食要点：不宜多吃动物性脂肪；日常饮食以清淡为佳；水肿明显者要控制盐的摄取量，限制在每日2~4克；可多选些富含维生素B族、维生素C、维生素E的食物食用。维生素大部分在体内无法合成，必须通过食物补充，但在烹饪过程中特别容易损失，所以要注意烹调方式，以防维生素流失；忌用辛辣调料，多吃新鲜蔬菜和水果，适当补充钙元素。

准妈妈可以多喝酸奶，多吃冬瓜、萝卜等利尿、通气的食物，少吃难消化和胀气的食物，多吃栗子、大枣等健脾养胃、补肾活血的食物。

本周胎教提示

胎儿听觉器官在26周时发育成熟，其结构基本上和出生时相同。胎儿时期由于神经发育尚存在不足，决定了在胎儿听音乐或与其对话时频谱不宜过宽。因此，有人认为，父亲的音频以中低频为主，频谱较窄，更适合与胎儿对话。语言刺激是听觉训练的一个主要内容，尤其是父亲的对话很容易透入宫内。每当房间安静的时候，准妈妈在胎动较活跃的时刻即可以同胎儿对话，对话的内容要简单。

每天早晨起床前，用手电筒的微光一闪一灭地照射腹部，说宝宝该起床了，晚上睡觉前同样以用手电筒的微光一闪一灭地照射3次，告诉胎宝宝，现在是晚上，宝宝该睡觉了。这样可以训练胎儿昼夜节律，即夜间睡眠，白天觉醒。

不宜过量食用温热补品

不少孕妈妈经常吃些人参、桂圆之类的补品，以为这样可以使胎宝宝发育得更好。其实，这类补品对孕妈妈和胎宝宝都是利少弊多，有可能造成以下不良后果。

（1）**容易出现"胎火"** 中医认为，妊娠期间，女性月经停闭，脏腑经络之血皆注于冲任以养胎，母体全身处于阴血偏虚、阳气相对偏盛的状态，因此孕妈妈容易出现"胎火"。

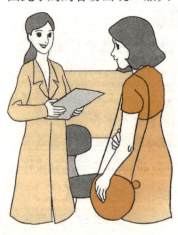

（2）**容易出现水肿、原发性高血压** 孕妈妈由于血液量明显增加，心脏负担加重，子宫颈、阴道壁和输卵管等部位的血管也处于扩张、充血状态，加上内分泌功能旺盛，分泌的醛固酮增加，易导致水、钠潴留而产生水肿、原发性高血压等不良后果。

（3）**容易出现胀气、便秘** 孕妈妈由于胃酸分泌量减少，胃肠道功能有所减弱，会出现食欲缺乏、胃部胀气以及便秘等现象。

(4) 其他各种不良症状 如果孕妈妈经常服用温热性的补药、补品，势必导致阴虚阳亢，因气机失调、气盛阴耗、血热妄行，导致孕吐加剧、便秘等症状，甚至发生流产或死胎等。

因此，孕妈妈不宜长期服用或随便服用人参、鹿茸、桂圆、鹿胎胶、鹿角胶、阿胶等温热补品。

缓解孕晚期精神紧张的方法

在人的胚胎发育期内，孕妈妈的情绪与胎儿的生长发育关系密切。孕妈妈的情绪，还将直接影响胎儿出生后的外表、生理功能、智力、情绪及行为等。

为了孕育一个聪明、健康、活泼的孩子，孕妇以对腹内胎儿的博大爱心，加强自身修养，学会自我心理调节，善于控制和缓解不健康情绪，随时保持良好的心情。

那么，当孕妈妈心情不好的时候，该怎么办？

(1) 社交法 闭门不出会使孕妇郁郁寡欢。孕妇应积极参与孕妈妈俱乐部活动，广交朋友，将自己置身于乐观向上的人群中，充分享受友情的欢乐。

(2) 告诫法 在孕期要经常告诫和提醒自己不要生气、不要着急，时刻要想着宝宝正在无时无刻关注着自己。

(3) 释放法 这是相当有效的情绪调剂方法，可通过打电话或写信等方式向可靠的朋友叙说自己的处境和感情，使你的烦恼烟消云散，得到令人满意的"释放"。

(4) 协调法 每天抽出半个小时的时间，到附近草木茂盛的宁静小路上散散步、做做简易的体操，心情就会变得舒畅起来。

(5) 美容法 可以尝试着改变一下自己的形象，如改变一下发型，换一件衣服。还可买一些家居饰品，点缀家庭的同时，也让自己拥有一份良好的心境。

(6) 转移法 消除烦恼的最好办法是离开使人不愉快的环境。可以通过能引起自己兴趣的活动，如听音乐、看画册、郊游等，使情绪转向欢乐。

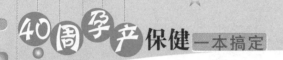

缓解孕期便秘的粥

便秘是孕妇常见病症。因为怀孕期间黄体素分泌增加，使胃肠道平滑肌松弛，蠕动减缓，导致大肠对水分的吸收增加，粪便变硬而出现排便不畅。在怀孕晚期，胎儿和子宫日益增大，对直肠产生一种机械性压迫，也易引起便秘。

下面介绍几款缓解便秘的粥疗方法：

胡桃粥

取胡核仁4个，粳米100克。将胡桃仁捣烂同粳米一起煮成粥。适用于体虚肠燥的孕期便秘患者食用。

芝麻粥

先取黑芝麻适量，淘洗干净晒干后炒热研碎，每次取30克，同粳米100克煮粥，适用于身体虚弱、头晕耳鸣的孕期便秘患者食用。

酥蜜粥

酥油30克，蜂蜜50克，粳米100克。先将粳米加水煮沸，然后兑入酥油和蜂蜜，煮成稠粥。适用于阴虚劳损等便秘患者食用。

柏子仁粥

将柏子仁30克洗净去杂捣烂，加粳米100克煮粥，服时兑入蜂蜜适量。适用于患有心悸、失眠的孕期便秘患者食用。

无花果粥

无花果30克，粳米100克。先将米加水煮沸，然后放入无花果煮成粥。服时加适量蜂蜜和砂糖。有痔疮的妇女及便秘患者可食用无花果粥。

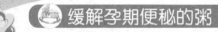

孕期巧妙应对尴尬

进入孕期后，平时体形健美的你，身体的各方面起了一些变化，就连穿衣打扮也难免会给自己带来一些尴尬。那么如何轻松解除这些尴尬呢，让我们一起来想想对策吧！

怀孕时隆起的肚子不仅会使孕妈妈行动不便，还会限制她们的视野。从某种意义上讲，孕期是考验一个女人生活品位和质量的关键时期。对于身处职场的孕妈妈来说，怀孕后的外在形象非常重要，这将直接影响到别人对你职业形象的评估，以及你生育后职业能力的预测，所以，孕妈妈在这一点上切不可忽视，可以按照下面几点建议去做：

（1）在家穿家居服，出门再换上一套干净的衣服。这样既不会把在户外沾了一身的灰尘、细菌带回家，又可以避免把牙膏印带出门。

（2）在外用餐时在肚子上遮上餐巾或口布，这样汤汤水水就不会直接滴在衣服上了。

孕晚期活动更需小心谨慎

进入孕晚期，孕妈妈的身材越来越臃肿，活动也比较困难，因此要注意掌握以下安全细则。

（1）**孕妈妈正确站立姿势**　站立时，孕妈妈应选择舒适的姿势。比如，收缩臀部，就会体会到腹腔肌肉支撑脊椎的感觉。需要长时间站立的孕妈妈，为促进血液循环可尝试把重心从脚趾移到脚跟，从一条腿移到另一条腿。

（2）**孕妈妈起身站立的正确方法**　孕中晚期，孕妈妈起身站立时要缓慢有序，以免腹腔肌肉过分紧张。仰躺着的孕妈妈起身前要先侧身，肩部前倾，屈膝，然后用肘关节支撑起身体，盘腿，以便腿部从床边移开并坐起来。

（3）**孕妈妈正确的坐姿**　孕妈妈正确的坐姿是要把后背紧靠在椅子背上，必要时还可以在背后放一个小背垫。

（4）**孕妈妈俯身弯腰的正确方法**　孕中晚期，胎宝宝的体重会让孕妈妈的脊椎压力增大，并引起孕妈妈背部疼痛。因此，孕妈妈要尽量避免俯身弯腰动作，以免给脊椎造成重负。如果孕妈妈需要从地面捡拾起什么东西，俯身时不仅要慢慢轻轻向前，还要屈膝，同时把全身的重量分配到膝盖上。孕妈妈在清洗浴室或是铺沙发时也要参照此动作。

（5）**孕妈妈徒步行走的正确方法**　徒步行走对孕妈妈很有益，可增强腿部肌肉的紧张度，预防静脉曲张，还可强壮腹腔肌肉。一旦孕妈妈行走时感觉疲劳，就应马上停下来，找身边最近的凳子坐下歇息5～10分钟。走路时，孕妈妈身体要注意保持直立，双肩放松。散步前要选择舒适的鞋，以低跟、掌面宽松为好。

孕晚期做家务更要细心

(1) **孕晚期孕妈妈干家务要以缓慢为原则** 随着妊娠周数的增加,孕妈妈的肚子越来越大,身体负担越来越重,行动也不那么灵活了,所以在做家务时,要以缓慢为原则,同时一定要采用不直接压迫到肚子的姿势。孕妈妈最好能将时间妥善安排,千万不要想全部家事一口气做完,而是要分段进行。

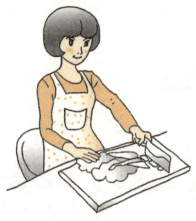

(2) **孕晚期孕妈妈最好降低家务的清洁标准** 如果有些孕妈妈平时对家务要求比较严格的话,怀孕以后最好稍微降低清洁标准。当然,最重要的是,家中的其他成员能适当地分担家务,让孕妈妈安心休息。

(3) **孕晚期孕妈妈干家务要以不影响舒适为原则** 孕妈妈做家务时,要以不影响身体舒适为原则。如果突然出现腹部阵痛,这表示子宫收缩,也就是活动量已超过孕妈妈身体可以承受的范围,此时要赶紧停止手里的家务活,并躺下休息。如果还不能缓解不适,就应赶紧就医。

(4) **孕晚期孕妈妈不要长时间站立干家务** 孕妈妈做家务时,注意不要长时间站立,建议孕妈妈在做了15~20分钟家务后,要休息10分钟左右。

及时调节心情,预防孕期抑郁症

孕期孕妈妈的心情很容易走进一个胡同区而无法走出来,因此孕妈妈要及时调节心情,缓解不良情绪,预防孕期抑郁症。

(1) **孕期抑郁症的症状** 如果在一段时间,至少是2周内有以下几种症状,则说明你可能患有孕期抑郁症:注意力无法集中,记忆力减退;脾气变得很暴躁,非常容易生气;情绪起伏很大,喜怒无常;非常容易疲劳,或有持续的疲劳感;睡眠质量很差,爱做梦,醒来后仍感到疲倦;总是感到焦虑、迷茫;持续地情绪低落,莫名其妙地想哭;不停地想吃东西或者毫无食欲;对什么都不感兴趣,懒洋洋的,总是提不起精神。

孕期的抑郁情绪如果得不到调整,就会对胎宝宝的健康发育造成不利影响，甚至引起胎宝宝畸形，导致难产，产后得抑郁症的概率也会增大。

（2）改善抑郁情绪的生活调理 要改善孕期的抑郁情绪，最重要的一点就是自我调控情绪。如果你有抑郁的状况存在，建议你尝试以下方法来改善情绪：

注意和准爸爸多沟通孕期生活中遇到的难题，得到他的支持与帮助；还可以跟亲密的朋友倾诉，让她们给予你理解和帮助。

想象一下宝贝出生后的美好生活，这样，当前的困难就变得不那么难解决了，一切的付出都会得到回报的。暂时离开令你郁闷的环境，培养一些积极的兴趣爱好，转移自己的注意力。

如果你做了种种努力，情况仍不见好转，或者有伤害自己和他人的冲动，我们建议你立即寻求医生的帮助。

记心情日记，把孕期的感受都记录下来也是一种不错的情感宣泄方式。

应适时停止工作

孕妈妈在怀孕期间同样可以做到怀孕工作两不误，但在投入工作的同时，千万别忘了宝宝的存在，量力而为，适时停止工作。

如果孕妈妈的工作环境相对比较安静清洁，也不存在什么潜在的危险性，或是长期在办公室里工作，同时身体状况良好，那么，就可以一直工作到预产期的前3周或2周再回到家中，静静地等待宝宝的诞生。

如果孕妈妈的工作是饭店服务人员或销售人员，或每天至少需要4小时以上的行走时间，建议孕妈妈在预产期的前2～3周就离开工作岗位回到家中待产。

如果孕妈妈是在工厂的操作间工作，或是在暗室等阴暗嘈杂的环境中工作，那么建议孕妈妈在怀孕期间调动工作，或选择暂时离开工作岗位，待在家中。

在孕晚期，孕妈妈可能会感觉到行动特别不便。如果孕妈妈的工作量相当大，或者工作十分操心劳神，建议至少提前1个月开始休产假，以免发生意想不到的情况。如果孕妈妈的工作不属于体力劳动，工作强度又不是很大，那么，孕晚期还可以坚持多工作1～2周，只是要避免上夜班、长期站立、抬重物及颠簸较大的工作。

按照有关规定，育龄妇女可享受不少于90天的产假。怀孕满36周的上班族孕妈妈就可在家中休息，为临产做准备。

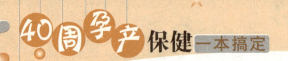

孕27周 宝贝长出了柔软的头发

胎宝宝在长，准妈妈在变

(1) 胎宝宝在长 27周的宝宝的体重已有900克左右了，身长大约已达到38厘米，坐高大约为25厘米。很多胎宝宝此时已经长出了头发，眼睛也已可以睁开。如果是男孩，他的睾丸尚未降下来，如果是女孩则已经可以看到突起的小阴唇。

这时胎宝宝的听觉神经系统也已发育完全，同时对外界声音刺激的反应也更为明显。气管和肺部还未发育成熟，呼吸动作仍在继续，当然是在水中呼吸而不是在空气中，不过这对他将来真正能在空气中呼吸的确是一个很好的锻炼。

(2) 准妈妈在变 孕中期末，准妈妈的子宫接近了肋缘，你的子宫约在肚脐上7厘米处，宫高27厘米。这会让准妈妈觉得气短，这是正常现象，不必担心。小宝贝的胎动有时会让你吃惊，在本周，你的羊水量下降了一半。当宝宝踢腿和转身时，你甚至可能看见胎宝宝骨骼较大的膝盖和肘部从你的腹部鼓起一个小包。如果别人在旁边盯着你看，也可以看得到。自己洗脚、系鞋带都很困难。你的腿部抽筋很可能会越来越严重。腿部抽筋一般发生在晚上，但在白天也有可能发生。伸展小腿肌肉，脚趾向前伸直，然后向胫骨处勾脚，能够起到一定的缓解作用。

本周开始，肠蠕动会有所减慢，直肠周围血管受压，使不少准妈妈出现便秘现象。有些准妈妈在这时会发现乳房偶尔会分泌出少量乳汁，这是正常的。

本周营养提示

这一周,宝宝的生长速度依然较快。胎宝宝身体的生长、准妈妈的细胞修复等全部需要蛋白质和热量。蛋白质在肉、鱼、奶酪、蛋、豆类中含量最高,尤其是豆类含有均衡的蛋白质、脂肪、维生素 A、B 族维生素、维生素 D、维生素 E 以及铁和其他矿物质,是孕期极好的营养来源。

从本周开始一直到分娩,准妈妈应增加谷物和豆类的摄入量,因为胎儿需要更多的营养。富含纤维的食品中 B 族维生素的含量很高,对胎宝宝大脑的生长发育有重要作用,而且可以预防便秘。比如全麦面包以及其他全麦食品、豆类食品、粗粮等,准妈妈都可以多吃一些。

本周胎教提示

怀孕 7 个月后,就可以给宝宝正式"上课"了。准妈妈先以信号提示宝宝,可以用手轻拍 3 次腹部,告诉胎儿现在开始上课,宝宝要静静地听。一般以早上醒来以后讲话的形式为主,下班回家和晚上临睡前则采用文字训练或音乐训练的形式。这样的训练一般 5~10 分钟 1 次,每天进行 3 次。

对胎儿实施定期定时的音乐刺激,促进大脑皮层中枢的更快发展,选好曲子自己唱一句,随即凝思感受胎儿学唱。准妈妈低声哼唱自己喜爱的有益自己及胎儿身心健康的歌曲感染胎儿,对胎儿相当于一种"产前免疫",可为其提供重要的记忆印象。

注重补锌和铜

(1) 补锌 产妇分娩方式与其妊娠期间血液中锌水平的高低有着密切关系。锌是人体不可缺少的微量元素之一,对人体许多生理功能的完成起着非常重要的作用,与生理代谢有关的 100 多种酶要靠锌来调节才能发挥生理作用。

女性怀孕以后,对锌的需求量增加。这是因为除胎宝宝生长发育和孕妈妈自身需要外,孕妈妈还要承担另一个艰巨的任务:娩出胎宝宝。孕妈妈分娩时,主要靠子宫肌 ATP 酶的活性,促进子宫收缩使胎宝宝顺利娩出。缺锌时,子宫收缩乏力,造成产妇无法自行娩出胎宝宝,只得借助产钳等助产术。严重收缩乏力时,则需剖宫产。

孕妈妈在整个妊娠期间应定期检查血液中的血锌浓度，并要在孕期多进食一些含锌丰富的食物如牛肉、芝麻、花生、豆类等，以利于分娩和保证母婴健康。

(2) 补铜　胎膜由羊膜和绒毛膜组成，羊膜中有胶原纤维和弹性物质，它们决定了羊膜的弹性、脆性和厚薄。近年来随着对微量元素的重视和检测方法的改进，发现胎膜早破产妇的血清铜值均低于正常破膜的产妇。这说明胎膜早破可能与血清铜缺乏有关。铜在胶原纤维和弹性蛋白的成熟过程中起关键作用，而胶原和弹性蛋白又为胎膜提供了特殊的弹性与可塑性。如果铜含量低就极易导致胎膜变薄，脆性增加，弹性和韧性降低，从而发生胎膜早破。

胎膜早破对胎宝宝非常不利。首先，可引起早产；其次胎膜早破可直接导致胎宝宝宫内缺氧。这是因为胎膜破裂羊水流尽后，子宫收缩直接作用于胎宝宝，易引起胎宝宝缺氧。如果胎膜破裂时间较长，胎膜绒毛发生炎症，也极易导致胎宝宝窘迫。胎膜早破还可增加新生儿感染的机会，破膜时间越长，胎宝宝越容易感染，出生后最常见的感染为肺炎。最后，胎膜早破可导致体重低，这可能与营养不良、代谢缺陷导致铜不足有关。

由此可见，铜对孕妈妈来说是至关重要的。人体内的铜通常以食物摄入为主。含铜量高的食物有肝、豆类、海产类、贝壳类水产品、蔬菜、水果等。若孕妈妈不偏食，多吃上述食物是不会发生铜缺乏症的，也就可以减少发生胎膜早破的危险性。

开始规划你的产假

到本周，不少孕妈妈已经感觉行动困难，上下班不像以前那么顺畅了，因此开始规划着休产假。《女职工劳动保护规定》第八条第一款规定："女职工产假为90天，其中产前休假15天。难产的，增加产假15天。多胞胎生育的，每多生育一个婴儿，增加产假15天。"晚育者产假：《中华人民共和国人口与计划生育法》第二十五条："公民晚婚晚育，可以获得延长婚假、生育假的奖励或者其他福利待遇。"各地规定不一，具体参照所在省份的《人口与计划生育管理条例》。

孕妈妈可以根据自身的具体情况来规划自己的产假，请产假要把握六大重点：家庭经济方面：如果是双薪家庭，突然失去部分收入，又增加了宝宝的开销，能负担得起吗？

情绪管理方面：你身兼二职，既要照顾家又要在职场上打拼，本已身心俱疲，但宝宝是天使般的魔鬼，当他闹情绪时，你是否有足够的EQ与IQ来面对？

家庭支持方面：你的爱人、父母、公婆对你请产假的态度如何？

职场竞争方面：产假越久，对工作越会感到生疏，回到职场出现的落差越明显，你是否有能力弥补这一落差？如果不能，你又有什么解决方案？

公司运营方面：公司运营状态如何，对员工的各种福利待遇会有所不同，所以这也是考虑请产假时需谨慎拿捏的一个重点。

亲子关系：除了你自己之外，有无合适的人选照顾宝宝？交给保姆放心吗？为了工作，肯定要失去许多与宝贝相处的快乐时光，你能舍得吗？

解读妊娠期怪梦

孕妈妈总是有着这样或那样的担心，如胎宝宝能否健全、会不会发育异常或畸形、营养是不是够了等等，这些问题可能都会给你带来困扰。又或者在怀孕过程中，因感冒等疾病，服用过药物以后，疑虑药物是否对胎宝宝有影响。还常常担心自己能否承受得了妊娠的负担，担心分娩时能否顺利，会不会发生难产或意外。

所谓日有所思，夜有所梦。种种的心理压力和思想负担，都成为做梦的潜在诱因。你甚至还可能做一些非常惊险的噩梦，导致睡眠质量下降。长久的睡眠不足以及心理压力过大，自然会对胎宝宝的健康发育产生不利影响。

要对付这些由心而生的噩梦，你最需要做的就是解决心中的疑虑。对孕期担忧的问题都要说出来，不能解决的应该去医院做咨询，尽量放松自己的心态。

如果并非以上原因引起的经常性噩梦，孕妈妈就要警惕心脑血管疾病发生的可能性，我们建议早到医院检查、治疗，以保证安全度过孕期。

准妈妈警惕高热

胎宝宝在母体子宫内发育，尽管有子宫保护，但却并非是绝对的安全港，不时会遭到外来因素的侵袭，其中孕妈妈因感染而高热，可直接危害胎宝宝正常发育。因此高热是人类先天性畸形的罪魁祸首。

旧的观点认为流感使先天性畸形发生率升高，是流感病毒和使用药物不当所造成的。但体内被流感病毒感染而无发热等症状的孕妈妈生下的婴儿畸形发病率并不高。因此可以断定，畸形儿是由母亲感冒时的高热造成的，而且高热在妊娠期间发生越早，对胎宝宝危害越大；高热越严重，持续时间越久，重复次数越多，畸形出现率越高。

妊娠早期是神经细胞大量繁殖时期，此时对外界干扰最敏感，一次高热可使胎宝宝8%～10%的脑细胞受到伤害，损伤后的空间由胶质细胞来充填，这些细胞无神经细胞功能，所以会使大脑发育迟缓。高热也同时损伤其他器官，形成各种各样的畸形儿。

所以医学认为，凡是能引起孕妈妈体温升高的一切因素都可能影响腹中胎宝宝，并可导致畸胎。因此一旦发现孕妈妈体温升高，应立即就诊，解除高热，治疗原发病，以免殃及胎宝宝。另外，平时还应注意预防一切发热性疾病，确保母子平安。

预防巨大儿

在医学上，新生儿的出生体重等于或大于4000克就可称为巨大儿。巨大儿的发生原因有很多，主要与遗传因素有一定的联系，如父亲或母亲身材高大、体重过重或体格健壮的生下巨婴的可能性较大；另外与孕期营养过剩有关，许多孕妈妈认为吃得越多对孩子越好，在孕期只吃大鱼大肉和昂贵的保健品，导致自身体重严重超标，胎宝宝体重也随之猛增。

巨大儿主要有以下潜在危险：孕妈妈难产的概率增高；婴儿长大后若仍旧是肥胖儿童，成年期的糖尿病、高血压、高血脂等疾病发生的可能性也就会相应增加。

为预防娩出巨大儿，孕妈妈应适度参加活动，不要整天待在家里坐着或躺着。同时适当补充营养，减少高热量、高脂肪、高糖分食品的摄入，保持自身体重和胎宝宝体重的匀速增长。密切关注胎宝宝的生长发育进程，当发现胎宝宝增长过快时，应该及早去医院做一次糖耐量的检测和营养咨询，合理调整饮食，避免隐性糖尿病的发生。同时，为胎宝宝做一次心脏超声波检查，以明确有无先天性心脏畸形存在，做到早期干预。

孕中期 宝宝努力在成长（孕4～7个月）

孕晚期准妈妈预防早产

每个孕妈妈都希望自己的宝宝经过十月怀胎，平安、准时地来到这个世界上，可是，仍然有一些宝宝尚未足月就迫不及待地急着出来了，这就是我们通常所说的早产。

什么是早产

在正常情况下，胎儿会在妊娠280天左右（即38～42周左右）降生，这称之为足月产。而在妊娠已满28周，但尚未满37周，这时发生的分娩称之为早产。在每10个孕妇中，就会有1个提前分娩。早产儿的体重一般在1000～2500克之间，各种器官发育尚不成熟，体外生活能力较弱，抵抗感染的能力很差，早产是新生儿出生后最常见的死亡及致病原因。

早产有哪些危害

早产儿在许多方面的发育都不够成熟和健全，不仅体重小，且生存能力差，体温调节功能不良，呼吸功能、消化功能及免疫功能都很差，故极易发生感染。早产儿的死亡率为5%～15%，随着医学技术的不断提高，早产儿的存活率有了较大提高，但远期的并发症也不容乐观。因而即使在最适合的环境下分娩，并在精心护理下存活下来，也很容易并发严重疾病，如新生儿低血糖、高胆红素血症、脑损伤、视神经发育异常、听力障碍、慢性肺病、智力低下等，生存质量并不乐观，这必然给家庭和社会带来很大的经济和精神负担。

哪些因素容易引起早产

约有1/3的早产根本就查不到原因，但大多数情况下导致早产的原因是非常清楚的。

感染：绒毛膜羊膜感染B型链球菌、披衣菌、念珠球菌、滴虫等，感染的主要来源是宫颈、阴道的微生物，部分来自宫内感染。感染也是导致胎膜早破的重要因素，早产常与胎膜早破合并存在。

胎盘问题：胎盘应该紧紧地附着于子宫壁上，为胎儿提供氧气和营养，在胎儿出生后再被排出母体。但在某些情况下它或者嵌入子宫肌层，或者干脆就脱离了子宫，这被称为胎盘早剥。子宫壁出血可能会导致胎盘早剥，有些患有先兆子痫的孕妈妈也会发生胎盘早剥。另外，前置胎盘也容易造成早产。

子宫问题：子宫发育不良造成的子宫畸形或子宫肿瘤等。

子宫颈问题：子宫颈口关闭不

全，在孕晚期力量较弱的子宫颈口会被动扩张，羊膜囊向颈管膨出，因张力改变以致胎膜破裂，发生胎膜早破而致早产。

双胞胎或多胞胎：双胎或多胎妊娠，羊水过多可使宫腔内压力增高，提早临产而发生早产。

提前破水：大多数孕妈妈会在怀孕38~42周的时候破水。但有些也会提前很多天，就可能会引发早产。

羊水过多：宫内羊水过多，如果超出了子宫的承受能力，就可能会提前出现宫缩，导致早产。

胎儿问题：某些情况下，如果胎儿出现异常，如患有脊柱裂等，会出现早产。

再发早产：发生早产后，下次怀孕再发生的机会较初产妇更高。

其他疾病：孕妇如患流感、风疹、尿路感染、高热、阑尾炎、心脏病、严重贫血、糖尿病、高血压等，就容易引发早产。

意外或受伤：意外事件或者不小心跌倒都可能会引发早产。

早产的高发人群

年龄小于18岁或大于40岁。

身材矮于150厘米。

体重过轻。

吸烟或被动吸烟。

酗酒。

滥用药物、毒品。

有流产史。

孕期营养不良，如维生素K、维生素E等不足。

孕期精神受到极大创伤。

早产有哪些征兆

不规则的子宫收缩：这是早产最早的信号。一般来说，在怀孕20周以后，很多孕妈妈都可能会感受到假性宫缩，此时孕妇会感觉到肚子硬硬的，但并不疼痛。但如果宫缩的次数过于频繁且持续时间很久，那么很可能预示着分娩就要开始了，必须马上去医院。

出血：下身有少量出血，或有带血色的黏液排出，也就是"见红"，表明分娩即将开始。

破水：下身有温水样的液体流出，就是破水，此时可把腰部垫高，不要动腹部，尽快去医院。

疼痛：感觉腰酸、下坠，下腹、后背、大腿、外阴等处疼痛。

如何预防早产

有效地预防早产，应该从准备怀孕开始。在孕前就与医生密切配合，找出容易导致早产的危险因素；孕期定期进行产前检查，评估是否有早产倾向，以便尽早发现问题，采取应对措施。孕妇本身的参与是预防早产的关键因素。

孕中期 宝宝努力在成长（孕4～7个月）

孕妈妈在冬季感冒了怎么办

怀孕时与平常相比，抵抗力较差，在冬季，孕妈妈很容易感染病毒。如病毒性感冒或者流感，对于母亲可能并发肺炎、心肌炎等，对于胎宝宝可能造成各种畸形，感染次数越多、症状越重、病程越长，对于孕妈妈和腹中胎宝宝的影响就越大。所以，孕妈妈们应注意适时添衣、保持居室空气流通，自身条件允许可坚持户外锻炼，以提高机体耐寒及抗病能力，但是要注意尽量避免去空气污浊的公共场所。有的孕妈妈喜欢逛商场购物或者看演唱会、球赛等，此时应慎重行事，尽量避免到人多的公众场合。

感冒以后怎么办：

（1）尽量睡觉，感冒之后最重要的就是睡眠。

（2）多喝热水。

（3）摄取有营养的温热饮食。

（4）适当补充维生素C。

（5）不要照自己的判断服用药物，即使是常服的药物也要小心。

（6）症状严重时要及时就诊。就诊时一定要告诉医生自己怀孕了，请医生开一些可以安心服用的药物。

除此以外，孕妈妈在冬季的日常生活中还要注意：

（1）避免睡眠不足。体质好的时候，即使病毒侵入体内也会被击溃。

（2）注意营养均衡。尤其注意摄取维生素类。

（3）适度的运动。一直躲在家中，抵抗力会减弱。

（4）外出回来以后要漱口，因为感冒是从鼻子和喉咙开始感染的。

（5）注意室内外温差。从温暖的房间突然走到寒冷的户外容易感冒，在没有暖气的房间稍微待上一阵子再外出。洗澡着凉也很容易感冒。

进行规范的产前保健

宫颈机能不全的孕妇，应在怀孕14～16周时做宫颈环扎术。

怀孕20周做B超时可注意测量宫颈长度，如确认为宫颈较短，或宫颈有裂伤的，应做宫颈缝合术。

有早产、流产史的孕妇应去医院做早产预测。

坚持产前的每一次检查。你可以将你担心的所有情况都告诉医生，医生会为你的健康把关。

多胎妊娠、羊水过多、子宫发育不良等高危孕妇，要注意卧床休息，尽量保胎至足月。以左侧卧位为宜，这样可增加子宫胎盘的血流量，从而防止自发性子宫收缩。

重视孕期的健康教育，了解早产的各种迹象，一旦感觉情况不对，马上到医院就诊。

(1) 治疗各种疾病 妊娠期高血压疾病、系统性红斑狼疮、肾病、全身性感染（如肾盂肾炎、肺炎、阑尾炎等）、梅毒、下生殖道感染等。

内分泌失调，如孕酮或雌激素不足，严重甲亢、糖尿病等。

营养不良、严重贫血，特别是蛋白质不足以及维生素 E、叶酸缺乏等。

(2) 保持良好的生活状态 注意身心健康，尽量避免精神创伤，保持愉快的心情，消除紧张情绪，预防血压升高。

❶注意交通安全，减少碰撞、外伤，避免胎盘早剥的发生。

❷减少劳动强度，多卧床休息，避免劳累，避免睡眠不足。

❸远离噪声、环境污染，避免不良刺激。

❹合理平衡营养，不偏食，不节食，保持正常体重。

❺戒烟、戒酒、戒毒。

❻保持外阴清洁，防止阴道感染。

❼尽量避免过于激烈或频繁的性生活。

学做准妈妈体操

以下几款孕妇体操，是专门为孕妈妈设计的，经常做一做，活动活动浑身酸困的肌肉组织，加快新陈代谢，对于自身和腹中的胎儿宝宝都能起到保健作用，也是对胎儿进行胎教的方式。

(1) 脚部运动 双脚要支撑逐渐加重的身体，因此，比起平时来更加容易感觉到疲劳，也容易抽筋。因此，保持双脚良好的血液循环很重要，随时随地都可以活动脚腕、脚弓和脚掌及脚趾各个部位，而且比较简单，只要有椅子坐就可以做，看电视或者工作间隙，都可以抓紧时间活动活动双脚。

脚心不离开地面，脚尖尽量向上翘，呼吸一次后把脚放平，反复几遍。

坐在椅子上把腿搭起来，将一条腿的脚尖勾回和脚腕绷紧，慢慢上下活动，然后换另一条腿再做。

(2) **鼓胸运动** 取坐位，身体松弛，双手放在胸前，手向外伸展，胸部随着扩展，慢慢吸气后呼出来。妊娠后子宫变大，腹压增高，常会感觉到呼吸困难，多做鼓胸运动有益。

(3) **盘腿坐** 双手交叉放在膝盖上，然后轻轻地向大腿根方向推，呼吸一次把手放回膝盖上。每天早、晚各做1次，持续2~3分钟。习惯后可以延长到10分钟。放松腰部关节，拉长下腹及产道的肌肉，有益于临产婴儿的娩出，可以在早、晚各做1次。

(4) **肌肉力量的锻炼** 从侧坐改变到卧姿，改变动作时，不要过急，不要给腹部带来震动，从侧坐到躺下时，用胳膊支撑，把头缓缓地放在枕头上。能使骨盆和腰部的肌肉松弛收缩，增强肌肉力量。可以坐在椅子上做，同时伴以弯腰动作。腰部贴在床上，轻轻挺起腹部，使背和床之间出现空隙，然后慢慢放下，再放松休息。可以根据身体情况逐渐增加次数。早晨起床前和晚上睡觉前做，同时练习深呼吸。能松弛脊柱，强壮腹部肌肉，增加支撑胎儿体重的力量，减少孕晚期疼痛感。日常生活中，有不少人有跪着用抹布擦地板的习惯，可以做这种活动。骨盆扭转膝盖着床，头下垂，脊背向上弓起，支撑上半身重心，然后抬头使腰部向前移动，身体重心随之前移，再逐渐恢复到卧姿。松弛骨盆关节，使肌肉韧性变强，消除腰部疲劳。还有强健腰腹部肌肉、预防便秘的效果。

(5) **松弛肌肉** 肌肉持续紧张容易疲劳，松弛1~2分钟，对身体有利。可以头枕着枕头，微侧身卧，手臂弯曲，在膝盖下垫一个枕头，然后轻轻做深呼吸，放松全身肌肉。

慎吃油炸食物

准妈妈在怀孕期间食用油炸食品是一个很大的禁忌，怀孕期间是不能吃油炸食物的，主要是油炸食品这种东西的油是经过多次加热，很容易发生致癌的情况。

以油条为例，做油条的面粉是用明矾水和成的，明矾的化学成分是钾铝矾，体内过多地摄入铝，能引起脱发、记忆力减退等症状。准妈妈为了自身和胎儿的健康，还是少吃为好。食品科学家们认为，一些反复加热、煮沸、炸制食品的食油内，可能含有致癌的有毒物质。用这种油炸制的食品也会带有这种物质，经常食用，当然会对人体产生有害的影响，更不用说准妈妈和娇嫩的胎儿了。

准妈妈在怀孕初期，由于妊娠反应，一般不喜欢吃腥、油类的食物，加上油制食品较难消化吸收，常常导致准妈妈食欲不佳，所以饮食应以清淡为主。到了怀孕4~7个月时，子宫增大，肠道受压，蠕动差，食用油炸食物很容易发生便秘，严重者可引起便后出血。另外，从油炸食物本身来讲，高温下的油炸会使食物中的维生素和其他的营养素受到较大的破坏，且含脂肪太多。在妊娠晚期时，准妈妈更要控制对脂肪和糖类食物的摄入量，以防胎儿过胖，增加分娩时的困难。

如果准妈妈"多食煎品，或恣味辛酸，或嗜欲无节……皆能令子受患"。准妈妈一定要注意，尽量少食用油炸肥腻的食品，保持各种营养素的平衡。另外，准妈妈过多地摄入脂肪，会使胎儿大脑沟回减少，导致大脑皮质的面积缩小，这样就可能直接影响到胎儿大脑的"信息储存量"，这是准妈妈吃油炸食品造成智力发育迟缓的后果。

给胎宝宝做英语胎教

现在，胎宝宝正在认真听孕妈妈说话哦，孕妈妈选择单词比较简单的短文，给胎宝宝讲讲故事，还能让他学到道理呢。本周就让胎宝宝学习大自然的"风""阳光"用英语怎么说吧。

The Wind and the Sun

One day the wind said to the sun, "Look at that man walking along the road. I can get his cloak off more quickly than you can."

"We will see about that," said the sun. "I will let you try first."

So the wind tried to make the man take off his cloak. He blew and blew, but the man only pulled his cloak more closely around himself.

"I give up," said the wind at last. "I cannot get his cloak off." Then the sun tried. He shone as hard as he could. The man soon became hot and took off his cloak.

风和太阳

有一天,风跟太阳说:"看看那个沿着路上走的人,我可以比你更快让他把披风脱下来。"

"我们等着看吧。"太阳说,"我让你先试。"

风尝试让那个人把披风脱下来。他用力地吹,可是那个人把披风拉得更紧。

"我放弃了。"风最后说,"我无法让他把披风脱下来。"然后由太阳试试看,太阳尽可能地晒他。不久,那个人就觉得很热,把披风脱了下来。

孕28周 宝宝有了自己的性格

胎宝宝在长,准妈妈在变

(1) 胎宝宝在长 这个月的胎儿体重已有1100~1400克,坐高约为26厘米,几乎已经快占满整个子宫空间了。他的眼睛既能睁开也能闭上,而且已形成了自己的睡眠周期。有趣的是,他甚至会把自己的大拇指或其他手指放到嘴里去吸吮。

尽管胎儿的肺叶尚未发育完全,但是如果万一这个时候早产,胎儿在借助一些医疗设备的前提下,已经可以进行呼吸。

一些专家认为,胎儿从28周左右开始就会做梦了,那么他会做一些什么梦呢?谁也不知道。但是胎儿大脑活动在这时是非常活跃的,大脑皮层表面开始出现一些特有的沟回,脑组织快速增殖。如果能做梦,就做个好梦吧,小宝贝。

现在开始应记录下每一次有规律的胎动,这时胎儿活动可能比较频繁,他会用小手、小脚在你的肚子里又踢又打,有时还会让自己翻个身,把你的肚子顶得一会儿这里鼓起来,一会儿那里又鼓起来。也有的胎儿相对比较安静。胎儿的性格在此时已有所显现。

(2) 准妈妈在变 马上就要进入孕晚期了,这时由于腹部迅速增大,妈妈会很容易感到疲劳,脚肿、腿肿、痔疮、静脉曲张等等都使妈妈感到不适。离分娩已经不是很遥远了,如果你还没有参加分娩课,那么自己也应该认真了解一下有关的知识了。

日渐增大的胎宝贝使孕妈妈的肚子有了明显沉重感,宫高在21~24厘米左右,70%的孕妈妈这时都会发现自己长了妊娠纹。偶尔觉得肚子一阵阵发硬发紧,这是假宫缩,不必紧张。你的动作变得笨拙、迟缓,完全呈现出一副准妈妈体态。由于身体新陈代谢消耗氧气量加大,活动后容易气喘吁吁。腹部向前挺得更为厉害,所以身体重心移到腹部下方,只要身体稍微失去平衡,就会感到腰酸背痛或腿痛。有时这种疼痛放射到下肢,引起一侧或双侧腿部疼痛。心脏的负担也在逐渐加重,血压开始增高,静脉曲张、痔疮、便秘这些麻烦,接踵而至地烦扰着孕妈妈。

本周营养提示

本周开始,是胎儿生长最快的阶段,准妈妈的膳食要保证质量、品种齐全。应在前期基础上,适当增加热量、蛋白质和必需脂肪酸的摄入,适当限制糖类和脂肪的摄入。强调营养的多样化、合理性,不偏食,适当补充维生素A和维生素D,注意体内钙、磷平衡等。还要保持食物的酸碱平衡。肉类、鱼类、蛋类、虾贝类、糖类等属于酸性食物;蔬菜、草莓、葡萄、柠檬等属于碱性食物。两类性味不同的食物合理地搭配起来,才能满足身体的需要,对妊娠有益。

孕晚期矿物质的补充很重要,特别是钙、铁、碘、锌等,如果准妈妈缺乏矿物质,会出现贫血、腿抽筋、易出汗、惊醒等;胎儿先天性疾病发病率增加。各种微量元素的摄入量也要相应增加,准妈妈食欲增加,只要合理调配食物,通常不会影响各种微量元素的摄入。

孕中期 宝宝努力在成长(孕4～7个月)

本周胎教提示

现在,准妈妈已经每时每刻都能感觉到宝宝的存在。此时,准妈妈为宝宝创造、设计一个优雅、舒适的生活环境成了胎教的一项重要内容。

首先是注重室内的色彩搭配。色彩对人的心理起着较强的暗示作用。家中不妨用绿色或粉色为基调来布置,可以使准妈妈从单调的色彩环境、紧张的工作状态中回到生机盎然、轻松悦目的环境中。

其次是用艺术作品装饰居室。悬挂几张喜爱的婴幼儿图像,它可以起到暗示作用,能使准妈妈产生美好的遐想,形成母爱的氛围。

做好胎心监护

(1) **什么是胎心监护** 胎心监护是一种简单、无痛的产前检查,用于评估胎儿的状况。在胎心监护检查过程中,医生能够监测胎儿的心跳,包括宝宝休息和活动时的胎心率分别是多少。准妈妈活动的时候心跳会加速,胎儿也一样,胎儿活动或踢腿的时候胎心率应该加快。如果准妈妈孕期一切正常,那么医生通常会建议准妈妈从怀孕第36周开始每周做1次胎心监护。但如果准妈妈有妊娠并发症,可以根据情况从怀孕第28～30周开始做胎心监护。

(2) **需要做胎心监护的情况** 准妈妈如果有以下情况之一,那么胎心监护就可能会格外重要:

❶准妈妈有糖尿病,并且在进行胰岛素治疗。准妈妈血压高,或有其他疾病也可能会影响孕期的健康。

❷胎宝宝比较小,或者发育不正常。

❸胎宝宝比平时胎动少了。

❹羊水过多或羊水过少。

❺准妈妈做过胎儿外倒转术等来纠正胎位,或者在孕晚期做过羊水穿刺。做过羊水穿刺后,医生会建议做胎心监护,以确定宝宝的状况良好。

❻已经过了预产期,医生想看看宝宝在准妈妈的肚子里状况怎么样。

❼准妈妈曾经在孕晚期出现过胎死宫内,或者造成上次流产的问题这次有可能再次出现。这种情况下,医生可能会建议从怀孕28周就开始做胎心监护。

（3）怎样做胎心监护 做胎心监护前，准妈妈可以吃点东西，据说这样可以刺激胎儿动得更多。做之前最好去趟洗手间，因为准妈妈最长可能要在胎心监护仪旁待上40分钟。

做胎心监护时，准妈妈最好左侧位躺着，还可以在背后垫个靠背。在中国的一些医院里，孕妇会坐靠在椅子上做胎心监护，和坐在躺椅上的姿势差不多。胎心监护操作人员会把两个小圆饼形状的小设备绑在准妈妈的肚子上。这两个小圆饼，一个用来监测宝宝的心跳，另一个记录准妈妈的宫缩情况。

有时，操作人员还可能会让准妈妈在感觉到宝宝动了时，按一下按钮。每次胎心监护通常会持续20~40分钟。操作人员可以听到胎儿的心跳，还能在一个电子屏幕上看到胎儿的心跳情况，同时，胎心监护仪还会把宫缩情况记录在纸上。

如果胎宝宝没有动，可能是因为他在睡觉呢。准妈妈可以喝点儿水或果汁，让他动起来。操作人员也可能会轻轻推揉准妈妈的整个肚皮，碰碰小宝宝，让他醒过来。

洗澡更要有讲究

妊娠中后期，由于母体内分泌的改变，新陈代谢逐渐增强，汗腺和皮脂腺分泌旺盛，会比常人更需要沐浴，以保持皮肤清洁，预防皮肤、尿路感染。但在妊娠期洗澡时，如果不注意方法，有可能对母体和胎儿的健康造成影响，甚至造成永久性的损害。

在整个妊娠期的沐浴都要注意，严格掌握水温、时间和体位三项要素。

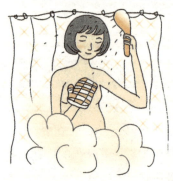

（1）水温 过高的温度，会损害胎儿的中枢神经系统。孕妈妈体温比正常值上升2℃时，会使胎儿的脑细胞发育停滞；如果上升3℃，则有杀死脑细胞的可能。因此而形成的脑细胞损害，多属不可逆转的永久性损害，胎儿出生后会出现智力障碍，甚至畸形，还可能导致癫痫。

一般来说，沐浴时水的温度越高、持续时间越长，损害越重。所以，妊娠期沐浴水温应当掌握在38℃以下，最好不要坐浴，避免让热水浸没腹部。

(2) **时间**　在浴室内沐浴，孕妈妈容易出现头昏、眼花、乏力、胸闷等症状。因为浴室内空气逐渐减少，温度较高，氧气供应相对不足，加上热水的刺激，引起全身体表毛细血管扩张，使孕妈妈脑部供血不足。母体如果供血不足，胎儿会出现缺氧、胎心率加快，严重的还会使胎儿神经系统发育受到不良影响。所以，热水浴的时间应当控制在20分钟以内。

(3) **体位**　妊娠期，母体内分泌功能发生多种改变，阴道中具有灭菌作用的酸性分泌物减少，母体自然防御功能降低。如果坐浴，水中的细菌、病毒容易进入阴道、子宫，导致阴道炎、输卵管炎或尿路感染，出现畏寒、高热、腹痛症状，势必增加孕期用药机会，留下畸胎和早产隐患。

学习腹式呼吸

到了孕后期，如果准妈妈能经常练习腹式呼吸，对于自身和胎儿都有不少的好处，那么在学习准妈妈腹式呼吸时，有哪些学习技巧呢？

（1）选择上述适合自己的坐姿坐好。两手轻松放在肚脐两侧，感觉像抱着孩子。

（2）意识到自己开始放松舌头、下巴的肌肉，并缓慢地以鼻子吸气，在放松但不刻意绷紧腹部的情况下进行。随着吸气，腹部慢慢凸出。

（3）将吸饱的空气，缓慢地通过鼻子吐气。尽量收缩腹部的动作，把废气从肺部全部呼出。

做腹式呼吸的时候，还可在呼吸时加入一点想象，想象自己是一条在呼吸的河流，爱的能量随着吸气也流动到孩子的心里。吐气时感觉爱从孩子的位置又流回到妈妈的心中。但需要注意的是，不要因为刻意要把气吸饱或吐尽，而使尽力气造成身体紧绷，也不要在吸、吐气之间憋气。

深长的呼吸能够安静我们的繁杂情绪，减轻不必要的心理压力，而位于肩颈、背部区域的深沉肌肉，也会通过这样的肌肉伸展及收缩得到轻松，进而缓和这些区域上的紧缩及疼痛。

另外，对于刚接触腹式呼吸法练习的准妈妈，可以先慢慢地去了解本身呼吸的律动，以及透过练习来放慢、放松原有的呼吸方式，千万不要心急地去让自己进行某些练习。

胎动、胎心的自我监测

了解胎宝宝在子宫内的安危情况可以通过胎心监护仪、B超、生物化学等监测方法，但是这些都必须到医疗保健单位才能检查。孕妈妈如在妊娠期内能够做好自我监测，也能随时发现问题。

所谓自我监测，就是孕妈妈自己来监护胎宝宝在子宫内的生长情况，做自己腹内胎宝宝的监护人。自我监测的主要内容包括：胎动、胎心及自我感觉等情况。胎动是自我监测方法中的主要项目。胎动是胎宝宝情况良好的表现。孕妈妈于18~20周开始自觉胎动。每日胎动次数的多少与胎宝宝神经类型有关系。

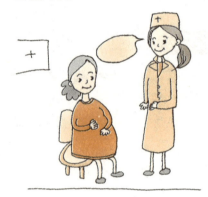

人的个体差异在胎宝宝期就已显露出来，有的老实文静，有的活泼好动，这既与先天神经类型有关，也与胎内外环境有关。正常情况下胎动多是好事，不但表明胎宝宝发育正常，而且也预示着出生后宝宝的抓、握、爬、坐等各种动作将发展较快，但必须注意，孕妈妈的情绪过分紧张、极度疲劳、腹部的过重压力等，都可使胎宝宝躁动不安，产生强烈的活动，这种反应是不好的征兆，它不但易引起流产、早产，而且易出现胎宝宝畸形或给出生后婴儿的行为带来不良影响。

(1) **胎动自测法** 从孕28周开始，应每天进行胎动计数3次。

(2) **胎动计数方法** 孕妈妈在安静的室内集中精神，最好侧卧位进行自数胎动次数，分早、中、晚3次，每次1小时，并将胎动次数记录于表格内，3次数胎动数之和乘以4为12小时的胎动总数，胎动计数≥30次为正常。如发现胎动减少或与原来的胎动规律有悖，应及时去医院接受进一步检查和治疗。

(3) **胎心监护法** 妊娠28周以后每天听2~3次，每次1~2分钟。正常胎心规律而有力，似钟表滴答声，为120~160次/分，如果<120次/分或>160次/分时，可间隔10~20分钟重复听1次，如果还不正常，提示胎宝宝宫内缺氧，若胎心率在异常范围并伴有胎心律不规则，提示胎宝宝缺氧更严重。

不过也得结合每个孕妈妈的基础胎心率来看，若比基础胎心率增减30次/分，虽然胎心率仍在正常范围也应视为异常。一旦发现胎心率异常，应及时去医院接受进一步检查和治疗。妊娠晚期丈夫直接将耳贴于孕妈妈腹前壁听胎心是最简单而实用的自我监护方法之一，一般胎宝宝背部所在一侧胎心较响亮。

孕晚期无须大量进补

怀孕最后3个月，胎儿迅速发育，对营养的需求量也相应增大。很多准妈妈认为此时应该补充大量营养才能保证胎儿的需要，于是盲目地进食补品。其实只要准妈妈不是体质过于虚弱，日常合理膳食完全可以满足胎儿的营养需求，根本无须进补。而且，如果准妈妈营养过剩，对母婴健康都不利。准妈妈在怀孕期间，体重增加1000~1500克是正常的，如果体重增加过多，有可能导致妊娠期糖尿病或高血压等妊娠并发症。营养过剩，容易产生巨大儿，造成分娩困难，撕裂准妈妈产道，产后出血的概率也比较高。下面是几种经常被准妈妈补"过头"，并认为补得越多越好的食物及营养素：

（1）**鱼肝油** 鱼肝油的主要成分是维生素A和维生素D，适量服用有利于胎儿发育，又可预防准妈妈缺钙造成的小腿抽筋。但是如果长时间大量服用鱼肝油，就会影响胎儿骨骼发育，引起骨骼畸变，还可能造成胎儿血液中钙含量过高，造成大动脉钙化和智力发育迟缓。

（2）**维生素** 维生素是人体必需的微量元素，虽然需求量不多，但是缺乏症却非常严重。一般说来，这些维生素都可以通过饮食摄取，无须额外补充。而且摄入过多，同样会引发各种不适应症。如过量服用维生素A，不仅可引起流产，而且还可能导致胎儿神经和心血管缺损及面部畸形；过量服用维生素C，可以使体液及尿液酸化，进而造成缺铁性贫血；过量服用维生素E，出现疲倦、头痛、恶心和肌无力；维生素K过量，会使血液凝集性过强，增加新生儿胆红素脑病和黄疸的发病率。

（3）**桂圆、荔枝** 桂圆、荔枝中含有丰富的葡萄糖、维生素、蔗糖，营养丰富，有安神补血的功效。但是桂圆、荔枝性热，准妈妈阴虚内热，不宜过多食用，多吃会造成大便干燥、血气旺盛，会出现阴道流血、腹痛等先兆流产症状。

警惕早产

早产是指在满28孕周至37孕周之间（196～258天）的分娩，据统计，早产占分娩数的5%～15%，在此期间出生的体重1000～2499克、身体各器官未成熟的新生儿，称为早产儿。常见的早产原因及高危因素有：妊娠期急性感染，如急性阑尾炎、胃肠炎、肾盂肾炎等；生殖道炎症，如细菌性阴道病、衣原体等；子宫先天畸形、宫颈机能不全；多胞胎、羊水过多导致子宫张力过大；准妈妈原有心脏病、肾病、糖尿病、甲亢等合并症，或者罹患妊娠期并发症，如妊娠期糖尿病等；胎膜早破、前置胎盘、胎盘早剥等；准妈妈有晚期流产、早产及产伤等病史；不良生活习惯如吸烟、酗酒等

不要见红就紧张

很多准妈妈认为见红了就会马上阵痛，因为精神紧张把注意力完全集中在这个上面，导致失眠，由于睡眠不足而造成身体的疲劳会导致体力下降，没有精神头儿，这样对分娩是十分不利的。要保持好的心情，积极地、耐心地等待，正常进食，保证睡眠，保持体力。

一般见红在阵痛前的24小时出现，但也有在分娩几天前甚至1周前就反复出现见红。如果只是淡淡的血丝，量也不多，你可以留在家里观察，平时注意不要太过操劳，避免剧烈运动就可以了。如果流出鲜血，超过生理期的出血量，或者伴有腹痛的感觉，就要马上入院就诊。自行入院就可以，不需要叫救护车。

数数胎宝贝的活动次数是否正常

孕妈妈在安静和精神集中的状态下，仰卧或左侧卧在床上，两手掌放在腹壁上，在每天早、午、晚固定的时间里各数1次，每次数1小时，然后把3个小时的胎动次数乘以4，这就是12小时的胎动次数。这种计数方法既简便又有实用价值，孕妈妈最好充分重视，认真数好胎动次数。

（1）听听胎宝贝的心跳次数是否正常　孕妈妈去做产前检查时，让医生帮助确定好胎心的位置，然后在腹部做一个标记。回到家后，每次测听时，孕妈妈仰卧在床上，双腿平伸直，让准爸爸把一个木质听筒直接放在腹壁的

标记上，每天听 1~3 次。

(2) **测测孕妈妈的体重增长是否正常**　怀孕 28 周后体重大约每周增长 500 克，如果连续数周不增，表明胎宝贝生长发育缓慢，可能是孕妈妈的不良饮食习惯所造成；如果体重增长过快，可能是孕妈妈合并了糖尿病、妊娠高血压综合征或羊水急性增多等疾病。

预防和应对孕期痔疮

怀孕期间，准妈妈痔疮的发病率高达 60%，一般发生在孕晚期，主要是因为膨大的子宫直接压迫在直肠上，妨碍了直肠内的痔静脉丛血液回流，造成此处血液淤积，从而形成痔疮。

孕期准妈妈如果发生痔疮，进行治疗是非常有必要的，但对于准妈妈痔疮的治疗，需要考虑到药物对胎宝宝的影响，或者孕晚期是否会引发早产等，因此只能先进行保守疗法，所以准妈妈还是要以预防为主。

（1）防止和积极治疗便秘，保持排便通畅，以减轻直肠静脉丛的淤血情况。如每天早上先喝一杯温开水，再吃早餐，加强直立反射和胃结肠反射，以促进排便；有排便感时不要忍着，如果大便干结难以排出，可以喝些蜂蜜、麻油以及液体石蜡等，由此避免血管破裂出血而导致的剧痛和便血的发生，以及形成痔疮。

（2）如果出现了便秘的情况，不能使用番泻叶、大黄等泻药，以免引发流产。

（3）少吃辛辣刺激性食物。除了保证丰富的营养外，多吃含纤维素的蔬菜、水果和粗粮，还要注意少量多次地喝水。

（4）形成痔疮时，要多卧床休息，不要久坐、久站；适当出去散散步，做力所能及的运动。

（5）每天用温热的 1∶5000 的高锰酸钾溶液进行清洗，也可每天用温水或野艾煎水熏洗肛门。熏洗后外涂痔疮膏，或在肛门内塞入痔疮锭，可以消炎、止痛、止血。

（6）经常做"提肛运动"，可以改善盆腔的血液循环，增加痔静脉丛血液的回流，从而减轻淤血，使痔疮自愈。方法是：做忍便的动作，将肛门括约肌往上提，同时吸气内收肚脐；然后放松肛门括约肌，呼气，一切复原。

如此反复,每次做 15～30 次,每天早晚各做 1 次。早上最好在起床前躺着开始做,这样容易促使产生便意。

孕期护理好你的口腔

(1) **保持口腔清洁** 准妈妈应在每天早晚各刷一次牙。餐后或每次吃东西后都要用漱口水清洗口腔,避免食物的残屑留在牙龈和牙齿间;选择刷毛柔软的牙刷,免得碰伤牙龈;少吃坚硬和刺激性的食物,如辣椒、酒,多吃软而富含维生素 C 的新鲜蔬菜和水果,以减少毛细血管的渗透性。

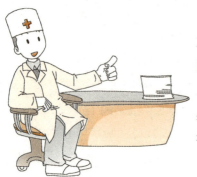

(2) **及早防治口腔疾病** 准妈妈最好在妊娠早、晚期进行 2 次口腔常规检查,及早防治牙病和牙周病。如彻底洗牙、修补龋齿、医治牙周炎及处理萌出不全的智齿;如果有必须拔掉的牙齿,宜在妊娠 4～7 个月之间进行,避免引发流产和早产。

(3) **平时多做牙齿保健** 准妈妈可以经常练习叩动上下牙齿,这样能增加口腔唾液的分泌,唾液中的一些物质具有杀菌和洁齿的作用。

宝宝的口味源自妈妈

胎儿通过羊水体验母亲品尝到的味道。母亲的子宫中充满了神奇的羊水,胎儿就浮在羊水中,身体周围的羊水可以保护胎儿免受震动和撞击。胎儿通过脐带从母亲那里获得营养,不过,胎儿也会通过喝羊水,再将其排泄出去,来锻炼胃肠功能。

母亲怀孕的后半期(27～40 周),胎儿平均每天要喝 1 升左右的羊水。羊水的成分除了水分之外,还含有胎儿的尿、盐分、糖分、脂肪酸、胆固醇等。而且,随着怀孕母亲饮食的变化,羊水的味道也会改变。

胎儿的舌头上有辨别味道的味蕾,因此他们在喝羊水的时候,可以感受到羊水的味道。怀孕 3 个月左右,胎儿的味蕾开始形成,5 个月到出生后的 3 个月,婴儿的味蕾数量达到最高峰,超过 1 万个。

孕中期　宝宝努力在成长（孕4~7个月）

实际上，怀孕 7 个月左右，胎儿就可以辨别甜味和苦味了，而且大多胎儿倾向于喜欢甜味。20 世纪 30 年代，医生曾经利用胎儿喜欢甜味羊水的习性，来治疗孕妇的羊水过多症。医生在孕妇的羊水中注入糖精以增加羊水的甜味，这样一来，胎儿就会喝更多的羊水，从而缓解孕妇羊水过多的症状。成年人在连续摄取甜食之后，血糖值升高，大脑中的满腹中枢开始工作，会对甜食产生"饱和感"，从而不会过度进食。但胎儿或新生儿对甜食则没有"饱和感"（满腹中枢不工作）。这也正是新生儿的一种特殊能力，这种能力使他们不会对含有糖分的母乳产生"饱和感"，从而大量摄取母乳以便尽快成长起来。

胎儿通过羊水的味道、新生儿通过母乳的味道，来判断哪种口味的食物是安全的。实际上，宝宝认为"妈妈给我吃的东西都是安全的"。前面讲过，胎儿和新生儿不会对甜味产生厌倦，他们会接受母亲给予的一切味道，这时的宝宝就像一个"照单全收的被动接受者"。也就是说，在怀孕和哺乳期间，宝宝会认为母亲吃的所有食物是安全的，并会逐渐接受、习惯这些味道（但是，胎儿和新生儿也有一定的自我保护本能，当羊水或母乳中有苦味或者酸味时，他们也会拒绝接受）。

如果母亲偏食，那么宝宝也不会喜欢母亲所讨厌的食物，当宝宝断奶开始吃固体食物后，会表现出与母亲接近的口味偏好。说句题外话，母亲所喜欢的食物种类以及母亲所处地区的口味（如中国菜、日本料理、法国菜、泰国菜、意大利菜等）同样会通过羊水或母乳传达给宝宝，这也是将各国特色饮食文化传承给子孙后代的重要一环。

关键点：母亲的饮食会通过羊水或母乳影响宝宝的口味，所以母亲应该注意自己的饮食习惯，摄取平衡、合理的营养，这样不仅对自己身体有好处，也会给宝宝带来深远的影响。

聆听音乐《花之圆舞曲》

《花之圆舞曲》是柴可夫斯基的芭蕾舞剧《胡桃夹子》中最为著名的一段，选自舞剧第二幕中糖果仙子与众仙女群舞时的音乐，孕妈妈可以跟随着音乐，与仙子们一起翩翩起舞。

（1）**孕妈妈来欣赏**　舞会在竖琴的华丽序奏之后展开，圆号吹奏出圆舞曲主题，糖果仙子与仙女们跳着优美的舞蹈，乐曲的主题抒情优美，异彩纷呈。

(2) **胎宝宝来感受** 听这首曲子的过程中，孕妈妈可以一边听一边想象乐曲中表现的画面，用自己的理解传递给胎宝宝一个美妙的音乐世界。还可以给胎宝宝讲《胡桃夹子》的故事，胎宝宝一定非常喜欢，因为他也是个小精灵。

(3) **《胡桃夹子》故事梗概** 小姑娘玛丽收到教父送的咬核桃小人。教父给她讲了一个故事：一只老鼠把公主变成丑八怪，只要公主能吃上克拉图克核桃的肉便可复原，于是国王花了十五年工夫才把一颗克拉图克核桃弄来了。但核桃奇硬，无人能咬开，技师的侄子愿意一试。核桃终于咬开，但咬开后须闭眼退后七步，侄子退后两步便被老鼠绊倒，变成了丑八怪。公主吃了桃肉恢复美貌，侄子却被国王赶走。

玛丽听了故事后，十分同情技师的侄子，她夜里梦见了咬核桃小人与七个脑袋的小鼠王决斗，打败了鼠王，咬核桃小人变成了一个漂亮的王子。王子邀请她去自己的王国游玩，他们两人一起去了很多美丽的地方：玫瑰湖，牛奶河，巧克力城堡，杏仁糖宫殿。

从现在开始,你就进入了孕晚期。是不是又紧张又兴奋,要知道,这是你和胎宝宝的最后一关,耐心、平静地度过这一关,你就可以见到亲爱的宝宝了。

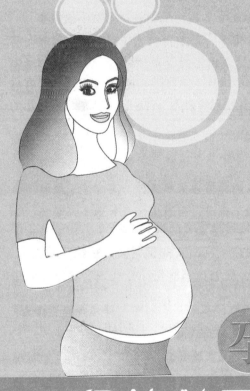

孕晚期

很快就要见面了

(孕8~10个月)

孕29周 运动得更加有力了

胎宝宝在长，准妈妈在变

(1) 胎宝宝在长 这时胎儿体重大约有1300多克，坐高约为26～27厘米，如果加上腿长，身长大约已有43厘米了。这时胎儿的皮下脂肪已初步形成，看上去比原来显得胖一些了。手指甲也已很清晰。此时如果有光亮透过妈妈的子宫壁照射进来，胎儿就会睁开眼睛并把头转向光源，这说明胎儿的视觉发育已相当完善。

胎儿越长越大，他在母体内的活动空间相对会越来越小，胎动也会逐渐减弱，但现在胎儿还是比较好动的。可能在妈妈想睡觉的时候，胎儿醒来了，在那里动个不停，搞得妈妈无法入睡；等妈妈醒来时，他却睡着不动了。

(2) 准妈妈在变 孕29周时，准妈妈子宫高度比肚脐高7.6～10.2厘米，从耻骨联合处量起约29厘米。现在子宫所在的位置会对膀胱造成压力。你可能感觉又回到了孕期的头三个月，频繁地上厕所，总感觉膀胱里的尿排不净。甚至在笑、咳嗽或者轻微运动时，也会有尿排出。

有的妈妈因自己的胎儿现在还是头朝上而担心临产时胎位不正，其实，这时的胎儿可以自己在妈妈的肚子里变换体位，有时头朝上，有时头朝下，还没有固定下来，大多数胎儿最后都会因头部较重，而自然头朝下就位的。如果需要纠正的话，产前体检时医生会给予适当指导的。

当你走路多或者身体疲劳时，你会感到肚子一阵阵地发紧，这是正常的不规律宫缩。当你仰躺时，你会感到头晕，心率和血压会有所变化。如果从仰躺变为侧躺，症状就会消失。在孕期的最后三个月，大多数准妈妈都会有鼻塞或者鼻出血的情况，这种情况很正常，一旦分娩，就会痊愈的，不会有后遗症。

本周营养提示

到了孕晚期,准妈妈千万不要过多摄入糖类,也就是不要吃太多主食,以免胎儿过大影响分娩。可以多吃一些优质蛋白质,比如鱼、虾类的食物。另外,要吃新鲜的蔬菜和水果,补充各种维生素和微量元素。

到了第8个月后,子宫不断增大,慢慢顶住胃部,因此,吃一点就有了饱胀感。你可以少吃多餐,每天吃7～8次都可以。另外,还有很多准妈妈都有夜间被饿醒的经历,可以喝点粥,吃2片饼干,喝1杯奶,或者吃2块豆腐干、2块牛肉,漱漱口,再接着睡。千万不要怕胖,要知道,此时胎宝宝的体重也在快速增加,如果准妈妈的营养跟不上,就会导致贫血、水肿、高血压等并发症的出现。因此,这一时期准妈妈更需要补气、养血、滋阴,营养增加总量要较孕前多20%。准妈妈每天应摄入的食物量如下:主粮(米、面)400克～500克;豆类及豆制品50～100克;蛋类50～100克;奶类250克;新鲜蔬菜(绿叶蔬菜为主)500～750克;畜、禽、鱼、肉类200克;水果200克;粗粮50克;植物油40毫升等。

孕晚期营养食谱

红烧海参

材料 发好海参500克,瘦肉200克,白菜300克,姜2片,葱2棵,红萝卜花数片,生抽、生粉各半茶匙,油半汤匙。

芡汁料:蚝油、生粉各1茶匙,麻油、胡椒粉各少许,清水3汤匙。

煨海参料:精盐、糖各半茶匙,生抽、酒各1茶匙,上汤1杯。

做法 ❶海参放入姜、葱、开水内煮5分钟,除去内脏洗净,滴干切件。

❷瘦肉切丝,加入调味料拌匀,泡嫩油待用。

❸白菜洗净,以油、精盐、水焯熟围于碟边。

❹烧热锅,下油两汤匙爆香姜、葱,加入煨料及海参煮至海参软烂,放入瘦肉、红萝卜花,芡汁料兜匀上碟即成。

核桃明珠

材料 去衣核桃肉150克,中虾400克,芦笋粒3汤匙,红萝卜粒2汤匙,蒜茸半茶匙,酒1茶匙,精盐、糖、油各适量,生粉1/4茶匙,蛋白、油各1汤匙，油、麻油、胡椒粉各少许。

芡汁料：蚝油1茶匙，生粉半茶匙，精盐、糖1/4茶匙，麻油数滴，清水2汤匙。

做法 ❶核桃肉放入开水中煮3分钟，取出滴干，放入热油中炸至微黄色盛起。

❷虾去壳，切双飞去肠，用盐擦洗干净，冲水吸干水分，加入调味料拌匀，泡嫩油待用。

❸烧热锅，下油一汤匙爆香蒜茸，加入芦笋、红萝卜略炒，放入虾，加酒，下芡汁料及核桃肉，兜匀上碟即成。

西芹鸡柳

材料 西芹、鸡肉各300克，红萝卜、姜各数片，蒜肉（切片）2粒，酒1茶匙。

腌料：精盐1/4茶匙，蛋白半只，生粉1茶匙，麻油、胡椒粉各少许，油1汤匙。

芡汁料：精盐、糖1/4茶匙，生抽1茶匙，生粉半茶匙，麻油、胡椒粉各少许，清水2汤匙。

做法 ❶鸡肉切条，加入腌料拌匀，腌15分钟，泡嫩油待用。

❷西芹去筋切条，以油、精盐略炒盛起。

❸烧热锅，下油1汤匙爆香姜片、蒜片、红萝卜，加入鸡柳，加酒，放入西芹及芡汁料兜匀上碟即成。

蘑菇蛋卷

材料 鸡蛋3只，蘑菇20克，植物油、牛奶各25克，精盐少许。

做法 ❶将鸡蛋打入碗中搅散，放入牛奶和精盐调匀，蘑菇洗净后切成薄片。

❷炒锅置旺火上，下油烧热，放入蘑菇煸炒几下，再放入鸡蛋液，制成饼，折成卷，煎至呈深黄色时，出锅装盘。

黄瓜炒子虾

材料 子虾150克，黄瓜125克，白糖10克，精盐2克，酱油30克，熟猪油45克，料酒5克。

做法 ❶将虾用水洗一下，剪去须和脚；黄瓜洗净切成3厘米长、0.2厘米厚的片。

❷炒锅内放入猪油，用旺火烧锅，等油冒烟时放入虾翻炒两下，加入黄瓜片、料酒、糖、酱油、精盐，再翻炒两下，加水45克，烧开，再翻炒几下即成。

花生红糖羹

材料 花生米 250 克，红糖、糯米粉各 150 克。

做法 ❶将花生仁连衣冲洗净，待用。

❷净锅置于火上，加清水适量，旺火煮沸，放入花生米，改用小火煮至酥烂，再用糯米粉加少许清水勾芡，以红糖调味，即成。

此羹营养丰富，常食对孕妇大有裨益。有理血利水的作用，主治孕妇妊娠水肿。

本周胎教提示

怀孕第 29 周的胎宝宝，已经能感受到母亲的精神状态并加以反应，所以母亲不必使用语言也能和胎宝宝沟通。准妈妈运用与胎宝宝对话的方式，可以达到语言沟通的目的。然而，一边听音乐，一边做放松练习，能使准妈妈和宝宝完全沉浸于安定的状态，进入"无言交流"的境界。当然，胎宝宝此时对外界的感受性也不断提升，准妈妈与胎宝宝说话、唱歌或共舞，也是不可或缺的。此外，通过按摩与宝宝沟通、定期实施精神松弛练习、写日记和与丈夫交谈等，都有助于胎教的顺利进行以及达到良好效果。

姿势正确防疼痛

现阶段，很多准妈妈在遭受耻骨疼痛和膝盖疼痛的折磨，其实，日常生活中注意姿势，是可以预防和缓解这些疼痛的。

（1）**预防耻骨疼痛的正确坐姿** 一般来说，耻骨痛大部分出现在怀孕 28 周之后，但痛楚因人而异，有的准妈妈会觉得痛得难以忍受，而另一些准妈妈则感觉影响不大。其实，耻骨痛是很正常的现象，为了缓解痛楚，准妈妈要采用正确的坐姿：

❶坐下时宜平放双脚，避免耻骨受压。

❷坐下时应靠向椅背。

❸不要向前倾坐，这样会使耻骨受到压迫。

（2）**预防膝痛的正确姿势** 由于准妈妈在孕晚期后身体越来越沉重，站立时会不自然地将双脚伸直，这样会令膝盖软骨劳损，于是常常感觉膝盖部位疼痛。为了预防和缓解膝盖疼痛,准妈妈可以参考下面介绍的这些正确的站立姿势和按摩方法。

准妈妈坐下,屈膝成90度,在膝部内侧肌肉隆起处,以拇指打圈揉按膝盖旁的血海穴,分别以顺时针及逆时针揉按30圈,以感到酸胀为宜。

准妈妈扶住身旁的桌子或椅子,轮流单脚站立,另一只脚向后呈90度弯曲,然后放松伸直,这个动作要重复20次。如果准妈妈要长时间站立时,每半个小时都要做1次。

准妈妈在站立时要避免自己上半身向前倾,双脚绷得太直会使膝盖部位受力过多,造成疼痛。

孕妈妈可多喝酸奶

许多孕妇都习惯早晚喝牛奶,这样对孕妇的身体很有益。然而,却很少人知道孕妇喝酸奶的好处,其实,午饭之后孕妇喝上一杯酸奶,对其健康可以起到很好的作用。那么,具体孕妇喝酸奶的好处有哪些呢?我们不妨一起来了解一下。

专家指出酸奶中含有大量的乳酸、醋酸等有机酸,它们不仅赋予了酸奶清爽的酸味,还可以帮助它形成细嫩的凝乳,从而抑制有害微生物的繁殖,与此同时,使肠道的碱性降低,酸性增加,促进胃肠蠕动和消化液的分泌。

最新一项科学研究发现,酸奶具有减轻辐射的损伤、抑制辐射后人的淋巴细胞数目下降的作用。研究证明,摄入酸奶后的小鼠对辐射的耐受力增强,并减轻了辐射对免疫系统的损害。对于那些长时间面对电脑,长时间置身于电磁辐射中的上班族孕妇而言,在午饭后喝一杯酸奶,有利于抗辐射,对孕妇的身体健康可谓好处多多。

7种坚果让宝宝更聪明

坚果含有胎儿大脑发育所需的第一营养成分脂类(不饱和脂肪酸),还含有15%~20%的优质蛋白质和十几种重要的氨基酸,这些氨基酸都是构成脑神经细胞的主要成分。所以为了宝宝更聪明，孕妈妈应多吃坚果。

	功　效	推荐食用方法
花生	蛋白质含量高达30%，其营养价值可与鸡蛋、牛奶、瘦肉等媲美，而且易被人体吸收。花生皮还有补血的功效	与黄豆一起炖汤，也可和莲子一起放在粥里或是米饭里。最好不要用油炒
核桃	补脑、健脑，含有的磷脂能增长细胞活力及机体抵抗力，并可促进造血和伤口愈合。另外，还能镇咳平喘，尤其是冬季孕妈妈，可把核桃作为首选的零食	核桃可以生吃，也可以加入适量盐水煮熟吃，还可以和薏仁、栗子等一起煮粥吃
松子	富含维生素A和维生素E，以及人体必需的脂肪酸、油酸、亚油酸和亚麻酸，还含有其他植物所没有的皮诺敛酸。它不但具有益寿养颜、祛病强身之功效，还具有防癌、抗癌作用	生吃，或者做成美味的松仁玉米
夏威夷果	原产于大洋洲，别名叫昆士兰果或澳洲胡桃。含油量高达60%～80%，还含有丰富的钙、磷、铁、维生素B_1、维生素B_2和氨基酸	可以鲜食，但更多的是加工成咸味或甜味的，也可以作为糖果、巧克力和冰淇淋等的配料
榛子	含有不饱和脂肪酸，并富含磷、铁、钾以及维生素A、维生素B_1、维生素B_2、烟酸，常吃可以明目、健脑	不想单吃榛子，可以压碎拌在冰淇淋里或是放在麦片里一起吃
瓜子	南瓜子可以防治肾结石病；西瓜子性味甘寒，具有利肺、润肠、止血、健胃等功效；葵花子所含的不饱和脂肪酸能起到降低胆固醇的作用	大多是炒熟或煮熟了吃。不过在煮的过程中可以依据自己的口味加入香料或调味剂，如五香的、奶油的等等
杏仁	有降气、止咳、平喘、润肠通便的功效。对于预防孕期便秘有好处。但是中医认为杏仁有一定的毒性，不宜多食。	一般来说，目前能够买到的大部分是袋装的杏仁，如果你不喜欢吃，或者可以尝试一下带杏仁的巧克力。

孕晚期的放松运动

妊娠最后 2 个月,不宜进行剧烈运动,以免早产。但运动胎教还是要继续进行的,可以经常做一做放松运动。学会放松,有助于孕妈妈孕期健康及顺利分娩,同时享受与胎儿共处的每一刻。

可以每次拿出 20 分钟的时间,找到自己肌肉紧张和放松的区别。然后,做几项放松身心的运动。

戴上耳机,调暗灯光,坐在舒适的椅子上或躺下。孕晚期不能平躺,可以用垫子支撑住腰腹部或侧卧。

(1) 用一段时间,平静下来,脑子里什么都不想。

(2) 伸展脚趾,感受到牵拉力,然后慢慢放松,再摇几下。

(3) 用力绷紧双膝和大腿肌肉,保持几秒钟,然后再放松,让大腿向两侧摆动。

(4) 轻轻地适当绷紧腹肌,给胎儿一点儿紧缩力量,然后尽量放松,使胎儿活动空间加大。

(5) 握紧拳头,保持一小段时间,然后尽量放松手指。

(6) 尽量向上提肩,保持一小会儿后再放下,反复几次,使双肩得到放松和舒适。

(7) 深呼吸,体会身体放松的感觉,让胎儿在越来越拥挤的空间中得到更多的氧气。

如何预防早产

早产是新生儿出生后最常见的死亡及致病原因之一,孕妈妈应注意下列事项,增进母子健康,预防早产:

(1) 早进行产前检查,找出自己的危险因子,评估营养、身心及过去的生产史。

(2) 补充钙、镁、维生素 C、维生素 E 等营养素。另外,深海鱼油中含有丰富的亚油酸,可以调节免疫功能,预防早产,同时还能大大降低新生儿将来患多动儿症的概率。

(3) 充分休息,减少压力。

（4）如出现下腹不适、分泌物大量增加、膀胱不适、尿频及阴道点状出血或出血等症状，应尽早就医。

（5）注意宫缩情况，如果出现不规则收缩增加或疼痛逐渐规则的情形，就应就医。

（6）若患有生殖道感染疾病，应该及时请医生诊治。

（7）孕晚期最好不要进行长途旅行，避免路途颠簸劳累。

（8）不要到人多拥挤的地方去，以免碰到腹部。

（9）走路时，特别是上、下台阶时，一定要注意一步一步地走稳。

（10）不要长时间持续站立或下蹲。

（11）在孕晚期，须禁止性生活。

（12）怀孕期间，孕妇要注意改善生活环境，减轻劳动强度，增加休息时间。

（13）孕妇心理压力越大，早产发生率越高，特别是紧张、焦虑和抑郁与早产关系密切。因此，孕妇要保持心境平和，消除紧张情绪，避免不良精神刺激。

（14）要摄取合理充分的营养。

（15）孕晚期应多卧床休息，并采取左侧卧位，减少宫腔向宫颈口的压力。

帮助准妈妈顺产的运动

担心"顺产不顺"是多数孕妈妈不肯自然分娩的原因。所以，学会一些有利自然分娩的锻炼方法，就能帮助她们打消顾虑。在此提供了4种方法以供孕妈妈练习。

（1）普拉提式的侧腔呼吸　吸气时尽量让肋骨感觉向两侧扩张，吐气时则要让肚脐向背部靠拢。

这种呼吸方法可以使身体深层的肌肉都获得锻炼，有助于加强腹肌和骨盆底部的收缩功能，对孕妇的自然生产很有帮助。此外，对肺活量的锻炼，也能让她们在生产时呼吸得更加均匀平稳。

（2）力量型训练，如蹲举　随着孕妇体重的不断增加，她们的膝盖会承受越来越大的压力，这就需要做些蹲举运动了。它不但可以锻炼腿部耐力，还可增强呼吸功能及大腿、臀部、腹部收缩功能。

运动时，双手自然下垂，两脚与肩同宽，脚尖正对前方，然后吸气往下蹲，蹲到大腿与地面呈水平，吐气站立。下蹲时，应注意膝盖不能超过脚尖，鼻尖不能超过膝盖。每个动作重复12~15次，1周3~4次。

(3) **举哑铃、杠铃** 可选择一些小重量的哑铃和杠铃，一边双臂托举，一边配合均匀呼吸。这样不但可以锻炼手臂耐力，加强身体控制，还可以增强腹肌收缩功能和腰部肌肉的柔软性。

(4) **坐姿划船及坐姿拉背** 坐姿划船：平坐在椅子上，双手向后拉固定在前方的橡皮筋，来回水平运动。坐姿拉背：平坐在椅子上，双手向下拉固定在头顶的橡皮筋。每个动作重复15次左右，每周3~4次。

此运动可以有效增强臂力及背部肌肉力量，令孕妇生产时臂肌和背肌能够均匀用力，有助顺产。

需要注意的是，孕期最好不要做俯卧或仰卧运动，采取坐姿或侧卧较好。此外，在怀孕3个月内和7个月后，或有流产经历、怀有多胞胎、怀孕期间有不明原因流血现象、孕期高血压的妇女，也不宜做运动。

巩固胎教效果

怀孕晚期，孕妇常常动作笨拙、行动不便。许多孕妇因此而放弃孕晚期的胎教训练，这样不仅影响前期训练对胎儿的效果，而且影响孕妇的身体与生产准备。因此，孕妇在孕晚期最好不要轻易放弃自己的运动以及对胎儿的胎教训练。适当的运动可以给胎儿躯体和前庭感觉系统自然的刺激，可以促进胎儿的运动平衡功能。为了巩固胎儿在孕早期、孕中期对各种刺激已形成的条件反射，孕晚期更应坚持各项胎教内容。

此阶段，胎儿各器官、系统发育逐渐成熟，对外界的各种刺激反应更为积极，例如：当用光源经孕妇腹壁照射胎儿头部时，胎头可转向光照方向，并出现胎心率的改变，定时、定量的光照刺激是这个时期的一个胎教内容。

胎教的方法很多，从始至终坚持胎教对夫妇双方或孕妇都不是件容易的事情。但有理由相信，每位计划要小孩的夫妇，都会为了自己的孩子付出爱、耐心与时间，别人能做到的事情，你们也一定能做到。所以在妊娠的最后阶段，孕妈妈和准爸爸一定要坚持做好最后的胎教。

孕晚期 很快就要见面了(孕8~10个月)

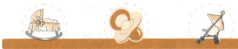

孕30周　大脑再次发育

胎宝宝在长，准妈妈在变

（1）**胎宝宝在长**　胎宝宝现在约重1500克左右，从头到脚长约44厘米。男孩的睾丸这时正在从肾脏附近的腹腔，沿腹沟向阴囊下降的过程中，女孩的阴蒂已突现出来，但并未被小阴唇所覆盖，那要等到出生前的最后几周。

胎宝宝头部还在增大，而且这时大脑发育非常迅速。几乎大多数胎宝宝此时对声音都有了反应。大脑和神经系统已发达到了一定程度。皮下脂肪继续增长。

（2）**准妈妈在变**　孕30周，准妈妈的子宫约在肚脐上方10厘米处，从耻骨联合量起，子宫底高约30厘米。妈妈这时会感到身体越发沉重，肚子大得看不到脚下，行动越来越吃力。呼吸困难，胃部不适。有些准妈妈还会出现妊娠高血压综合征、贫血、静脉曲张等症状，如有症状应及时就医。这时一旦发生不规律宫缩应立刻停下来休息。到了孕晚期，白带会越来越多，护理不恰当就可能引起外阴炎和阴道炎，导致胎宝贝在出生经过阴道时被感染。因此，日常生活中要注意保持外阴清洁卫生。

本周营养提示

孕晚期胎宝宝的营养需求达到了最高峰，这时准妈妈需要摄入充足的蛋白质、维生素C、叶酸、维生素B族、铁质和钙质。

准妈妈在本周应多喝一些牛奶，每天最好喝500毫升。不爱喝牛奶的准妈妈也可以喝豆浆，吃些豆制品、海带和紫菜，这些食物中钙的含量也很高，特别是海带和紫菜中还含有丰富的碘，有利于宝宝发育。缺钙比较严重的准妈妈要根据医生的建议补充钙剂。准妈妈还必须补充各类维生素，尤其以硫胺素和维生素C最为重要。如果硫胺素不足，易引起准妈妈呕吐、倦怠、体乏，使产程延长，分娩困难。

为了分娩顺利，本周开始到分娩，准妈妈应多食用海鱼，适当补充营养全面的准妈妈奶粉，并在医生指导下服用维生素C药丸，帮助宝宝顺利分娩。

本周胎教提示

胎宝宝虽然还没有出生，但他们在子宫里已经表现出不同的个性了。有的好动，有的好静。如果宝宝活泼好动，应多听一些音色优美悦耳、节奏平和柔缓、令人想象无边的乐曲。另外，弦乐器所发出的声音对胎儿来说更为柔和，相比现代流行音乐、摇滚音乐更适合胎儿倾听，但要注意不宜太过于嘈杂，否则会吓到胎宝宝。适合胎宝宝的音乐最好多次让他们倾听，反复的声波经过不断强化可促进右脑发育，会使胎宝宝对音乐有特别的记忆。

警惕孕晚期腹痛

孕晚期时，随着胎宝宝不断长大，孕妈妈的腹部以及全身负担也逐渐增加，再加之接近临产，出现腹痛的次数会比孕中期明显增加。

（1）**生理性腹痛——子宫增大压迫肋骨** 随着胎宝宝长大，孕妈妈的子宫也在逐渐增大。增大的子宫不断刺激肋骨下缘，可引起孕妈妈肋骨钝痛。一般来讲这属于生理性的，不需要特殊治疗，左侧卧位有利于缓解疼痛。

（2）**生理性腹痛——胎动** 胎动于28~32周间最显著。在20周时，每日平均胎动的次数为200次，在32周时则增加为375次，每日的胎动次数可能介于100~700次之间。自32周之后，胎宝宝逐渐占据子宫的空间，他的活动空间也将越变越小，但是他偶尔还是会用力地踢你。当他的头部撞在你骨盆底的肌肉时，你会突然觉得被重重一击。

（3）**病理性腹痛——胎盘早剥** 胎盘早剥多发生在孕晚期，发生率为0.5%~1%，一般较易发生于有高血压、多胞胎、子宫肌瘤和抽烟的孕妈妈身上，胎盘剥离所产生的痛，通常是剧烈的撕裂痛，多伴有阴道流血。所以在孕晚期，患有高血压的孕妈妈或腹部受到外伤时，应及时到医院就

(4) **病理性腹痛——子宫先兆破裂** 子宫破裂常发生于瞬间，之前产妇感觉下腹持续剧痛，极度不安，面色潮红，呼吸急促，此时为先兆子宫破裂；子宫破裂瞬间有撕裂样剧痛，破裂后子宫收缩停止，疼痛可缓解，随着血液、羊水、胎宝宝进入腹腔，腹痛又呈持续性加重，孕妈妈呼吸急促，面色苍白，脉搏弱，血压下降，陷于休克状态。出现持续腹痛或者剧烈腹痛，务必立即上医院。

(5) **病理性腹痛——子宫的扭转** 在妊娠晚期，多在活动中以突发性下腹部剧烈发痛，疼痛多为持续性，可遍及全腹部，与卵巢瘤蒂扭转的临床症状很相似。遇到突发性腹部疼痛，要及时就医。

预防肝内胆汁淤积症

许多孕妇在妊娠中晚期，甚至妊娠早期就出现全身广泛性瘙痒，最典型是首发于手掌和脚掌，然后逐步延及小腿、大腿、上肢、后背、前胸及腹部，除了抓痕以外还伴有皮损，瘙痒程度各有不同，可从轻度偶然的瘙痒到严重的全身瘙痒，个别甚至无法入眠。在这种情况下，应考虑是否得了妊娠胆汁淤积症。它的临床表现以皮肤瘙痒为主，严重时出现黄疸，肝功能检查 GPT 升高，少数患者感到乏力、腹泻、腹胀。孕妇出现了这些警示信号，应该及时就诊，以免病情继续发展。

许多孕妇患了妊娠肝内胆汁淤积症，因临床症状比较轻，所以思想上不重视，虽然皮肤瘙痒、黄疸这些表现在分娩之后都会自然消失，肝功能也恢复正常，但该病对胎儿有很大影响，可引起胎儿窒息、早产、死胎、孕妇产后大出血。据报道，在未发现此病以前，有很多不明原因早产、死胎，其实是因该病引起的，所以孕妇千万不能把它当做"胎气"，疏忽大意，一定要及时去医院诊治。

孕妇一旦患了妊娠肝内胆汁淤积症，必须严密观察胎儿情况，勤数胎动，由家属听胎心，发现异常情况及时与医生联系，遵医嘱服用中西药，以确保宝宝安全渡过难关。

应对孕晚期胃烧灼

不少妇女怀孕后时时觉得胃部嘈乱,有烧灼感和口苦,有时烧灼感逐渐加重而变成烧灼痛。这些孕妇以往无胃炎、胃溃疡等胃痛病史,医学上称之为妊娠期胃灼热,这种烧灼样痛通常在妊娠后期出现,分娩后消失。出现妊娠后期胃灼热的主要原因是胃酸反流,刺激了食管下段的痛觉感受器引起的。此外,妊娠时巨大的子宫对胃有较大压力,胃排空速度减慢,胃液在胃内滞留时间较长,也容易使胃酸反流到食管下段。

轻微的胃灼热,孕妇大多可以耐受,不需服用药物。但应避免下列可能加重的诱发因素,如过饱、高脂肪饮食、吸烟、饮酒、喝咖啡、浓茶等。病情较严重的孕妇可服用一些降低胃酸的药物,如氢氧化铝片(胃舒平)等,也可服用一些减少胃酸反流的药物,但应在医生指导下服用,以免增加其他并发症。

注意胎位问题

在怀孕第 30 周时要注意的问题是"胎位"。孕晚期胎宝贝在子宫内的正常姿势应该是头部朝下臀部朝上,以使分娩时头部先娩出。胎位正常与否十分重要,它关系到分娩能否顺利进行。28 孕周前胎宝贝尚小,羊水相对较多,即使胎位不正大多也能自行转正,但若在 30 孕周后仍胎位不正,就要在医生指导下进行自我矫正。

谨慎选择剖宫产

现在,人们都在说剖宫产的种种好处:婴儿的脑部避免了阴道挤压,智力高于自然产儿,其头形更为漂亮;剖宫产使阴道不至于松弛,有利产后夫妻性生活和婚姻质量;剖宫产有利于保持体形。

剖宫产虽然避免了自然分娩过程的疼痛,但相对于它带给母婴的并发症和后遗症来说便显得不可取,剖宫产只能限于产妇和婴儿的病理因素的补救手术。

(1) **从技术角度来看** 手术增加产妇大出血和感染的可能性,产后出现各种并发症的可能性是自然分娩的 10 多倍,疼痛和恢复时间也较长。

剖宫产创伤面大,产妇易患羊水栓塞,羊水进入血液威胁产妇生命,它是近年产妇一大死因,也给日后再孕带来了难度,即便3年后再次怀孕,子宫也存在破裂的可能性。

由于手术后需要禁食,明显影响母乳喂养,对刚脱离母体的婴儿十分不利,一旦婴儿有先天缺陷则更容易死亡。

(2) 从新生儿角度来看 由于宝宝未经产道挤压,偶有胎肺液不能排出,出生后即患上所谓的"湿肺",容易发生新生儿窒息、肺透明膜等并发症。

剖宫产也可使胎宝宝因未仔细核对预产期是否真正达到成熟而造成医源性早产,引发一系列早产儿并发症,如颅内出血、视网膜病,甚至发生死亡。

(3) 从经济角度出发 剖宫产费用和保养费用昂贵,是自然生产的2~3倍。

准妈妈吃鱼有讲究

鱼的蛋白质远远高于肉类,且属优质蛋白,易消化。鱼还含有丰富的维生素A、维生素D,矿物质含量也较高。鱼肉有利于神经系统发育。因此,怀孕的妈妈应多吃鱼。

各种鱼的不同功效如下:

(1) 鲫鱼 有益气健脾、利水消肿、清热解毒、通络下乳等功能。腹水患者用鲜鲫鱼与赤小豆共煮汤服食有疗效。用鲜活鲫鱼与猪蹄同煨,连汤食用,可治产妇少乳。鲫鱼油有利于心血管功能,还可降低血液黏度,促进血液循环。

(2) 鲤鱼 有健脾开胃、利尿消肿、止咳平喘、安胎通乳、清热解毒等功能。鲤鱼与冬瓜、葱白煮汤服食,治肾炎水肿。大鲤鱼留鳞去肠杂煨熟分服之,治黄疸。用活鲤鱼、猪蹄煲汤服食治孕妇少乳。鲤鱼与川贝少许煮汤服用,治咳嗽气喘。

(3) 鲢鱼 有温中益气、暖胃、润肌肤等功能,是温中补气养生食品。

(4) 青鱼 有补气养胃、化湿利水、祛风除烦等功效。其所含锌、硒等微量元素有助于抗癌。

(5) 黑鱼 有补脾利水、去瘀生新、清热祛风、补肝肾等功能。黑鱼与生姜、红枣煮食对治疗肺结核有辅助作用。黑鱼与红糖炖服可治肾炎。产妇食清蒸黑鱼可催乳补血。

(6) 墨鱼 有滋肝肾、补气血、清胃热等功能。是孕妇的保健食品,有养血、明目、通经、安胎、利产、止血、催乳等功能。

(7) **草鱼** 有暖胃和中、平肝祛风等功能，是温中补虚养生食品。

(8) **带鱼** 有暖胃、补虚、泽肤、祛风、杀虫、补五脏等功能，可用作迁延性肝炎、慢性肝炎的辅助治疗。肝炎患者用鲜带鱼蒸熟后取上层油食之，久服可改善症状。

(9) **鳗鱼** 有益气养血、柔筋利骨等功能。

产前爱抚很重要

抚触胎教是促进胎宝宝智力发育、加深父母与胎宝宝之间情感联系的有效方法。特别是在临近分娩的孕晚期，父母在抚触胎宝宝的时候谈谈心，交流一下感情，憧憬一下宝宝出生后的美好生活，营造出温馨、甜蜜的气氛，有利于加深一家三口的感情。

胎宝宝在父母的爱抚下，更加向往着外面的世界，想着赶紧出来与父母见面。因为这时候的胎宝宝已经是个有知觉的小人儿了，孕妈妈的腹壁已经很薄，而宝宝又已经大到几乎贴近子宫壁，因此，胎宝宝对外界的刺激和感受是相当灵敏的，他能强烈地感受到父母的安抚，并做出相应的反应，比如拳打脚踢，或者静静地吸吮着自己的小手指，倾听父母的谈话，享受着父母的爱抚。

要注意的是，进行抚触胎教时动作一定要轻柔，如果是有不良产史的孕妈妈（比如流产、早产、产前出血等），则不适合采用抚触胎教的方式。

应对腰痛有方法

怀孕末期，孕妇的腰痛通常局限在下腰部，每天只痛一会儿，或每周只痛一次。有人则稍重一些，当站、坐、弯腰、提重物时，便感到腰痛。走路、打喷嚏、用力解大小便时，疼痛更加厉害，或引起臀部和大腿酸痛，以致不能走远路、做家务，极少数还需要住院治疗。

孕妇腰痛基本上是一种生理性反应，不必过于忧虑。怀孕前应注意经常锻炼，增强体质。要注意劳逸结合，特别是不要增加腰部负担。平卧睡觉的时候，可在膝关节后方垫以枕头或软垫，使髋关节、膝关节屈曲起来，帮助减少腰腿后伸，使腰背肌肉、韧带、筋膜得到更充分的休息。孕妇不要穿高跟鞋，防止因此加重挺腰的姿势，又影响足部的血液供应。

孕妇腰痛绝大部分不需要治疗，如症状严重，除了休息外，可以对症治疗。但要注意，不少治疗腰痛的中药常含有活血化瘀的成分，孕妇不宜服用，也不宜贴膏药，以免影响胎儿发育，甚至导致流产。分娩以后，这些症状就会消失。

个别孕妇腰痛是患了腰椎间盘突出症，宜采用卧硬板床休息、牵引等方法治疗。

做手工：蜂鸟和大树

现在的孕妈妈应该减少去买菜的次数了，菜市场人来人往、熙熙攘攘，对大肚子的孕妈妈来说可不是个安全的地方。准爸爸帮忙买了蔬菜和水果回来后，孕妈妈可以发挥想象力，用这些果蔬切切摆摆、拼拼凑凑，就能变成各种各样的事物。只要洗得干净，做完果蔬手工还是可以继续吃的，用这种另类的方式向准爸爸表示感谢吧。

(1) **大树** 准备一块连着茎的西蓝花，几粒白芝麻，将白芝麻撒在西蓝花上，是不是就很像一棵大树了？

(2) **蜂鸟** 有了大树，鸟儿自然就会飞过来栖息，那么再来做一只蜂鸟吧，蜂鸟的特征是喙又长又尖，是不是跟辣椒把儿很像？这是为了方便它们吸食花蜜。孕妈妈只需要拿一个红辣椒，两片芹菜叶，就能摆出一只蜂鸟了，很简单吧！

孕31周 视听触嗅觉，样样俱全

胎宝宝在长，准妈妈在变

(1) **胎宝宝在长** 这时胎宝宝的肺部和消化系统已基本发育完成，身长增长减慢而体重迅速增加。

这周胎宝宝的眼睛时开时闭，他大概已经能够看到子宫里的景象，也能辨别明暗，甚至能跟踪光源。如果你用一个小手电照射腹部，胎宝宝会转过头来追随这个光亮，甚至可能会伸出小手来触摸。

现在胎宝宝周围大约有850毫升的羊水，但随着胎宝宝的增大，他在子宫内的活动空间越来越小了，胎动也有所减少。每小时他大概会动10次左右。宝宝能够把头从一侧转向另一侧，眼睛时开时闭。宝宝在本周又增长了一个新本领，他会辨认颜色啦！

(2) **准妈妈在变** 进入31周，准妈妈子宫底已上升到了横膈膜处，你会经常感到胃里不舒服，特别是吃完饭后。这种症状大约到34周胎儿头部下降，进入骨盆就可以缓解了。你会发现最近你的体重增加得特别快，这是因为宝宝这时生长的速度很快。

你的肚脐周围、下腹及外阴部的颜色越来越深，也许你身上的妊娠纹和脸上的妊娠斑也更为明显了。很多准妈妈觉得睡眠更加不好，特别是肚子大了，起、卧、翻身都有困难，怎么躺都不舒服。可以在睡前让准爸爸轻柔地按摩你的腿、脚和背部，帮助肌肉放松。

本周营养提示

本周，准妈妈可在实际生活中多摄入一些普通且营养价值高的食物，并且要均衡饮食，避免营养比例失调、偏食造成母胎的营养不良。

怀孕第31周时，你会感到呼吸困难，子宫底已上升到横膈膜处，进食后总是觉得胃里不舒服，影响了食欲。这时最好少吃多餐，以减轻胃部的不适。另外，现在开始，胎宝宝的牙齿钙化速度加快，妈妈可吃富含钙、磷的食物。

本周胎教提示

怀孕第31周时，胎宝宝的脑神经已经发育到几乎与新生儿相当的水平，一旦捕捉到外界的讯息，就会通过神经管将它传达到胎宝宝身体的各个部位。选一则你认为非常有意思、能够感到身心愉悦的儿童故事、童谣、童诗，将作品中的人、事、物详细、清楚地描述出来，最好夫妇二人每天各念1次给胎宝宝听，借说故事的机会与胎宝宝沟通、互动。

孕晚期　很快就要见面了（孕8～10个月）

准妈妈背痛怎么办

"我的背好痛！"是半数孕妇在怀孕后期几乎会天天抱怨的症状。

怀孕期间，韧带组织因为要让宝宝比较容易通过骨盆，逐渐在放松，而松弛的韧带会造成肌肉负担过重，尤其是支撑脊柱的那些肌肉。另外，过度拉扯的腹部肌肉迫使孕妇依靠背部来支撑体重，从而增加了背部肌肉的工作负担。尤其在怀孕后期，一些工作过度的肌肉和背部韧带会因此产生疼痛。

（1）背痛预防

❶穿柔软合适的低跟或坡跟鞋，不要穿高跟鞋，防止下肢水肿。

❷避免在坚硬的路面上慢跑。

❸不要扭转脊椎。

❹避免长时间地站立或坐着，不要过多走路，下腹部使用腹带。

❺晚上睡的床垫应硬度适中。采用侧睡，每次醒过来就更换姿势。

❻以正确的方式搬重物，即在搬重物时，要像一个刚学步的孩子，用大腿使劲。不要把腰背部当成了起重机。

❼注意休息和睡眠，饮食方面多吃些猪腰、芝麻、核桃等补肾利腰之品。

（2）背痛治疗

❶在疼痛的地方冷敷或热敷。

❷淋浴时，用热水淋冲疼痛的地方。

❸请丈夫按摩背部：沿着她的脊柱两侧，利用拇指按压的方式，由上往下按摩。接下来，继续往她的下背部两侧，沿着她的骨盆上缘按摩。最后按摩肩膀，揉捏她的颈部和肩膀肌肉，然后往下按摩她的脊柱，以及横向按摩她的下背部。

假如疼痛向下延伸到腿部，甚至到脚上，就应该去看骨科医生，进一步地检查和治疗。

布置一个可爱的婴儿房

孕妈妈现在可以布置好婴儿房来迎接你的宝宝了，婴儿房的布置有以下几点需要注意。

(1) **居室温度适宜**

❶婴儿居室应选择向阳、通风、清洁、安静的房间。新生儿体温调节中枢尚未发育成熟，体温变化易受外界环境的影响，故选择既能使新生儿保持正常体温，又耗氧代谢低的环境很重要。婴儿居室的室温在18~22℃为佳。

❷寒冷的冬季注意居室保暖，可用暖气取暖，也可用热水袋保暖，切忌烫伤婴儿。

❸夏季炎热时，注意室内通风，可使用电风扇和空调。电风扇不要直接对着婴儿吹，空调不宜将室内温度制冷太低或长时间开放。

(2) **居室湿度适宜**　空气过于干燥会使婴儿呼吸道黏膜变干，抵抗力低下，也可发生上呼吸道感染，故室内要有一定湿度，湿度在50%~60%为佳。加湿可用空气加湿器，冬季也可在暖气片上放湿布，夏季可向地面洒些清水。

(3) **装修布置简洁环保**　婴儿居室的装修要简洁、明快，可吊挂一个鲜艳的大彩球及一幅大挂图，以刺激婴儿的视觉。勿将居室搞得杂乱无章，使婴儿的眼睛产生疲劳。不能让婴儿住在刚装修过的房间里，以免影响健康。

脐带绕颈不可怕

胎宝宝的健康平安是孕妈妈最大的期盼，但是像脐带绕颈、脐带扭转等意外事故，事前毫无征兆，孕妈妈应该对这样的情况有所了解。以便早发现早治疗。

(1) **关于脐带的知识**　脐带连接子宫的胎盘和胎宝宝的肚脐，脐带是由母体供应胎宝宝氧气与营养成分以及胎宝宝排除代谢废物的专用通道，也可以说是胎宝宝赖以生长发育和维系生存的生命线。一旦脐带血流遭到外力阻碍，直接危及胎宝宝的健康，轻微阻碍者只是产生短暂的缺氧现象，持续严重阻碍者将导致胎宝宝窘迫甚至胎死腹中。

(2) **关于脐带绕颈**　脐带绕颈是胎儿较常见的情况，脐带内的血管长度比脐带长，血管卷曲呈螺旋状，而且脐带本身由胶质包绕，有一定的弹性，一般绕颈一圈，脐带有一定长度，多不发生意外。而绕颈多周，由于胎动牵拉，导致绕颈过紧，也可引起胎儿缺氧，甚至死亡。

(3) **临产时脐带绕颈**　在临产时，随着宫缩加紧，下降的胎头将缠绕的脐带拉紧时，才会造成脐带过短的情况，以致不能顺利分娩。这时缠绕周数越多越危险。通过B超检查可在产前看到胎儿是否有脐带绕颈。因此，这时更需要勤听胎心，注意胎动，以便及时采取措施。发现脐带绕颈后，不一定都需要进行剖宫产，只有胎头不下降或胎心有明显异常（胎儿窘迫）时，才考虑是否需要手术。

孕晚期衣着要注意

最后这近10周里，为了保持正常的日常起居，为自己选择适合妊娠后期特殊需要的着装，会显得很重要。

（1）**鞋**　孕后期足、踝、小腿等处的韧带松弛，应当选购鞋跟较低、穿着舒服的便鞋。身体越来越笨重起来后，要穿平跟鞋以保持身体平衡。从现在起，足、踝等部位会出现水肿，可以穿大一点的鞋子。鞋底要能防滑。

（2）**内衣**　应当选择大小合适的纯棉质的支撑式乳罩。妊娠期乳房变化很大，婴儿出生或断奶后，乳房很容易下垂。需要能起支托作用的乳罩，背带要宽一点儿，乳罩窝要深一些。先买两副即可，然后可以根据乳房的变化情况再买合适的，同时可以备有几个夜用乳罩。

（3）**内裤**　不宜再选用三角形、有松紧带的紧身内裤。宜选择上口较低的迷你型内裤或者上口较高的大内裤。内裤前面一般要有弹性纤维制成的饰料，有一定的伸缩性，以满足不断变大的腹部需要。

（4）**弹力袜**　弹力袜能协助消除疲劳、腿痒等症状，防止脚踝肿胀和静脉曲张，尤其对于孕期需要坚持上班工作者，效果更明显。

（5）**上衣**　上衣要保证宽大和长度，宽松下垂的T恤、圆领长袖运动衫或者无袖套领恤衫，这类上衣看上去好，穿着舒适，分娩后仍然能穿。

（6）**背带装**　选用质地、造型、款式适合的背带装，或裙或裤，从视觉效果上修饰日渐臃肿的体形。

（7）**裤了**　运动装裤子既舒服又无拘束，只需要把裤腰处松紧带拆掉改为背带，做成宽大的背带裤，就能适应妊娠晚期变大的腰围。

有关分娩的那些误区

很多孕妈妈对生产存在一定的偏见或错误观念。对于这些错误的生产观念，如果过于相信，很可能会给孕妈妈和胎宝宝造成危害。因此，应及时予以纠正。

(1) **剖宫产比自然分娩好** 剖宫产和自然分娩孰轻孰重，其实并没有最终的定论，但是将近40%的孕妈妈却错误地认为剖宫产比自然分娩好。事实上，只有适合孕妈妈的分娩方式才是最好的，但是究竟应该选择哪种分娩方式，需要依据孕妈妈的身体素质和胎宝宝的具体情况而定。

(2) **高龄产妇必须剖宫产** 相对年轻孕妈妈来说，高龄产妇分娩的危险性会比较大，但是并不一定非要进行剖宫产。是否进行剖宫产主要根据孕妈妈的身体状况而定，产妇的年龄只是其中一个非常次要的因素，不足以构成孕妈妈必须采取剖宫产的必然条件。一般情况下，高龄产妇的身体状况良好，且骨盆大小、子宫收缩的强度均正常时，孕妈妈还是适合自然产的。

(3) **屁股大的女人一定会顺产** 常言道"屁股大的女人好生养"，近25%的孕妈妈深有同感。这种想法是武断的，屁股大的女人一般骨盆也比较大，但是生孩子容不容易并不取决于骨盆的大小，而是由骨盆的宽度及斜度、骨盆的出口宽度等决定的。

孕晚期应注意的睡眠姿势

孕晚期的孕妈妈在仰卧睡眠时，会突然感到胸闷，喘不过气来，并且会伴有头晕、恶心、呕吐等症状。而当体位改为侧卧时，这些症状就会很快消失。这是因为怀孕后，由于胎宝宝在母体内不断生长发育，为了满足和适应胎宝宝生长发育的需要，孕妈妈全身生理功能和解剖结构都会发生一些变化，尤以生殖系统中子宫的改变较为明显，子宫逐渐长大，子宫体由扁平梨状变为圆柱状，在妊娠末期子宫体积可达到32厘米×24厘米×22厘米大小，其容量可增大到3000~4000毫升，子宫本身重量也可增加到1千克左右。经子宫的血流量，在足月的时候，每分钟可达500~700毫升。偌大一个子宫，必然对周围脏器，包括心脏、肺脏、泌尿器官等都有所推移或者压迫。

孕妈妈仰卧时，增大的子宫会压迫其后面的腹主动脉，影响子宫动脉的血量，造成胎盘供血不足，直接影响胎宝宝的生长发育。若孕妈妈已患妊娠中毒症，本身已有胎盘血管痉挛，供血不足，对胎宝宝的生长发育已经有明显影响，若孕妈妈仍旧仰卧，就会进一步加重对胎宝宝的影响，甚至造成死胎。孕妈妈仰卧时还会压迫下腔静脉，使回流到心脏的血液量急剧减少，造成心搏出量减少，对全身各器官的供血量也明显减少，产生胸闷、头晕、恶心呕吐、血压下降等症状。

仰卧位还会造成下肢及阴部的静脉曲张、水肿。所以孕妈妈以左侧卧为好，左侧卧位可减轻向右侧旋转的子宫对右侧输尿管的压迫，降低右侧肾盂积水肾炎的发生率，对孕妈妈及胎宝宝均极为有利。如果孕妈妈比较长时间地用枕头、毛毯等物垫放在右侧髋部，使骨盆向左倾，同样会起到与左侧卧位相同的效果。

预防孕晚期胎盘过早脱离

胎盘早期剥离（胎盘早剥）是指附着于正常位置的胎盘在胎儿娩出前从子宫壁剥离。虽然发病率并不是很高，但却是妊娠晚期的一种严重并发症，应引起孕妈妈的注意。

（1）胎盘早剥的严重程度 如果剥离严重，大部分胎盘剥离，胎儿就不能得到足够的氧，面临着生命危险。如果只有一小部分的胎盘剥离，危险就会大大地减少。

如果剥离小，正常的做法是卧床休息直到流血停止，在剩余的时间里必须接受密切监控。根据分离严重程度，症状各异，包括：①阴道流血；②腹痛；③贫血及休克。

（2）具有高危因素者应高度警惕 对于有重度妊娠高血压综合征、慢性高血压、慢性肾炎的孕妇，如果出现上述表现，应特别引起重视。有腹部受撞、摔倒等外伤时，出现腹痛及阴道流血时，也要小心胎盘早剥的可能性。凡出现可疑情况，应及时去医院检查。

诊断本病最直接有效的办法是超声波检查。在超声波下，如果见到子宫壁与胎盘之间有异常的占位性液性暗区，可确诊为胎盘早剥。

（3）确诊后应及早终止妊娠 胎盘早剥一经确诊，应及早终止妊娠。选择经阴道分娩或是剖宫产，一般应由医生根据患者的病情、产道情况及胎儿情况来决定。

摸摸胎位是否正常

在怀孕早、中期时，胎宝宝往往还漂浮在羊水中，加之活动，所以胎位会发生变化，在32孕周后就比较固定了。

胎宝宝的头呈圆球状，相对较硬，是最容易摸清楚的部位。因此，胎位是否正常可通过监测胎头的位置来确定。孕妈妈最好在产前检查时向医生学习这种检查方法。

胎位正常时，可在下腹中央即耻骨联合上方摸到胎宝宝头部，如果在这个部位摸到圆圆、较硬、有浮球感的东西，那就是胎头。要是在上腹部摸到胎头，在下腹部摸到宽软的东西，表明胎宝宝是臀位，属于不正常胎位；在侧腹部摸到胎头，胎体呈横宽走向时为横位，也属于不正常胎位。这两种胎位均需在医生指导下采取胸膝卧位纠正，每次15～20分钟，早、晚各1次。存在脐带绕颈的孕妈妈在进行胸膝卧位纠正时，一定要在医生指导下进行，谨防出现胎宝宝窒息。

需要提醒的是，不正常的胎位即使已经纠正过来，还需坚持监测，以防再次发生胎位不正。

讲故事《鲤鱼住在水稻家》

怀孕期间，孕妈妈可以多吃一些鱼类，对胎宝宝的大脑发育非常有好处。本周来给胎宝宝讲讲鲤鱼的故事。鲤鱼是一种常见的淡水鱼，除了食用，孕妈妈知道它们还有什么作用吗？来带着胎宝宝看看吧！

鲤鱼住在水稻家里

一天，小鲤鱼和他的许多兄弟姐妹来到了水稻田里。水稻田里住着无数小稻秧。小稻秧们看见一大群鲤鱼游过来了，怕鲤鱼来吃稻根，都着急起来："哎呀，小鲤鱼怎么闯进咱们家里来啦？"小稻秧们担心极了，生怕鲤鱼来伤害自己。

忽然传来了"吧嗒吧嗒"的声音。啊，小鲤鱼在吃东西哩！他们是在啃稻根吗？小稻秧们更加紧张了，他们低下头来，四处张望。忽然，一棵小稻秧高声地说："哈，瞧！小鲤鱼在吃孑孓（jié jué）！嘿！好呀，好呀！孑孓都是大坏蛋，长大了就变成蚊虫去害人，赶快把他们消灭干净！"

真的，小鲤鱼个个都是消灭孑孓的能手，他们一大口一大口地，吃得快极了。小稻秧们这才松了口气。有的小稻秧还帮着小鲤鱼找孑孓："喏，那儿还有，对，这儿！好呀，你们真是除害虫的小英雄！"小鲤鱼们听到小稻秧夸奖自己，心里乐滋滋的，越吃越有劲儿。

没多久，稻田里的子孓都被吃光了。小稻秧们不再怕小鲤鱼了。小鲤鱼和小稻秧从此成了非常要好的朋友。

一天，小鲤鱼在水里游着，忽然听到有谁在吵嘴："走开，你这个小坏蛋！别偷吃我们的养料……"小鲤鱼睁着大眼睛四处找，原来是小稻秧和水藻在吵嘴。小鲤鱼一听，都游过来了。他们张着大嘴，"咔嚓咔嚓"吃起水藻来。水藻吓得瑟瑟发抖，小稻秧们笑得前仰后合地说："小鲤鱼真厉害呀，真像铲草机！"

孕 32 周　身体快速长大

胎宝宝在长，准妈妈在变

（1）**胎宝宝在长**　胎宝宝已经32周了，他的身体和四肢还在继续长大，最终要长得与头部比例相称。胎宝宝现在的体重为2000克左右，全身的皮下脂肪更加丰富，皱纹减少，看起来更像一个婴儿了。

本周开始，胎宝宝动的次数比原来少了，动作也减弱了，再也不会像原来那样在你的肚子里翻筋斗了。别担心，只要你还能感觉得到胎宝宝在动，就说明他很好。这是因为胎宝宝身体长大了许多，妈妈子宫内的空间已经快被占满了，他的手脚动不开了。即使如此，胎宝宝还要继续长大，而且在出生前至少还要长1000克左右呢。

胎宝宝的各个器官继续发育完善，肺和胃肠功能已接近成熟，已具备呼吸能力，能分泌消化液。胎宝宝喝进的羊水，经膀胱排泄在羊水中，这是在为他出生以后的小便功能进行锻炼呢。

（2）**准妈妈在变**　这个月妈妈的体重增加了1300～1800克，最后这个时期，你的体重每周增加500克也是很正常的，因为现在胎儿的生长发育相当快，他正在为出生做最后的冲刺。

这时妈妈会感到很疲劳，休息不好，行动又更加不便，食欲因胃部不适也有所下降。现在，宝宝的头下降，压迫到了你的膀胱，因此你的尿频更加严重。你的阴道分泌物也增多了，此时更要注意外阴的清洁。

你腹部增加的重量会改变你的体形和身体的重心。你感到下背痛或臀部及大腿部的疼痛，这是由于这个时期你的腹部肌肉受到拉伸，荷尔蒙让你的韧带变得更加松弛，增大的子宫甚至还会压迫到一些神经。疼痛和疲惫会让你感觉不想动，但是为了能顺利分娩，还是要适当地做些运动。

本周营养提示

建议准妈妈每天吃 5~6 餐，还可以多吃一些养胃、易于消化吸收的粥和汤菜，可配些小菜、肉食一起吃。准妈妈应注意合理的饮食，每周测量 1~2 次体重，把体重控制在正常的增长范围内。如果体重增长过多，准妈妈就应根据医生的建议适当控制饮食，少吃含淀粉和脂肪的食物，多吃蛋白质、维生素含量高的食物，以免胎宝宝生长过大，造成分娩困难。

本周胎教提示

怀孕第 32 周时的宝宝是个真正的小人儿了，准妈妈的修养、兴趣、爱好、职业，以及与准爸爸的融洽关系，都能影响胎宝宝的性格。选一则你认为非常有意思、能够感到身心愉悦的儿童故事、童谣、童诗，将作品中的人、事、物详细、清楚地描述出来，最好夫妇二人每天各念 1 次给胎儿听，借说故事的机会与胎儿沟通、互动。

做好分娩准备

分娩的准备包括孕晚期的健康检查、心理上的准备和物质上的准备。一切准备的目的都是希望母婴平安，所以，准备的过程也是对孕妈妈的安慰。如果孕妈妈了解到家人及医生为自己做了大量的工作，并且对意外情况也有所考虑，那么，她的心中就应该有底了。

孕晚期以后，特别是临近预产期时，孕妈妈的丈夫应留在家中，使妻子心中有所依托。

毫无疑问，临产时身在医院，是最保险的办法。可是，提早入院等待时间太长也不一定就好。首先，医院不可能像家中那样舒适、安静和方便；其次，孕妈妈入院后较长时间不临产，会有一种紧迫感，尤其看到后入院者已经分娩，对她也是一种刺激。另外，产科病房内的每一件事都可能影响住院者的情绪，这种影响有时候并不十分有利。

所以，孕妈妈应稳定情绪，保持情绪的平和，安心等待分娩时刻的到来。不是医生建议提前住院的孕妈妈，不要提前入院等待。

为母乳喂养做好准备

母乳是婴儿最理想、最经济的食物。母乳中除含有婴儿所需的一切营养成分以外，还含有能抵抗疾病的免疫物质。母乳喂养婴儿是每个母亲所期望的，也是当前婴幼儿保健工作中大力提倡的。

要实现母乳喂养，健康完好的乳房及乳头是关键。因此，如何在妊娠期保养和护理好乳房，确实是一个至关重要的问题。

如果决定要用母乳喂养宝宝，那么在孕期就应该为将来的母乳喂养做好各方面的准备。

（1）**注意孕期营养**　孕妈妈营养不良会造成胎儿宫内发育不良，还会影响产后乳汁的分泌。在整个孕期和哺乳期，都需要摄入足够的营养，多吃富含蛋白质、维生素和矿物质的食物，为产后泌乳做准备。

（2）**对乳头和乳房的保养**　在孕晚期，可在清洁乳房后用羊脂油按摩乳头，增加乳头柔韧性；使用宽带、棉质乳罩支撑乳房，防止乳房下垂。乳头扁平或凹陷的孕妇，应在医生指导下，使用乳头纠正工具进行矫治。

（3）**定期进行产前检查**　发现问题及时纠正，保证妊娠期身体健康及顺利分娩，是妈妈产后能够分泌充足乳汁的重要前提。

可适当喝点淡绿茶

妊娠期的妈妈最好不要喝太多浓茶，特别是浓红茶，否则会对胎宝宝产生危害。不过，倘若孕妈妈嗜好喝茶，可以在这一时期适当饮用一些淡绿茶。

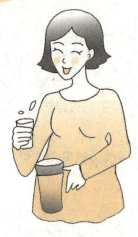

绿茶中含有茶多酚、芳香油、矿物质、蛋白质、维生素等上百种成分,其中,含锌量极为丰富。孕妈妈如能每日喝3~5克淡绿茶,可加强心肾功能,促进血液循环,帮助消化,防止妊娠水肿,对促进胎宝宝生长发育也是大有好处的。

不过,需要特别提醒的是,绿茶中含有鞣酸,鞣酸可与孕妈妈食物中的铁元素结合成为一种不能被机体吸收的复合物,妨碍铁的吸收。孕妈妈如果过多地饮用浓茶,就有引起妊娠贫血且导致胎宝宝先天性缺铁性贫血的可能。孕妈妈不妨在饭后再饮用淡绿茶,或服用铁制剂60分钟后再饮用淡绿茶,这样可使铁充分吸收。

没有饮茶习惯的孕妈妈可以喝点富含维生素C的饮料,维生素C能帮助铁的吸收,还能增强机体的抗病能力。

孕妈妈需要充足的休息

孕妈妈在这个月会觉得身体很疲倦。你可能因为要拖着前凸而沉重的身体上下楼觉得很累,甚至从沙发上爬起来都会让你喘不过气来。有些孕妈妈喜欢一直忙到接近分娩,但是多数孕妈妈在最后一个月会想放慢脚步或是干脆请假待产。大部分孕妈妈都表示她们在最后一个月因为似乎总是睡不够,所以常觉得很郁闷。不管她们有多累,却总是睡不好,而且也觉得没有得到充分休息,这是因为分娩前沉重的身心负担造成的。

虽然有的时候孕妈妈的身体不觉得累,但大脑可能会告诉你应该放慢节奏。你可能会对理智发出的信号感到惊讶,因为它居然能预测生理的需求。也许你的双腿并不酸,也不至于喘得上气不接下气,但是你的体内可能会有个声音让你坐下休息一会儿。即使你的身体叫你不要停,你还是该听从大脑的声音。这种情况通常表示你体内储存的能量快要耗尽了,所以还是理智一点吧,这对身体绝对有好处。

所以,孕妈妈应该为分娩时刻以及之后的育儿工作准备好,尽量充分休息:白天多找机会小憩片刻,早点上床睡觉。

经过忙碌的一天,你可能很想有自己的时间,不过还是要早一点休息,至少要比平常早1个小时。如果腿部抽筋使你半夜惊醒，你可以试试睡前按摩来缓解。

如果消化不良或是呼吸短促使你无法入睡，试试用枕头稍微抬高上半身再入睡。

如果因为不舒服而醒来，尤其是因为子宫肌肉拉扯而造成的骨盆疼痛，或是子宫压迫骨盆神经引起的不适，就应该立刻变换睡姿。

如果皮肤发痒让你睡不着，你可以在睡前用润肤乳按摩敏感的皮肤。

为了帮助入睡，你可以练习孕妈妈课程中学到的放松技巧。你也可以试试运用想象力，假想自己浮在水中，或是在秋千上来回摇摆。利用放松技巧来帮助迅速入睡，会使你分娩当天更容易放松。

前置胎盘有哪些危害

正常妊娠时，胎盘附着于子宫体的前壁、后壁和侧壁。如果胎盘部分或全部附着于子宫下段或子宫颈内口上，称之为前置胎盘。那么前置胎盘对母儿有哪些危害呢？

（1）**阴道出血** 此种出血往往发生于不自觉中。有时孕妇半夜醒来，突然发现自己阴道有出血。阴道出血发生时间的早晚，发作次数及出血量的多少，与前置胎盘的种类有很大关系。完全性前置胎盘初次出血的时间较早，约在妊娠28周。出血次数较频，量较多，往往一次大量出血就可使病人进入休克状态；低置性前置胎盘初次出血多发生在妊娠37~40周或分娩开始时，量也较少；部分性前置胎盘初次出血的时间和出血量介于前二者之间。

（2）**早产和难产** 完全性前置胎盘若一次出血量较多，且反复发作，治疗无效，往往造成早产，因胎盘附着位置低，阻碍胎儿先露部下降进入骨盆，故常导致胎头高浮和胎位异常，如臀位、横位等，从而造成难产。

（3）**产后出血** 分娩时由于子宫下段收缩力较差，附着于此处的胎盘不易剥离，剥离后血窦往往不易闭合，故常发生产后出血。同时胎盘附着处的子宫颈或子宫下段血管丰富、组织脆弱，在进行阴道操作时容易发生撕裂，也是导致出血的原因。

（4）**贫血和产褥感染** 由于妊娠期多次阴道出血，产妇往往出现贫血。机体抵抗力降低。胎盘的剥离面离阴道较近，开放的血窦可成为细菌进入体内的门户，凝固的血液又可以助长细菌的滋生，加之分娩时常需要手术操作，所以产后易发生产褥感染。

(5) 羊水栓塞 前置胎盘时，胎膜破裂，羊水由血窦进入血液循环而发生羊水栓塞。这种情况虽然少见，但危害性较大，可以危及产妇的生命。

> 提示：前置胎盘安胎须知
> ❶绝对卧床休息，尽量左侧位。
> ❷绝对禁止性生活。
> ❸加强营养，补充蛋白质，让胎儿尽量长大点。
> ❹做好有可能早产、剖宫产的准备。
> ❺如果有流血现象，要立刻到医院检查。

应对妊娠合并心脏病

妊娠合并心脏病在整个孕期有3个最危险的时期，分别为妊娠第32～34周，分娩期和产后3日内（产褥早期）。尤其分娩期是心脏负担最重的时期，此时心脏病准妈妈极易发生心力衰竭。因此妊娠合并心脏病的准妈妈更应做好自我监护。

(1) 决定能否继续妊娠 凡不宜妊娠的心脏病准妈妈，应当于妊娠12周强行治疗性人工流产。妊娠已超过12孕周，应密切监护，加强产前检查，积极防治心力衰竭，使之度过妊娠和分娩期。而对于顽固性心力衰竭病例，为减轻心脏负担，应与内科医师配合，在严密监护下行剖宫取胎术。

(2) 加强产前检查 妊娠20周以前每2周1次，20周后每周1次。发现早期心力衰竭征象，应立即住院。孕期经过顺利者，也应在妊娠36～38周住院。

(3) 防治心力衰竭 保证休息，每夜睡眠10小时以上，避免过劳和情绪激动。

(4) 饮食 要限制过度加强营养而导致体重过度增长。体重每月增长不超过0.5千克，整个妊娠期不超过12千克为宜。保证合理的高蛋白、高维生素和铁剂的补充。适当限制食盐，一般每日不超过4～5克。

孕晚期 很快就要见面了(孕8~10个月)

对胎儿进行运动训练

运动对于胎儿的生长发育来说有着重要意义。据观察，在怀孕7周时，胎儿开始自由运动，如眯眼、吞咽、握拳、抬手、伸腿、转体等，怀孕18周以后，孕妇会真正体会到胎儿的这种努力。

此时，孕妇最好从怀孕16周时开始协助做好孕期的运动训练。训练时，孕妇应取仰卧位，全身尽量放松，用双手来回抚摸腹部约30分钟，然后用手指轻轻地点腹部的不同部位，并观察胎儿的反应。经过一段时间，胎儿会逐渐适应这种训练方法，并能做出一些相应的反应。怀孕24周以后，孕妇已能摸到胎儿的头部和肢体。此时，孕妇可以轻轻地拍打腹部，配合优美的音乐，用双手轻轻推动胎儿，使其运动。对胎儿进行运动训练应该把握好时机，一般在怀孕12周以内和38周以后不宜进行。训练的手法要有规律，动作要轻柔，每次15~30分钟为宜。

密切关注胎动变化

准妈妈到了孕晚期，需要更密切地观察胎动，将胎动作为胎儿状态的评估参考，并及时发现胎儿在腹内出现的危急情况。

准妈妈在妊娠28周以后，开始要每天计算胎动。准妈妈可以选择早餐或是晚餐后1~2小时左右计算胎动次数。连续的胎动自然算作1次，有停顿之后的一次胎动则算是2次。由于饭后胎动会比较明显，因此比较适合胎动计算。通常2小时之内应该很容易就可以累积算到10次胎动，变化不大，但只要胎动有规律，有节奏，说明胎儿发育是正常的。2小时之内如果胎动数不到10次，就应该怀疑有问题，此时应该继续数胎动。如果连续观察6个小时，胎动数每2小时内仍不足10次，则必须到医院检查。据统计，数胎动可以检测出89%~90%的异常，是相当有用的。

到了34周以后，计算的方式又要修改。每餐饭后及睡前，至少观察1个小时，至少有4次胎动才算及格。

另外，通常胎儿静止不动的时间，最长不应超过75分钟。所以，如果觉得胎儿不动超过一个半小时以上，应该吃一些小点心，摸摸肚皮，甚至拍打肚皮，或是推一下小宝宝，拿随身听放在肚皮上给他听音乐。如果以上方式都没有反应,也应该上医院去检查。

准妈妈如果发现胎动次数突然减少甚至胎动停止,就预示着胎儿健康情况不好或出现了异常问题,应尽快到医院检查。若在12小时内胎动次数小于20次,或1小时内胎动少于3次,往往是因为胎儿缺氧,小生命可能受到严重威胁,有人把这种现象称为"胎儿危险先兆",准妈妈决不能掉以轻心。胎儿从胎动消失至胎儿死亡,这一过程一般需12小时至2天左右的时间,而多数24小时左右。当准妈妈出现怕冷、口臭、食欲不振、倦怠,或有不规则的阴道出血时,一般可以判定胎儿已经死亡。因此,准妈妈如能及时发现胎动不正常,并及时到医院检查治疗,往往可使胎儿转危为安,免除不幸的发生。当然,胎动还只是一种主观感觉,还可以受到准妈妈对胎动的敏感度、羊水量的多少、腹壁的厚度、服用镇静剂或硫酸镁等药物的影响。故在判断胎动这个信息的准确与否时,应排除这些因素。

当然,胎儿的胎动计数,只能作为反映胎儿安危的一个标志。至于胎儿的发育情况,有无畸形和其他异常情况,则需要结合其他医疗仪器等检查方法,加以综合分析,才能做出准确无误的判断。

防止外力导致的异常宫缩

孕晚期子宫会自然出现零星且不规则的收缩,这种宫缩通常强度不大,是孕期正常现象,不必担心。但要尽量避免一些外力导致的异常宫缩,因为这可能会对胎宝宝不利。

(1) **避免外力撞击腹部**　孕妈妈跌倒或腹部不慎受到撞击时,不但会压迫到子宫内的宝宝,也会因疼痛、惊吓导致子宫内血液供给变少,引起宫缩,严重的撞击甚至还会造成胎盘早期剥离,危及妈妈与胎宝宝的生命,这时应及时就医。

(2) **不要提重物**　在孕晚期,提搬重物时,会在腰及下腹部用力,引起腹部的压迫及子宫的充血,引起宫缩。这时,孕妈妈要及时躺下休息,保持安静,会很有效。

(3) **避免进行激烈运动**　身体处于长期的摇晃状态、进行激烈的运动,常会不自觉地出现宫缩,这时,孕妈妈要及时躺下休息,保持安静,会很有效。

(4) 放松心情 孕妇长期处于过度紧张与疲劳的环境下也较容易出现频繁的宫缩，压力积攒后也容易出现腹部变硬，最好能做到不要积存压力，身心放松。

(5) 防止着凉 夏季使用空调要注意，其凉风会使下肢和腰部过于寒冷，也容易引起宫缩。可以穿上袜子，盖上毯子。

讲故事《自私的巨人》

本周给孕妈妈准备的是英国才子王尔德写的童话《自私的巨人》，王尔德作为唯美主义的倡导者和实践者，这种追求体现在他的艺术作品中，作品以辞藻华美、立意新颖和观点鲜明闻名。不过，他的作品有些是悲观的，孕妈妈要有选择地阅读。

为什么春天再也不去巨人的花园了呢？孕妈妈读完这个故事之后可以告诉胎宝宝原因了。和文中的巨人可不一样，孕妈妈非常欢迎孩子们过来玩哦。

自私的巨人（节选）

每天下午，孩子们放学后总喜欢到巨人的花园里去玩耍。

这是一个很可爱的大花园，长满了绿茸茸的青草，美丽的鲜花随处可见，多得像天上的星星。草地上还长着十二棵桃树，一到春天就开放出粉扑扑的团团花朵，秋天里则结下累累果实。栖息在树枝上的鸟儿唱着欢乐的曲子，每到这时，嬉戏中的孩子们会停下来侧耳聆听鸟儿的鸣唱，并相互高声喊着："我们多么快乐啊！"

一天，巨人回来了。"你们在这儿干什么？"他粗声粗气地吼，孩子们都跑掉了。他还挂出一块告示：闲人莫入，违者重罚。

春天来了，整个乡村到处开放着小花，处处有小鸟在欢唱。然而只有自私的巨人的花园却依旧是一片寒冬景象。由于看不见孩子们，小鸟便无心唱歌，树儿也忘了开花。

有一朵花儿从草中探出头来，看见那块告示后，它对孩子们的遭遇深感同情，于是又把头缩回去，继续睡觉了。只有雪和霜对此乐不可支。"春天已忘记了这座花园，"他们叫喊着，"这样我们可以一年四季住在这儿了。"雪用巨大的白色斗篷把草地盖得严严实实，霜也把所有的树木涂上银色，随后他们还邀来北风和冰雹和它们同住。

春天再也没有出现,夏天也不见踪影。秋天把金色的硕果送给了千家万户的花园,却什么也没给巨人的花园。"他太自私了。"秋天说。就这样,巨人的花园里是终年的寒冬,只有北风、冰雹,还有霜和雪在园中的林间上蹿下跳。

——王尔德(英国)

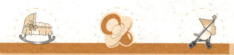

孕33周 瞳孔能对光线有反应啦

胎宝宝在长,准妈妈在变

(1) 胎宝宝在长 现在你的胎宝宝体重大约已有2000克了,身长约为48厘米。妈妈子宫里的空间已显得很拥挤,胎宝宝活动余地也小多了。这时胎宝宝皮下脂肪已较之前大为增加,皱纹减少,身体开始变得圆润。胎宝宝的呼吸系统、消化系统发育已近成熟。有的胎宝宝头部已开始降入骨盆。

有的胎宝宝已长出了一头胎发,也有的头发稀少,前者并不意味着将来宝宝头发就一定浓密,后者也不意味着将来宝宝头发就一定稀疏,所以不必太在意。胎宝宝的指甲已长到指尖,但一般不会超过指尖。

如果是个男孩,他的睾丸很可能已经从腹腔降入了阴囊,但是也有的胎宝宝的一个或两个睾丸在出生后当天才降入阴囊,别担心,绝大多数的男孩都会是正常的。如果是个女孩,她的大阴唇已明显隆起,左右紧贴。这说明胎宝宝的生殖器官发育也已近成熟。

(2) 准妈妈在变 准妈妈这时的体重大约以每周250克的速度在增长,主要是因为胎儿在出生前的最后7~8周内体重猛增,这段时间胎儿增长的体重大约是此前共增体重的一半还要多。妈妈现在会感到尿意频繁,这是由于胎头下降,压迫膀胱的缘故。你还会感到骨盆和耻骨联合处酸疼不适,不规则宫缩的次数增多。这些都标志着胎儿在逐渐下降。沉重的腹部使你更加懒于行动,更易疲惫,但还是要适当活动。

孕晚期 很快就要见面了（孕8~10个月）

准妈妈的体重增加了大约有10~12.7千克。虽然由于身体的长大，宝宝的活动受到限制，但通过B超，已能分辨出宝宝的小膝盖、小脚和胳膊肘了。同时准妈妈也会注意到一些有节奏的轻微的碰撞，那是宝宝在打嗝呢。此时准妈妈可能会有胎膜早破的情况发生，尤其是睡觉时。不过也有可能是尿液。准妈妈要仔细分辨，一旦认为是胎膜破裂，应该立即与医生联系。

本周营养提示

胎宝宝的肝脏以每天5毫克的速度储存铁，直到储存量达到240毫克。如果此时铁摄入不足，可影响胎儿体内铁的储存，出生后易患缺铁性贫血。动物肝脏、绿叶蔬菜是最佳的铁质来源。因此，待产妈妈必须补充各类维生素，尤其以硫胺素和维生素C最为重要。如果硫胺素不足，易引起准妈妈呕吐、倦怠、体乏，使产程延长，分娩困难。

另外，怀孕第33周时，胎宝宝逐渐下降至盆腔，准妈妈的胃会感觉舒服些，食量也会有所增加。此时，应适度摄入糖类食物，避免食用热量较高的食物。

本周胎教提示

妊娠第33周到产后28天，是母子关系最密切的阶段，这种关系可借助肌肤之亲或对话更显得亲密。运用与胎儿对话的方式，可以达到语言沟通的目的。然而，一边听音乐，一边做放松练习，能使准妈妈和宝宝完全沉浸于安定的状态，进入"无言交流"的境界。

补充维生素K，预防产后大出血

维生素K无论是对胎宝宝还是对孕妈妈，都是非常重要的。

（1）**维生素K的作用** 维生素K是一种脂溶性维生素，能合成血液凝固所必需的凝血酶原，加快血液的凝固速度，减少出血；降低新生儿出血性疾病的发病率；预防痔疮及内出血；治疗月经量过多。

（2）**缺乏的危害** 孕妈妈在孕期如果缺乏维生素K，流产率将增加。即使胎宝宝存活，由于其体内凝血酶低下，易发生消化道、颅内出血等，并会出现小儿慢性肠炎、新生儿黑粪症等症；一些与骨质形成有关的蛋白质会受到维生素K的调节，如果缺乏维生素K，可能会导致孕期骨质疏松症或骨软化症的发生；维生素K的缺乏还可引起胎宝宝先天性失明、智力发育迟缓及死胎。

（3）这样补充维生素K 人体对维生素K的需求量较少，孕妈妈和乳母的每日推荐摄入量为120微克。

富含维生素K的食物有绿色蔬菜，如菠菜、花菜、莴苣、萝卜等；烹调油，主要是豆油和菜籽油；奶油、奶酪、干酪、蛋黄、动物肝脏中的含量也较为丰富。

进行胎心监测

胎心监测是指用胎心监护仪监测胎宝宝的心率，同时让孕妈妈记录胎动，观察这段时间内胎心率情况和胎动以后胎心率的变化。医生据此来了解胎宝宝在宫内是否缺氧和胎盘的功能。

进行胎心监测时，医生会在孕妈妈腹部涂上超声耦合剂，将胎心监护仪上的带子绑到宫底和胎心最强的位置上，仪器可显示胎宝宝心率及子宫收缩的频率和强度，记录需20～40分钟。正常情况下，20分钟内应有3次以上的胎动，胎动后胎心率每分钟会增快15次以上。如果有宫缩，宫缩后胎心率则不易下降。

胎心监测一般在妊娠33～34周开始进行。在孕36周后每周进行1次胎心监护，如果孕妈妈属于高危妊娠，如妊娠合并糖尿病等，应该每周做2次监护。不要空腹做胎心监护，否则会出现假阳性的情况。

需要提前入院的情况

经系统产前检查，如果发现孕妇有下列情况，就应按医生建议提前入院待产，以防发生意外：

（1）如果孕妇患有内科疾病，如心脏病、肺结核、高血压、重度贫血等，应提前住院，由医生周密监护，及时掌握病情，及时进行处理。

（2）经医生检查确定骨盆及软产道有明显异常者，不能经阴道分娩，应适时入院，进行剖宫产。如果孕妇患有中重度妊娠高血压病，或突然出现头痛、眼花、恶心、呕吐、胸闷或抽搐，应立即住院，以控制病情的恶化，待病情稳定后适时分娩。

（3）如果胎位不正，如臀位、横位等，或属于多胎妊娠，就需要随时做好剖宫产准备。

（4）有急产史的经产妇应提前入院，以防再次出现急产。

（5）前置胎盘或过期妊娠者应提前入院待产，加强监护。

（6）临近预产期。如果平时月经正常的话，基本是预产期前后分娩。所以，临近预产期时就要准备住院。

（7）高危孕妇应早些入院，以便医生检查和采取措施。

不宜过量吃的几种水果

（1）**荔枝** 孕妇体质一般偏热，阴血往往不足。此时，一些热性的水果如荔枝等应适量食用，否则容易产生便秘、口舌生疮等上火症状，尤其是有先兆流产的孕妇更应谨慎，因为热性水果易引起胎动不安。

（2）**西瓜** 每天吃水果不宜超过250克，适量吃西瓜可以利尿，但吃太多容易造成孕妇脱水。胎动不安和胎漏下血（有早产症状）者要忌吃。而且西瓜含糖量较高，吃多了容易造成妊娠糖尿病。

（3）**柑橘** 柑橘好吃，但不可多食。因为柑橘性温味甘，补阳益气，过量反于身体无补，容易引起燥热而使人上火，发生口腔炎、牙周炎、咽喉炎等。孕妇每天吃柑橘不应超过3只，总重量在250克以内。

（4）**柿子** 柿子虽然很有营养，但柿子有涩味，吃多了会口涩舌麻，收敛作用很强，引起大便干燥。遇酸可以凝集成块，与蛋白质结合后产生沉淀。所以，孕妇可以吃柿子但是不可以多吃。

（5）**猕猴桃** 猕猴桃营养丰富，但并非人人皆宜。猕猴桃性寒，脾胃虚寒者慎食，经常性腹泻和尿频者也不宜食用。猕猴桃不宜空腹吃，有先兆流产现象的孕妈妈千万别吃。

（6）**含糖量较高的水果** 菠萝、香蕉、玫瑰香葡萄、石榴和柿子等水果含糖量都较高，肥胖、有糖尿病家族史的孕妇少吃为妙。如果孕妇贫血还应该少吃石榴和杏。

(7) 含糖量较低的水果 如西瓜、苹果、梨、橘子、桃、葡萄等,建议每天别超过500克,而妊娠期糖代谢异常或是妊娠糖尿病患者则要减半,最好等血糖控制平稳后再吃水果。另外,如果喜欢吃香蕉、菠萝、荔枝、柿子之类含糖量较高的水果,就一定要减量。吃水果的时机最好选在两餐之间,这样既不会使血糖太高,又能防止低血糖的发生。

克服产前焦虑症

到了孕晚期,经历了漫长孕程的你开始盼望宝宝早日降生。是的,宝宝就快要出生了,你们很快就可以见面了,你应该高兴才是。然而,实际情况可能恰恰相反,越是临近分娩,你越容易被各种各样的问题困扰,并因此而变得焦虑。

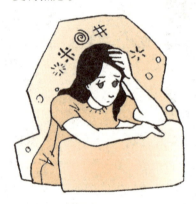

(1) 孕妈妈的焦虑点

焦虑一:预产期快到了,宝宝怎么还不出生?到了预产期并非就分娩,提前2周、推迟2周都是正常的情况。你既不要着急,也不用担心,因为这样无济于事,只会伤了自己的身体,影响了胎宝宝的发育。

焦虑二:分娩的时候会不会顺利?现在,正规的大医院妇产科都有着丰富的接生经验和良好的技术设备,并且有许多专业的医生、护士随时监控你的分娩进程。你要对自己有信心,要勇敢面对!

焦虑三:胎宝宝会不会健康?看看你的妇产科大夫怎么说吧!整个孕期你都坚持产检,并且大夫也一再让你放宽心了,你还焦虑什么呢?要知道,不必要的焦虑可对宝宝健康不利哦。

(2) 应对临产前焦虑的生活调理 以上的临产期焦虑综合征其实都是因为你对自己和胎宝宝健康状况的不自信。我们建议你通过一些方法来转移注意力,如听音乐、下棋、侍弄一些花草,或是给胎宝宝准备必备的物品等,都可以很好地转移你的注意力。实在不放心的话,就去医院咨询医生。

应对孕晚期小便失禁

孕妈妈到了孕晚期的时候子宫越长越大,会压迫膀胱与神经系统,大笑的时候,咳嗽的时候,打喷嚏的时候,自己会控制不住地有尿液漏出来,这是因为盆骨底肌肉的松弛引起的。那么孕妈妈在孕晚期应该怎么应付小便失禁呢?

尿失禁预防方法一:放松精神,心境平和

孕妈妈在孕晚期的时候本来就会出现尿频的情况,因此一定要放松心情,千万不要觉得心烦意乱。当孕妈妈外出时出现想小便的感觉就应该及时去排尿。孕妈妈也可以在外出的时候,在内裤上垫个护垫。

尿失禁预防方法二:分腿运动

孕妈妈在平躺的姿势下将膝盖向上举,且在用嘴慢慢呼气的同时,按住膝盖并抬起上半身,然后用鼻子吸气并恢复到平躺的姿势,重复5次之后改向一侧躺下休息。

尿失禁预防方法三:骨盆底肌肉锻炼

孕妈妈仰卧在床上,头部垫高,双手平放在身体的两侧,双膝弯曲,脚底平放于床面,然后像要控制排尿一样,用力地收紧骨盆底肌肉,保持片刻后放松,再重复收紧、放松。每次应重复10遍,而且每日至少做3~5次。

虽然说孕晚期尿失禁是很正常的现象,但是孕妈妈要注意了,如果到了孕晚期的时候出现类似尿失禁或是真的尿失禁,要及时地到医院去做破水实验排除胎膜早破。

脐带血要不要留

脐带血是指新生婴儿脐带被结扎后由胎盘脐带流出的血。脐带血中富含造血干细胞,这些干细胞可以用来替代骨髓和外周血干细胞进行移植。目前脐带血主要用于血液病的治疗,包括白血病、淋巴癌、贫血等。并且由于脐带血中所含干细胞的免疫功能尚未发育完全,所以在配型上相对容易许多,尤其在家人中间概率更高。

如果你也想保存宝宝的脐带血,那么以下要点估计是你最关注的:

(1)**办理手续** 最好在孕28周左右与脐带血库进行联络,并签署一份《脐带血干细胞储存合同书》。具体事宜可向脐带血库的医生进行详细咨询。

如果由于种种原因未能提前签署合同，在分娩前与脐带血库工作人员联系也能进行采集。

(2) **怎样采集**　脐带血的采集过程非常简单，只需几分钟，无须麻醉，并且无痛、无副作用，在大多数妇产医院或产科皆可完成。

(3) **保存期限**　资料表明，脐带血造血干细胞可长期保存，至少不会低于一个正常人的寿命。

(4) **费用**　采集脐带血大约需5000元，今后每年的储存费用为500元左右，同时还可免费获得一份由中国人寿保险公司承保的《脐带血干细胞储存医疗保险》，保额30万元。

(5) **适宜人群**　所有身体健康、产前常规检查正常、无传染性疾病、无家族遗传病史的孕妈妈都可以进行脐带血干细胞的储存。

给宝宝讲一天的生活

孕妈妈可以对腹中的宝宝讲述一天的生活，从早晨醒来到晚上睡觉，自己和家人做了什么，想了些什么，都讲给宝宝听。这既是语言胎教的常规内容，又是牢固母子感情、培养孩子对孕妈妈的信赖感以及对外界感受力和思维能力的好方法。孕妈妈在早晨起床时，第一句话可以说："早上好！我可爱的小宝贝，让我们一起度过这美好的一天吧！"打开窗户时说："你看，太阳已经升起来啦！真是个晴朗的好天气！"或者是："今天下雨啦！""天上飘雪花啦！"，给宝宝描述风雨的声音、气温的高低或风力的大小。孕妈妈在洗漱时，告诉宝宝怎样把脸洗干净，怎样刷牙，怎样梳洗打扮。然后继续告诉宝宝起床后要喝一杯凉开水，早晨要去散步，早餐一定要丰盛，给宝宝介绍上班路上看到的高楼、绿树、汽车、行人等等。只要孕妈妈细心观察周围的事物，以快乐之心感受生活的美好，并把这种美好的感受带给宝宝，必然会对宝宝有非常好的作用。

预防脐带绕颈

胎宝宝的健康平安是准妈妈最大的期盼，但是像脐带绕颈、脐带扭转等意外事故，事前毫无征兆，准妈妈应该对这样的情况有所了解，以便早发现早治疗。

孕晚期 很快就要见面了(孕8~10个月)

在临产时，随着宫缩加紧，下降的胎头将缠绕的脐带拉紧时，才会造成脐带过短的情况，以致不能顺利分娩。这时缠绕周数越多越危险。通过B超检查可在产前看到胎儿是否有脐带绕颈。因此，这时更需要勤听胎心，注意胎动，以便及时采取措施。发现脐带绕颈后，不一定都需要进行剖宫产，只有胎头不下降或胎心有明显异常（胎儿窘迫）时，才考虑是否需要手术。

准妈妈吸氧的好处

很多孕妇都被要求吸氧，特别是孕晚期的准妈妈们，为了胎儿的健康，保证胎儿的供氧量，很多准妈妈都会去医院吸氧，那准妈妈吸氧到底有哪些好处呢？

在怀孕之后，女性呼吸次数不变，可是每分钟通气量会比怀孕前增大许多。这样孕妇需要吸入体内的氧气就会大大增加，以此来保障胎儿与胎盘的供氧需求。因此让孕妇吸氧是大有好处的。

对孩子出生前的治疗，最常用也最有效的治疗方法就是让孕妇吸氧。采用常压氧疗法，也就是通过给妈妈吸氧15分钟、中间休息5分钟、再吸15分钟的治疗方法，它可以迅速增加母体、胎盘和胎儿的血氧分压、血氧含量和氧气储备量，使胎盘能得到充分的氧供应，加速母体内营养物质向胎儿体内渗透，改善胎儿缺氧，促进胎儿生长发育。

所以，在胎儿宫内窘迫、胎儿宫内发育迟缓、胎盘功能不良、胎儿心律失常等情况下，采用常压氧治疗均能取得满意的治疗效果，同时又十分安全。

除此之外，患有心力衰竭、感染性心内膜炎、紫绀型先天性心脏病、哮喘病的孕妇就更需要氧气来实行辅助治疗了。当孕妇感到身体不舒服的时候，感到疲劳、头晕的时候，不妨去吸一会儿新鲜纯净的医用氧气，这样的话，可以使胎儿与孕妇更健康。

生宝宝要准备哪些证件

产妇到医院生孩子，除了一些产妇和孩子需要用到的必需品外，产妇去医院分娩前还需要准备好足够的现金和相关的证件，如医保卡、检查单据、户口本、结婚证、夫妻双方身份证、准生证等，方便医院办理手续。

（1）现金和医保卡（顺产1500～3000元；剖宫产5000～7000元，看具体项目和医院等级）。

（2）检查单据：母子健康手册、围保本、B超、心电图等怀孕期间的全部检查单据（便于医护人员提前做好准备，以应对各种突发情况）。

（3）证件：户口本、结婚证、夫妻双方身份证、准生证等。

（4）记录用品：录音、录像设备，哪怕是哭声，都是最有纪念意义的。

思维游戏：救救小鱼

海里有一条小鱼被困住了，它怎样才能躲过各种鲨鱼的袭击，安全地回到珊瑚的家中？孕妈妈来帮帮他吧。孕妈妈还可以拿起画笔，给小鱼、鲨鱼和珊瑚都涂上颜色。

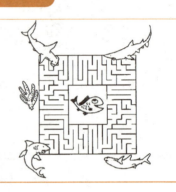

孕34周　宝宝的皮肤变美了

胎宝宝在长，准妈妈在变

（1）**胎宝宝在长**　你的胎儿现在体重大约有2300克，坐高约为30厘米。此时胎儿应该已经为分娩做好了准备，将身体转为头位，即头朝下的姿势，头部已经进入骨盆。

胎儿的头骨现在还很柔软，而且每块头骨之间还留有空间，这是为了在分娩时使胎儿的头部能够顺利通过狭窄的产道。但是现在身体其他部分的骨骼已经变得结实起来，胎儿的皮肤也已不再那么又红又皱了。

(2) 准妈妈在变 胎儿头部下降并入盆，宫高约34厘米，子宫底在脐上约14厘米处。如果准妈妈是初产妇，那么这时胎儿大多已降临骨盆，紧压在子宫的颈口。而经产妇的胎儿入盆时间会较晚一些，有的产妇在分娩前胎儿才会入盆。这时你可能会发现你的脚、脸、手肿得更厉害了，脚踝部更是肿得老高，即使如此这时也不要限制水分的摄入量，因为母体和胎儿都需要大量的水分。但如果手或脸突然严重肿胀，一定要去看医生。

由于胎儿下降，妈妈会觉得呼吸顺畅了很多，食欲也增加了不少；有些妈妈会觉得腹部、膀胱有明显的压迫感，这也是正常的。

本周，建议准妈妈做一次详细的B超，以评估胎儿当时的体重及发育状况（例如：罹患子痫前症的胎儿，看起来都会较为娇小），并预估胎儿至足月生产时的重量。

本周营养提示

这一段时间的饮食卫生尤其重要，因为随时都有可能分娩。如果因饮食不当造成准妈妈出现其他疾病，如肠炎、肝炎等，那么对于分娩来说，无疑是雪上加霜，会影响分娩和产后妈妈及宝宝的健康。因此，怀孕第34周的营养原则为食品多样化、量适当、质量高、易消化、低盐、低脂；注意晒太阳，有利于钙的吸收。

另外，准妈妈的消化功能减退，很容易引起便秘。因此，要多吃玉米、蔬菜等含纤维的食品；还可多吃绿豆、鸭肉等。一些有补益作用的膳食也可以吃一些，以利于面对随时可能到来的分娩活动中的热量消耗。

本周胎教提示

此时的宝宝在妈妈肚子里是头朝下的，而且活动空间越来越小，小宝宝对于这个温暖的"小房子"已经感觉到活动受限了，所以决定"搬家"了哦，这个时候的准妈妈除了尽量避免大幅度活动外，不要忘了与胎儿进行语言交流，告诉宝宝他很安全，让宝宝在妈妈的肚子里度过最后一段温暖的时光。

日常动作更要小心

怀孕晚期的时候，准妈妈的腹部很大，日常的动作要多留意，以免给自己和胎宝宝带来伤害，造成不良后果。

（1）**穿袜子的方法**　这个时候，准妈妈如果以站立的姿势来穿袜子就很危险，应该坐在椅子上，腰背挺直，慢慢地穿。

（2）**弯腰的方法**　如果以伸直腿的状态来弯腰，会对腹部造成挤压，并且有跌倒的危险。准妈妈应以仰起上半身的姿势，弯曲膝盖慢慢蹲下，就不会对腹部造成危害了。

（3）**起身的方法**　孕晚期的时候，准妈妈一般应采取左侧卧的姿势，起身时，先把双手放在下面，撑起身体，然后在床上仰起上半身，接着慢慢撑起上半身起来，坐下，再把脚放下来。

孕妈妈吸氧要谨慎

夏天天气炎热，正常人也会出现气短缺氧的现象。在怀孕期间，孕妇的心脏负担会加重，如果心脏代偿能力差，也有可能出现缺氧现象，尤其是怀孕晚期的孕妇，通常会有心慌的感觉。孕晚期，孕妇出现缺氧现象，到底应该怎么办呢？能不能吸氧呢？正确的做法是：先到医院做个检查，看胎儿在体内是否正常，如果胎儿在体内正常，只是孕妇自己感觉不舒服，呼吸不畅，应遵照医生的指导，进行吸氧治疗，一般吸氧治疗的原则是：

（1）吸氧时间不宜太长，一般半小时以内。

（2）吸氧次数一般两天一次，吸氧可以增加胎盘供血量。

（3）吸氧最好在医院内进行，氧气应是医院用的纯净氧。浓度不要太高。

适合自然分娩的情况

不少孕妈妈心里渴望自然分娩，但又担心分娩过程中遇到困难甚至遭遇难产。其实，如果你做到以下6项，基本上自然分娩就不是什么难题。

（1）**选择合适年龄分娩**　大多数医学专家认为，女性生育的最佳年龄是25～29岁，处于这一年龄段的女性自然分娩可能性较大。随着年龄的增长，妊娠与分娩的危险系数升高。首先，年龄过大，产道和会阴、骨盆的关节变硬，不易扩张，子宫的收缩力和阴道的伸张力也较差，以至于分娩时间延长，容易发生难产。其次，孕妈妈年龄越大，发生高血压、糖尿病、心脏病并发症的概率越大，需要剖宫产干预的可能性越大。

（2）**孕期合理营养，控制体重** 宝宝的体重超过4000克（医学上称为巨大儿），母体的难产率会大大增加。巨大儿的产生与孕妈妈营养补充过多、脂肪摄入过多、身体锻炼偏少有关。孕妈妈患有糖尿病，也会导致胎宝宝长得大而肥胖。理想的怀孕体重为：在孕早期怀孕3个月以内增加2千克，孕中期怀孕3～6个月和孕晚期怀孕7～9个月各增加5千克，前后以增加12千克左右为宜。如果整个孕期体重增加20千克以上，就有可能宝宝长得过大。

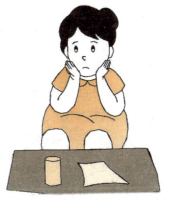

（3）**孕妇操** 孕妇操不但有利于控制孕期体重，还有利于顺利分娩，这是因为：

❶孕妇操可以增加腹肌、腰背肌和骨盆底肌肉的张力和弹性，使关节、韧带松弛柔软，有助于分娩时肌肉放松，减少产道的阻力，使胎宝宝能较快地通过产道。

❷孕妇操可缓解孕妈妈的疲劳和压力，增强自然分娩的信心。

当然，孕妈妈在练孕妇操时要注意运动时间、运动量、热身准备，防止过度疲劳和避免宫缩。另外，有习惯性流产史、早产史、此次妊娠合并前置胎盘或严重内科合并症者不宜练孕妇操。

（4）**定时做产前检查** 孕妈妈定期做产前检查的规定，是按照胎宝宝发育和母体生理变化特点制订的，其目的是为了查看胎宝宝发育和孕妈妈健康情况，以便于早期发现问题，及早纠正和治疗，使孕妈妈和胎宝宝能顺利地度过妊娠期并自然顺利分娩。

（5）**矫正胎位** 通常，在孕7个月前发现的胎位不正，只要加强观察即可。因为在妊娠30周前，胎宝宝相对子宫来说还小，而且母亲宫内羊水较多，胎宝宝有活动的余地，会自行纠正胎位。若在妊娠30～34周还是胎位不正时，应根据医生的建议，不可盲目自行矫正胎位。如果需要矫正，可以采用胸膝卧位法矫正胎位。

(6) 做好分娩前的准备 预产期前2周，孕妈妈需要保持正常的生活和睡眠，吃些营养丰富、容易消化的食物，如牛奶、鸡蛋等，为分娩储备充足的体力。临产前，孕妈妈要保持心情的稳定，一旦宫缩开始，应坚定信心，相信自己能在医生和助产士的帮助下安全、顺利地分娩。

尽量不要吃夜宵

孕晚期胎宝宝生长快，孕妈妈消耗的能量大，很容易饿，因此不少孕妈妈会吃夜宵。不过，营养专家建议孕妈妈尽量不要吃夜宵。

根据人体生理变化，夜晚是身体休息的时间，吃下夜宵之后，容易增加肠胃的负担，让胃肠道在夜间无法得到充分的休息。此外，夜间身体的代谢率会下降，热量消耗也最少，因此很容易将多余的热量转化为脂肪堆积起来，造成体重过重的问题。并且，有一些孕妈妈到了孕晚期，容易产生睡眠问题，如果再吃夜宵，有可能会影响孕妈妈的睡眠质量。

如果一定要吃夜宵，宜选择易消化且低脂肪的食物，如水果、五谷杂粮面包、燕麦片、低脂奶、豆浆等，最好在睡前2～3小时吃完；避免高油脂、高热量的食物，因为油腻的食物会使消化变慢，加重肠胃负荷，甚至可能影响到隔天的食欲。

吃一些清火食物

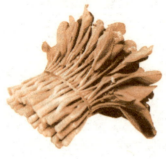

孕妈妈可适当吃一些清火食物，以预防宝宝出生后因为胎火盛而长湿疹。上火的孕妈妈可以多吃一些苦味食物，因苦味食物中含有生物碱、尿素类等苦味物质，具有解热祛暑、消除疲劳的作用。最佳的苦味食物首推苦瓜，不管是凉拌、炒还是煲汤，都能达到"祛火"的目的。除了苦瓜，孕妈妈还可以选择杏仁、苦菜、芥兰等。

除了苦味食物，孕妈妈还可多吃甘甜爽口的新鲜水果和鲜嫩蔬菜。专家指出，紫色甘蓝、花菜、西瓜、苹果、葡萄等富含矿物质，尤其以钙、镁、硅的含量高，有安神、降火的功效。上火的孕妈妈可适量吃这类食物。

哪些情况下必须引产

孕晚期，如果准妈妈出现以下几种情况，为确保母体健康或使胎宝宝脱离宫内险境，必须终止妊娠，实施引产手术。

（1）妊娠期高血压疾病的子痫前期，多出现在妊娠中后期。如经过治疗后病情无好转，继续妊娠则容易发生子痫或胎盘早剥，继而引起子宫大出血，并会导致胎宝宝窒息甚至死胎。

（2）准妈妈羊水过多时，子宫底会急剧升高，压迫准妈妈的胃，甚至使心脏移位，结果导致准妈妈心悸、憋气，难以平卧，影响睡眠和饮食，严重者还可能存在胎宝宝畸形。这种情况下应立即引产，终止妊娠。

（3）若准妈妈感觉胎动已经消失，经医生检查后确定胎宝宝已死在子宫内，应立即引产，以确保孕妈妈的生命安全。

（4）患有糖尿病或其他严重器质性疾病的准妈妈，因身体虚弱、精力不济、体力不支，继续妊娠对准妈妈本身与胎宝宝都不利，应当考虑引产。

此外，如果经过超声波检查测得胎宝宝发育畸形的准妈妈，也要进行引产。引产应由医师确定执行。

欣赏电影《霍顿与无名氏》

苏斯博士是20世纪最卓越的儿童文学家之一。他一生所创作的48种精彩教育绘本成为西方家喻户晓的著名早期教育作品。本周孕妈妈就来欣赏一下他的这部动画片《霍顿与无名氏》，领略一下他天马行空的想象力吧。

动画片讲的是一只大象霍顿，无意中听到来自空气中飘浮的一粒尘埃的求助声，想象力丰富的霍顿认为尘埃也有生命，霍顿与无名氏市长进行了别有情趣的交流，为了拯救这颗灰尘里微小世界的居民，不顾周围人的反对和嘲笑，他决定去帮助那些他也不知道是什么的"小生命"。

然而，霍顿的营救旅程并不一帆风顺：邪恶多难的地理环境、满肚子坏水的秃鹫时刻为它的营救增加新的难题。看完这个动画片，孕妈妈也许更能理解生命的价值了，不论是几吨重的大象，还是渺小得看不见的尘埃，都在努力过好自己的生活。

孕35周 已具备出生的条件

胎宝宝在长，准妈妈在变

（1）胎宝宝在长 现在的胎儿一般已有2500克重了，身长达到了50厘米左右。他越长越胖，变得圆滚滚的。胎儿的皮下脂肪将在他出生后起到调节体温的作用。

本周，胎儿的听力已充分发育，如果你还没有和你的胎儿说过话，那现在马上就开始吧。要用孩子的语气与胎儿说话，不要觉得这有些可笑，事实上，实验证明细而高的音调更能吸引胎宝宝的注意。

绝大多数的胎儿如果在此时出生都能够成活，而且大多也不会发生什么大的问题，尽管胎儿的中枢神经系统尚未完全发育成熟，但是现在他的肺部发育已基本完成，存活的可能性为99%。

（2）准妈妈在变 到本周，准妈妈的体重约增加了11~13千克。现在，你的子宫壁和腹壁已经变得很薄，当宝宝在腹中活动的时候，你甚至可以看到宝宝的手脚和肘部。因胎儿增大并逐渐下降，很多准妈妈会觉得腹坠腰酸，骨盆后部肌肉和韧带变得麻木，有一种牵拉式的疼痛，使行动变得更为艰难。平时做起来很简单的事情，现在你会感觉很累。大约在分娩前1个月，宫缩就已经开始了。有些人刚开始时还没感觉，只有用手去摸肚子时，才会感觉到宫缩。到了孕晚期，这种无效宫缩会经常出现，且频率越来越高。

本周营养提示

马上面临着分娩，准妈妈的饮食还是要注意营养，继续保持以前的良好饮食方式和饮食习惯。少吃多餐，注意饮食卫生，减少因吃太多或是饮食不洁造成的肠胃道感染等以免给分娩带来不利影响。

准妈妈的饮食中要包含多种不同的植物性蛋白质，可以使氨基酸的组成更趋于完全。此时正是宝宝大脑发育高峰，大脑皮层增殖迅速，丰富的亚油酸可满足大脑发育所需。因此，准妈妈除了需要大量葡萄糖供胎儿迅速生长和体内糖原、脂肪储存外，还需要有一定量的脂肪酸，尤其是亚油酸。

另外，准妈妈可以适当地食用一些牛肉，因为牛肉具有补脾胃、益气血、强筋骨等作用，可以适度缓解肌肉疼痛。

本周胎教提示

如果准妈妈仍旧有时候会情绪低落，那么，一定要想办法使自己尽快振奋起来，因为宝宝随时可能出生，你肯定不希望把抑郁情绪带到孩子的记忆中吧。

准妈妈可以试着在网上或者现实生活中寻找孕周跟你接近的朋友，或刚刚经历过生产的新妈妈，向他们吸取经验，分享心情，这是很好的解压方法。妈妈应多和宝宝说说话，放些令人轻松愉快的音乐。

查查胎盘功能

胎儿发育依赖于胎盘的功能，胎盘是胎儿与母体间进行物质交换的器官。受精卵在母体的子宫腔内着床后，胎盘就开始逐渐形成，像植物的根扎在土里一样，受精卵的绒毛侵入子宫内膜并逐渐伸展，绒毛与子宫内膜紧密结合并逐渐融合形成胎盘。胎盘完全形成是在妊娠12周左右。胎盘最主要的作用就是运输营养及氧气供给腹中小宝宝，并且能够排泄胎儿的代谢物，如尿素氮、二氧化碳等，防止母体有害物质侵入，影响胎儿健康。除此之外，它还能够产生激素和各种酶。所以说，在整个孕期，胎盘担负着营养胎儿、保护胎儿、排泄代谢废物和维持正常内分泌等作用。产妇一旦分娩，胎盘便完成使命，随子宫收缩排出体外。

胎盘功能不全是指准妈妈产前或产时子宫与胎盘之间的血液交换发生障碍，致使胎盘功能受到损害，胎盘的作用低下、减退，给予胎儿氧气及营养物质不足，造成胎儿缺氧、营养不良、发育迟缓以及胎儿窘迫。远期后果是造成胎儿脑细胞数目减少，发育不良，最终可能使孩子在今后的智力发育方面落后于正常儿童。

临床上把胎盘功能不全分为慢性、亚急性及急性。慢性胎盘功能不全起病较慢，怀孕中后期容易发生，可历时数周。急性胎盘功能不全发病很急，时间在十几分钟到几天之内，亚急性胎盘功能不全介于急性和慢性之间。

那么，胎盘功能不全有哪些原因呢？

（1）**过期妊娠**　预产期过后约2周，胎盘开始老化、变性，血流量减少，功能减退。过期产是导致胎盘老化的最常见因素。此时胎盘物质交换的能力已远远满足不了已经增大的胎儿的需要，就会导致胎儿宫内窘迫，危及胎儿。

（2）**母体疾病史**　准妈妈以前有高血压、慢性肾炎、糖尿病或此次妊娠合并有妊娠高血压综合征时，会出现全身小动脉痉挛或硬化，造成胎盘供血不足，损害胎盘功能。准妈妈患有心肺疾病、严重蛋白质不足、贫血、发热等病症、使用某些药物（己烯雌酚、抗癌药）、吸烟过多时，母体血液含氧量减少，供应胎盘的营养物质也减少，就会发生胎盘功能不全。

（3）**子宫因素**　如准妈妈长时间仰卧、患子宫纤维肌瘤、子宫畸形等，影响子宫的血液供应，绒毛间隙血流量减少，造成胎盘供血不足。

（4）**胎盘因素**　胎盘小、胎盘早期剥离、前置胎盘、血管梗塞（纤维沉积）、血管炎、脐带并发症等，都可引起胎盘功能低下。

（5）**胎儿因素**　多胎妊娠、胎儿心脏病、胎儿畸形。

因此，准妈妈自孕36周开始，就要定期到医院做有关胎盘功能的检查，时刻关注胎盘的健康状况。医生会根据你的综合情况来判定是否存在胎盘功能不全或做进一步干预措施。

警惕胎膜早破

正常的破水时间应该在怀孕足月、孕妈妈临产时。在没有临产前就发生破水的情况叫胎膜早破，习惯称早破水。

（1）**导致胎膜早破的原因**　感染：由细菌、病毒、支原体、衣原体等病原体造成的感染可使胎膜肿胀、变脆、易破裂，炎症易刺激产道分泌前列腺素类物质。前列腺素类物质是子宫收缩剂，胎膜变脆和子宫收缩可导致胎膜早破的发生。

宫内压力的异常：双胎、羊水过多、胎位不正、剧烈咳嗽、提重物、便秘、骑自行车等都是胎膜早破的高发因素。

缺乏某种营养物质：如果孕妈妈缺铜、维生素C、锌等营养物质，就易发生胎膜早破。

(2) **胎膜早破的危害** 胎膜早破对孕妈妈的危害：早破水易造成感染。羊膜破裂后，阴道内的细菌进入子宫腔，细菌繁殖会造成感染，严重感染可导致孕妈妈发生感染性休克和生命危险。破水时间越长，发生感染的机会就越多。早破水常意味着有可能存在骨盆狭窄、胎位不正的问题。胎膜早破后羊水流失，无法起到缓解子宫收缩时对胎宝宝的压力、保持子宫收缩协调的作用，容易导致子宫收缩乏力和不协调宫缩，使难产的机会增加。

胎膜早破对胎宝宝的危害：发生胎膜破水后50%的孕妈妈就会临产。如果胎膜早破发生在怀孕37周前，就会造成早产。感染和破水后，子宫的不协调收缩对胎宝宝产生的压迫易造成胎宝宝窘迫。宫内感染势必会造成胎宝宝宫内感染和新生儿感染。破水后没有胎膜的保护，脐带容易滑出，导致脐带脱垂。脐带脱垂、脐带受压就会导致胎宝宝窘迫和胎死宫内。胎膜早破还会造成胎宝宝脑出血以及呼吸系统疾病等，使婴儿的发病率和死亡率增加。

(3) **胎膜早破的预防措施** 孕期要进行生殖道检查和化验，患有淋病、衣原体感染、支原体感染或阴道炎的孕妈妈，要采取有效的治疗措施，在分娩前把病治好。

加强产前检查，及时纠正羊水过多、胎位不正、便秘、剧烈咳嗽等异常症状，孕期避免提重物，减少性生活的次数，避免腹部创伤和受压。

孕妈妈应多吃新鲜的蔬菜和水果，适量补充多种维生素和矿物质。

(4) **胎膜早破的治疗原则** 胎膜早破总的处理原则就是预防感染和胎宝宝早产，为母婴争取较好的妊娠结局。

如果胎膜早破发生在孕28周前，胎宝宝太小，破水时间一长，容易导致胎宝宝肺发育不全等，一般也需引产，不提倡保胎治疗。

若胎膜早破发生在孕28~32周，可采取期待疗法，努力延长怀孕时间，争取胎宝宝存活。

孕34周以前的胎宝宝肺发育不成熟，生后容易发生呼吸窘迫综合征，呼吸窘迫综合征是一种致命的疾病，因此，对不足34周的胎宝宝引产前，要给予促胎宝宝肺成熟的治疗。

如果胎膜早破发生在孕36周后，此时胎宝宝已成熟，破水12～24小时还不临产，就要采取引产措施，尽早结束妊娠，以免造成母婴宫内感染。

B超观察羊水量，观察孕妈妈有无感染的体征，如羊水有臭味、发热、脉搏加快、胎心加快等。加强对感染指标的监测，如做阴道培养看有无致病菌，检查血象，看白细胞是否增高，观察胎心是否异常等。如果羊水太少，单个羊水池的深度小于2厘米，而且出现感染，就要及时引产，以免发生严重后果。

破水超过24小时，羊水中细菌的检出率可达54%，因此，如果破水超过12～24小时，应用抗生素预防感染。应用保胎药物预防早产。

卧床休息，保持外阴清洁，使用消毒卫生垫，大小便后冲洗外阴部，以预防感染。

每日不超过2个鸡蛋

孕妇在妊娠晚期每天吃1～2个鸡蛋就足够了，若同一天吃了豆制品或吃了鱼虾，那么就要减少鸡蛋的摄入量。每天摄入的总蛋白量是一定的，吃别的多时，吃鸡蛋就应少点。鸡蛋最好是煮熟吃，煮熟的鸡蛋比油煎少损失蛋白质，煮开锅后再煮5～7分钟即可，这样的鸡蛋较嫩。也可做荷包蛋，这两种做法都易消化吸收。

影响分娩的四大因素

(1) 第一要素——产力 产力指将胎儿从子宫内逼出的力量，最主要的是子宫肌肉的收缩力量。

正常的宫缩有一定的节律性，并且临近分娩时逐渐增强。宫缩不管是过弱还是过强，都有可能造成难产。

(2) 第二要素——产道 产道是指分娩时的"通道"，包括骨通道和软产道。

软产道是由子宫下段、子宫颈、阴道及盆底软组织构成的弯曲管道。软产道通常是紧闭的，当分娩时，由于宫缩以及胎头挤压，软产道被动地慢慢扩张，当扩张到直径10厘米时，宝宝就可以顺利通过。

通常说的产道是指骨产道。骨产道是一个仅8~9厘米长、形态不规则的弯曲通道，而且中间还设立两个路障（坐骨棘），宝宝只能从二者中间通过，可真不容易啊！

(3) 第三要素——胎儿情况 产道和产力正常，如果宝宝在子宫中的位置不正常（臀位、横位等各种胎位异常），或者宝宝长得过大（体重大于4千克的巨大儿），以及脑积水、联体胎儿等畸形儿和先天性有巨大肿瘤的胎儿，这些情况都会影响正常的分娩过程。

(4) 第四要素——精神因素 精神因素很重要。焦虑紧张会消耗体力，使疼痛的敏感性增加，使大脑中枢指令的发放紊乱，从而导致产力过强或过弱，影响宝宝的下降及转动，延缓产程。

提前让宝宝出生的危害

产前的最后几周，孕妈妈一定很辛苦，会感觉格外地疲惫，身体肿胀，背部酸疼，于是，有些孕妈妈就希望能够采取措施，让宝宝提前降生，殊不知，这是有很多危害的。

(1) 滥用催产素有可能导致死胎 有些没有分娩征兆的孕妈妈希望通过催产素提前让宝宝出生，催产素主要用于催产、引产和防止产后出血，若能在分娩的时候恰当使用，可以起到良好的引产或者加强子宫收缩的作用，对胎儿不会有太大的影响，但是如果静脉注射催产素滴注速度太快，给药过多，会引起强直性或痉挛性子宫收缩，极易引起胎儿宫内急性缺氧，引起死产或新生儿窒息等。

(2) 剖宫产的宝宝容易患"湿肺" 有些孕妈妈着急见到宝宝，会采取剖宫产，以现在的医学技术来说，剖宫产虽然只是一个小手术，但毕竟存在着风险，也有带来并发症的危险，对母婴健康都是有危害的。剖宫产的产妇不仅术后易感染，还易造成各种不良后果，而且将来避孕和再孕也会比自然分娩的产妇面临更多问题。

对新生儿来讲，由于未经产道挤压，有1/3的胎肺液不能排出，出生后有的不能自主呼吸，即患上所谓的"湿肺"，易引发新生儿窒息、肺透明膜等并发症，如果是不足月就进行剖宫产，危险会更大。

产前运动操

常用的产前运动操,包括腰部运动、腿部运动、腹式呼吸运动和闭气等等,其主要目的在于锻炼孕妈妈身体各部分肌肉能力,减少临产阵痛期的疼痛;减少生产时情绪及全身肌肉的紧张;增加产道肌肉的强韧性,以便生产更加顺利;并帮助缩短产程。运动施行时间太早没意义,一般在怀孕第8个月时可以开始。

(1) **腰部运动** 目的:生产时加强腹压及会阴部的弹性,使胎儿顺利娩出。

动作:手扶椅背慢慢吸气,同时手臂用力,脚尖立起,使身体同时向上,腰部挺直,使下腹部紧靠椅背,然后再慢慢呼气,手臂放松,脚还原,早、晚各做5~6次。

(2) **腿部运动** 动作:以手扶椅背,右腿固定,左腿做360度转动划圈,做毕还原,换一条腿继续做,早、晚各做5~6次。

临产前的营养要求

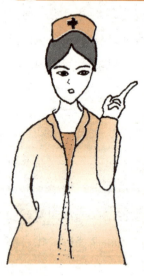

孕妇应多吃新鲜的瓜果蔬菜,可提供孕妇对维生素A、维生素C以及钙和铁的需求。另外,孕妇要多吃粗粮,少食精制的米、面,因为玉米、小米等粗粮含B族维生素和蛋白质比大米和白面多;每天可加食1~2个鸡蛋,因为蛋类含有丰富的蛋白质、钙、磷和各种维生素;多晒太阳,使机体产生多种维生素D,以保证胎儿骨骼生长的需要;注意多补充微量元素,如锌、镁、碘、铜等,在动物类食品、豆类、谷类、蔬菜中含有铁、锌、铜等,海产食品中含碘量高。如果在此期间营养不良,准妈妈往往会出现贫血、水肿、高血压等并发症。若发生水肿、高血压,应吃些红小豆粥、冬瓜汤、鲤鱼汤等少盐、利尿的食物;若血红蛋白低,可多吃些蛋黄、猪肝、红小豆、油菜、菠菜等含铁量高的食物。

准爸爸可考虑是否陪产

据相关调查显示，97%的产妇希望丈夫在她们"昏天黑地"生孩子的时候能够握住自己的手，给自己精神上最大的支持。

但有些男性，在经历过小孩子从阴道分娩出来的场面以后，就有了心理阴影，准爸爸陪产时，如果他看到一个胎儿从阴道分娩出来后的血淋淋的场面，会产生不好的影响。

所以，准爸爸要不要进产房陪准妈妈，还有待合理地考虑。如果要陪产，建议准爸爸提前做好心理准备，不要看产道，只陪在妻子旁边，鼓励妻子即可。

讲故事《小瓢虫旅行记》

现在的胎宝宝很想出去看看妈妈肚子外面的世界是什么样子，就像这只小瓢虫一样，可是他被大象妹妹吓回家了，这是怎么回事呢，孕妈妈来给胎宝宝读一读吧。

小瓢虫旅行记

小瓢虫的家在一朵美丽的金盏花中，他的小床是金色的花蕊，早餐就是甜甜的花蜜，这可真是一个舒适的家。可是他还是想飞出家门看看外面的世界。和妈妈说了声"再见"，他就飞出了金盏花。

金色的阳光照着，和煦的轻风吹着，小瓢虫可高兴了。

小瓢虫飞累了，看见前面有两块大石头，就停下来休息。他刚从石头上滑下来。石头竟然动了一下，小瓢虫急忙飞了。

小瓢虫飞呀飞呀，飞到一大片绿色的草地上，草地上开满了鲜花，有红的、黄的，还有白的，真美。可当他靠近小花才发现，这里的花都是扁扁的，花儿虽然很漂亮，却没有花香，也没有花蜜。

小瓢虫继续飞，飞呀飞呀，飞到一个山顶上，山顶上面有一座大房子呢！他就坐在大房子里休息了一会儿。

小瓢虫又往前飞，这次，他看见了一个长长的山洞，往里一瞧，黑洞洞的，什么也看不清。小瓢虫正想往里钻，忽然从洞里刮起一股风，把小瓢虫吹得很远很远。

小瓢虫慌慌张张回到家，对妈妈说："妈妈，妈妈，还是自己的家最好，我到外面看见了会动的石头、扁扁的花、大大的房子，还碰见了会刮风的山洞。"

小瓢虫不想继续到外面探险了。但他不知道的是，就在他回到家的那个时候，象妹妹也回到了家。

象妹妹兴奋地对象妈妈说："妈妈，妈妈，外面真有趣，我碰见了一只小瓢虫，他还和我一起玩游戏呢：挠挠我的脚趾头，弄得我好痒；闻闻我的小花裙，好像要吃花蜜；钻进我的大耳朵，还碰碰我的鼻子尖，让我打了一个大喷嚏呢！"

象妹妹盼着下次再见到小瓢虫，可是她哪里知道，小瓢虫已经被她吓得不敢出门啦。

孕36周 胎位固定，宝宝安静了

胎宝宝在长，准妈妈在变

（1）胎宝宝在长 孕36周的胎儿大约已有2800克重，身长约为46～50厘米。这周胎儿的指甲又长长了，可能会超过指尖。两个肾脏已发育完全，他的肝脏也已能够处理一些代谢废物。

每当胎儿在你腹中活动时，他的手肘、小脚丫和头部可能会清楚地在你的腹部突现出来，这是因为此时的子宫壁和腹壁已变得很薄了。而且因此会有更多的光亮透射进子宫，这会使胎儿逐步建立起自己每日的活动周期。

现在子宫内的羊水比例减少，胎儿所占的体积增加，现在的胎儿已是当初胎芽体积的1000倍。

（2）准妈妈在变 随着宝宝的继续增长和他对你内脏的挤压，你可能不像以前几周那么容易饿了。这个时候少食多餐会让你感觉好受些。现在子宫内的羊水比例减少，胎儿所占的体积增加，而母体体重的增长也已达到最高峰，大约已增重11至13千克。你会发现自己的肚脐已变得又大又突出。现在你需要每一周做一次产前检查了。

如果你的胎儿已经下沉到骨盆，肋骨和内脏器官可能会有轻松愉快的感觉。你可能会发现自己"烧心"的情况会有所好转，呼吸也会变得更容易了。但是你可能比以前更频繁地去卫生间，压力的变化会让你感到腹股沟和腿部非常疼。

这时你的肚子已相当沉重，肚子大得连肚脐都膨突出来，起居坐卧颇为费力。有些准妈妈感觉下腹部坠胀，甚至会时时有宝宝要出来的感觉。

本周营养提示

临近预产期，准妈妈的腹部越来越大，以至于难以找到合适的睡眠姿势，进而会影响睡眠质量。合理安排饮食，可以让准妈妈睡得更香。同时，良好的饮食还可以帮助准妈妈积蓄能量，更有益于顺利分娩。建议每天5～6餐，注意营养均衡。或者，如果上一餐你只吃了主食和牛奶，下一餐就一定要吃一些肉类、蔬菜和水果。

另外，准妈妈要吃一些有补益作用的膳食，使你更好地蓄积能量，迎接宝宝的到来。还可以吃一些淡水鱼，有促进乳汁分泌的作用，可以为宝宝准备营养充足的初乳。

本周胎教提示

离预产期越来越近，准妈妈可以继续坚持散步的好习惯，这样会有利于顺利分娩。当然，准妈妈在散步时，最好有准爸爸或家人陪同，可以一路走一路和胎宝宝聊聊路边的情景，比如鲜花的味道、叶子的形状、小猫小狗等等。

准妈妈还可伴着轻松的音乐，从上到下，从左到右，轻轻反复在腹部做按摩动作。一开始，先用中指和食指轻轻并反复触压胎宝宝，然后双手稍握拳，轻轻叩击腹部。胎宝宝会立即有轻微胎动反应，不过有时则要过一阵子，甚至一连好几天都没有反应。抚摸时间不宜过长，每天2～3次，每次5分钟左右。

无痛分娩有哪些镇痛法

无痛分娩是几乎没有疼痛的自然分娩。大多数孕妇期望自然分娩，但却担心分娩疼痛、胎儿安全。也正是基于这些担心，很多产妇及其家人选择了剖宫产。但剖宫产毕竟是一种手术，有可能对新生儿和产妇自身造成不必要的损伤。

自然分娩的产妇产后恢复快，自然分娩的婴儿有经过产道挤压的过程，因此在呼吸系统等方面的发育也较好。两者利弊显而易见，无痛分娩为害怕生产疼痛的产妇提供了自然分娩机会。

产程中镇痛的方法主要有以下几种：

（1）**精神安慰分娩法** 给产妇及家属讲解有关分娩的知识，使她们对分娩中所发生的阵缩痛有所理解，对分娩的安全性建立信心，这可以消除恐惧心理和顾虑，使产妇在分娩时产生的宫缩强而有力，有助于产程顺利进展。还要指导产妇在宫缩增强以后，做缓慢的深呼吸，以减轻阵缩时的疼痛感觉。

（2）**药物镇痛** 药物镇痛可起到镇痛、安眠、减轻惧怕及焦急心理的作用。临床常用的镇痛药物有安定、杜冷丁等，但不可大量使用，尤其是胎儿临近娩出前3～4小时内，以免影响宫缩和抑制新生儿呼吸。

（3）**使用镇痛分娩仪** 当产妇出现规律性宫缩后，可使用镇痛分娩仪，临床中已收到良好效果。

（4）**硬膜外腔阻滞镇痛** 镇痛效果较为理想的是硬膜外阻滞镇痛，通过硬膜外腔阻断支配子宫的感觉神经，减少疼痛，由于麻醉剂用量很小，产妇仍然能感觉到宫缩的存在。产程可能因为使用了麻醉剂有所延长，但是可以通过注射催产素加强宫缩，加快产程。

硬膜外阻滞镇痛有一定的危险性，如麻醉剂过敏、麻醉意外等等。由于在操作时程序比较烦琐，在整个分娩过程中需要妇产科医生与麻醉科医生共同监督、监测产妇的情况。

产前音乐运动

现代围产医学研究成果推广应用快而广泛，一般都有在产房中播放音乐，来缓解产妇分娩疼痛的试验。熟悉、优美、能唤起愉快情绪的音乐,能放松肌肉、减轻疼痛,这种试验的效果已经被认可。

最好在产前就进行音乐训练,以便在产程中挑出产妇最喜欢、最熟悉、最能唤起愉快情绪的音乐,起到最佳的镇痛效果。通常,产前训练部分最好在妊娠36周开始,可以每周训练3~4次,包括听音乐、配合身体运动练习和音乐配合呼吸练习(腹式呼吸和哈气练习)等。

听音乐配合身体运动练习,目的是使孕妈妈在音乐的带领下,把身体各个部位活动开来。此外,还有助于改变对分娩的消极期待心理。

在音乐的节奏中,用手依次轻轻拍打大腿、腰部、手臂、手腕和头部,并让全身都活动起来。

这是一种比较轻度的运动,可以采用坐姿进行。在选择乐曲上,最好挑一些速度稍快、节奏均匀、轻松的音乐类型,比如克莱德曼的《爱的协奏曲》,有轻快节奏的轻音乐、室内乐也可以采用。

音乐配合腹式深呼吸,可以帮助产妇放松身体,进入到一种舒适的状态。训练时,先慢慢将气吸入腹部,然后再缓慢张嘴吐出。吸气和吐气各自占4拍节奏。

哈气练习,可以帮助产妇在生产过程中迅速换气,有助于分娩时向下用力。在这个练习当中,孕妈妈要保持躺卧的姿势,随着音乐节奏哈气,寻找向下用力的感觉,但不要真的用力。进行练习时,应该选用一些长拍子、轻松、速度在每分钟60拍左右的音乐,比如巴赫的《勃兰登堡协奏曲》等乐曲,一般巴洛克音乐作品就非常适合。

当然,如果熟悉和了解音乐,这些训练可以自己练习做,如果条件允许,还是最好找专业音乐治疗师指导。

应对阴道流水的情况

临近预产期阴道流水怎么办?首先,必须鉴别一下流出来的是否是水。有时接近预产期,阴道分泌物增多,孕妈妈可能轻度尿失禁。区别的方法是:先把小便解尽,清洁会阴部,平躺在床上,垫上清洁的卫生巾,观察一下是否还在间歇地流水,流水量是否增多,若仍有无法控制的流水,说明羊膜已破,并有羊水流出,称之为胎膜早破。

这一现象多半是在妊娠期有过剧烈的运动，或曾有性交所产生的刺激所致，后者更易引起胎膜炎使羊膜易破，也可因胎膜发育不良或胎宝宝位置不正等引起。由于这时还没有正式临产，而保护胎宝宝及维持宫内清洁的屏障已损坏，给母亲及胎宝宝都会带来影响，如宫内感染、产褥感染及脐带脱出等。发生这一现象时，应立即送往医院，由医生根据当时的情况采取恰当的治疗措施。

准爸爸也可接受产前培训

准爸爸要关心孕妇的思想情绪，鼓励孕妇树立分娩信心，还要对自己的工作做好安排，做到亲自陪妻子去医院，并陪伴分娩。另外，还要参加医院产科门诊举办的爸爸会，掌握孕期保健知识、胎教和分娩知识，这样就可以更称职地尽到丈夫的责任。

准妈妈就要生孩子了，在这个关键时刻，作为孩子的父亲、妻子的老公，准爸爸可以做些什么呢？这个无法自己生孩子的大男人，他在女人的生育过程中，可以起到怎样的作用？

(1) 帮准妈妈调节环境　在分娩前后，大多数准妈妈都希望自己处在一个舒适的环境下：光线柔和，室温适宜，环境清静，有亲人陪伴，有舒缓的音乐……去医院时，准爸爸可以带上一些让她心理安慰的东西，比如她喜欢的娃娃、衣服、小摆设等，让她即使在医院里，也能感觉到家的温馨。

(2) 准备功课　临产前，和妻子一起去了解一下病房、产房的环境，熟悉自己的医生。熟悉的环境能让人感觉舒服、放松。

胎头什么时候入盆

如胎头的双顶径达到孕妈妈的盆腔入口以下，为胎头与骨盆相称，称为"胎头入盆"。胎头入盆，表明有阴道分娩的可能，否则，不利于阴道分娩。

胎头何时入骨盆存在着个体差异，一般初产妇妊娠大约在38周左右时胎头入盆，但仍有少数孕妈妈要等到临产后胎头才进入骨盆，经产妇往往都要到临产前后才进入骨盆。胎头入盆并不意味着即将分娩，但会诱发宫缩，所以在这段时间，孕妈妈要减少运动，尤其是剧烈的运动更要避免。

那么，胎头入盆除了通过医生检查可以得知外，孕妈妈自己是否能够进行判断呢？当然可以。因为胎头入盆，孕妈妈的肚子明显会靠下；小腹会有下坠的感觉，甚至会感觉到一点疼痛；由于宝宝向下走，孕妈妈还会感觉下体胀痛；宫底会下降。此外，有的孕妈妈在胎儿入盆时，会明显感觉到有什么东西从身体里掉了下来。

提前预防产褥感染

产褥感染，即俗称的"月子病"。广义上是指生殖器感染性疾病，凡是新妈妈在产褥期中由生殖器官被感染而引起的一切炎症，统称为产褥感染或产褥热。女性在妊娠和产后，体力下降，身体虚弱；子宫腔内原胎盘的附着部位遗留下一个很大的创面；子宫颈、

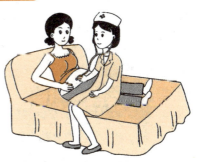

阴道和会阴部存有不同程度的损伤，因此非常容易导致感染。

对于产褥感染，产前就要预防。产前应加强营养，纠正贫血，治疗妊娠期高血压疾病及其他并发症，预防和治疗滴虫性阴道炎或真菌性阴道炎。妊娠末期，禁止性交和盆浴，也禁止一切阴道治疗，以免将病菌带到阴道和子宫里，产后引起感染。临产时注意休息，避免过度疲劳，接生器械要严格消毒，尽量减少出血及撕裂伤。

分娩前坚持胎教

预产期越是临近，越盼望孩子早一点儿降生。到了预产期，分娩会令人显得迫不及待。这种心情不难理解，但不宜为此焦急。200多天都过来了，不必急于这么几天。

十月怀胎，一朝分娩，是一件瓜熟蒂落、水到渠成的事，急不可耐的时候，要劝诫自己，漫长的孕期就要结束，能享受到的母子一体时间已经很有限，值得珍惜。

在分娩前的最后一段时间中，坚持像怀孕数月以来那样，每天给胎儿说一说话，听一听熟悉的胎教音乐，或高唱或低吟几句心爱的歌曲，咏诵朗读

几句诗词名句，一方面继续坚持对胎儿的胎教，另一方面，也对自己在孕期中这几个月来学到的知识，做一个全面梳理回顾。当然，找个新的故事讲讲也不错。

别小看这样天长日久一点一滴的积累，等到胎儿真正降生到世间来，你和准爸爸开始正式荣任宝宝的"第一任教师"的时候，才会发现，自己前几个月的工夫，还是很有成效的。

孕37周
储备脂肪，为出生后保持体温

胎宝宝在长，准妈妈在变

（1）胎宝宝在长 到这周末你的胎儿就可以称为足月儿了（38周到40周的新生儿都称为足月儿），现在胎儿大约重3000克左右，身长51厘米左右。胎儿之间的差别还是比较大的，有的胖一些，有的瘦一些，但一般只要胎儿体重超过2500克就算正常。通常从B超推算出来的胎儿体重，比仅从母腹大小判断出来的胎儿体重要准确一些，有时医生的判断与最终胎儿的实际体重相差较多，只要胎儿发育正常，不必太在意他的体重。

宝宝这时候的头发已经长得又长又密了，但是不必对宝宝头发的颜色或疏密有过多的担心，宝宝在出生后随着营养的补充，头发会自然变得浓密光亮。

（2）准妈妈在变 准妈妈的体重增加了约有11.5~15千克，在此阶段可能多数准妈妈已经不注意体重的增加了。本周过后，妈咪可能会有"现血"的现象，即子宫颈变软及变薄后，黏液栓塞会和血液混合流出阴道，谓之现血，此种出血是一种正常的现象，是子宫颈为分娩作准备而扩大，表示接近分娩的开始，无须太过担心。羊水体积有所减少，宫缩频率继续增加。

本周营养提示

这个阶段应吃一些制作精细、易于消化、营养丰富、有补益作用的菜肴，为准妈妈的临产积聚能量。还要注意预防便秘和水肿。在日常的肉类不可或缺的同时，本周准妈妈可多吃菠菜、紫菜、芹菜、海带、黑木耳和新鲜水果等。

越是快临产了，准妈妈胃肠就越容易受到压迫，可能会有便秘或腹泻的症状。因此，准妈妈应该多吃些含铁质的蔬菜和新鲜的水果。这样可以补充各种丰富的微量元素和对身体有益的物质。

本周胎教提示

对于即将结束的孕程，准妈妈的内心可能会有许多复杂的情绪，既舍不得胎宝宝离开自己，又担心即将出生的宝宝会有什么问题，结果忐忑不安。其实，准妈妈要做的就是放松心情，延续之前的胎教方式，增进与胎宝宝的互动，做好所有准备，迎接宝宝的到来。

鼓励准爸爸参与到胎教中来。可以一边用手轻轻地抚摩妻子的腹部，一边用充满柔情的声音对胎宝宝说："宝宝你好，我是你的爸爸，我们一起做体操吧。"在其乐融融的家庭气氛中进行抚摩，如果再配合对话和音乐胎教的刺激，将会收到更佳的效果。

坚持护理好乳房

从怀孕第37周开始，即可进行乳房护理及按摩的工作。按摩乳房可以软化乳房，使乳管腺畅通，乳汁分泌旺盛。刺激乳头和乳晕，可使乳头的皮肤变得强韧，将来婴儿也比较容易吸吮。刺激乳房还具有使产程缩短的效应，而且此种效应与刺激乳头的时间长短有关。临床观察表明，每日刺激乳头多于3个小时的准妈妈，从其刺激开始到分娩出婴儿为止平均时间为4.6天，而每日刺激少于3小时者为8.5天。

避免临产十忌

一忌害怕 不少孕妈妈由于缺乏常识，对分娩有不同程度的恐惧心理。

这种不良心理，不仅会影响孕妈妈临产前的饮食和睡眠，还会妨碍全身的应激能力。

二忌着急 没到预产期就焦急地盼望分娩，到了预产期，更是终日寝食不安。

三忌粗心 平时大大咧咧，到了妊娠晚期仍不以为然，结果临产时由于准备不充分，弄得手忙脚乱，甚至出差错。

四忌劳累 是指身体或精神上的过度劳累。到了妊娠晚期，特别要注意休息好，睡眠充足。

五忌懒惰 有些孕妈妈早期担心流产，晚期担心早产，因而整个孕期都不敢活动。实际上，孕期活动量过少的产妇，更容易出现分娩困难，所以，孕妇在孕晚期不宜生活得过于懒惰，也不宜长时间卧床休息。

六忌忧虑 孕妈妈在生活、工作上遇到较大的困惑，或者是发生了意外的不幸事件等，都会使孕妈妈产前精神不振，这种消极的情绪会影响到顺利分娩。

七忌孤独 一般情况下，孕妈妈临产前都会出现一定程度的紧张心理，此时她们非常希望能得到来自亲人的安慰，尤其是丈夫的鼓励和支持。所以，作为丈夫，在妻子临产前应该尽可能拿出较多的时间陪伴妻子。

八忌饥饿 孕妈妈分娩时会消耗很大的体力，因此孕妈妈临产前一定要吃饱、吃好。

九忌远行 一般在接近预产期的前半个月后就不宜远行了，尤其不宜乘车、船远行。因为旅途中各种各样的条件都受到限制，一旦分娩出现难产是很危险的事情，有可能威胁到母子安全。

十忌滥用药物 分娩是正常的生理活动，一般不需要用药。因此，孕妈妈及亲属万不可自以为是，滥用药物，更不可随意注射催产剂，以免造成严重成果。

做好分娩的准备

"怀胎十月，一朝分娩"，进入 37 周以后，你可要随时做好分娩的准备，因为在预产期之前的 2 周内，随时可能生产。所以，孕晚期心理上的准备也是非常重要的。此时及以后的日子，你应该和丈夫一起为分娩作准备了，正确认识分娩的征兆，以免到时手忙脚乱。分娩有 4 个最明显的特征：

(1) **宫缩——最有力的证据** 子宫收缩（常简称为宫缩），开始时好像是钝性背痛，或者刺痛，向下放射到大腿。随着时间的进展，宫缩可能发生在腹部，更像剧烈的周期性疼痛。当宫缩好像已经规律时就记录其时间，如果你认为自己已临产，可打电话给医院或助产士。

(2) **羊膜破裂——马上去医院** 即刻打电话给医院或助产士。即使你没有任何宫缩也需要去医院，因为羊膜破裂后有感染的危险。

(3) **见红——不要太着急** 妊娠期内，黏稠的、带有血迹的黏液栓子会堵塞子宫颈，在分娩开始前或进入分娩早期阶段时，栓子会从阴道清除出来。以上情况可能发生在分娩开始的前几日，所以要等待，直到腹部或背部出现有规律的疼痛时再打电话给医院或助产士。

(4) **辨别假象——假性宫缩** 妊娠最后 3 个月，子宫出现间歇性收缩，医学上给它一个名称，叫假阵缩。这种宫缩有时变得较强烈，所以你可能误认为已进入临产。但是，真正的分娩宫缩发生得很规律，并且逐渐增强，也更加频繁，所以你应该能够加以辨别。

练习运动催生法

如果到了预产期还没有动静，孕妈妈就要加强运动了。直立运动能促使胎宝宝入盆，同时还能锻炼盆底肌肉，增加产力。不过，出去运动的时候需要找个"保镖"，以防突然有"紧急情况"。

(1) **散步** 散步是孕晚期最适宜的运动方式。散步可以呼吸新鲜空气，在妊娠末期，散步可以帮助胎宝宝下降入盆，松弛骨盆韧带，为分娩作准备。散步时应边走动，边按摩，边和宝宝交谈，和他一起聆听小鸟的欢唱。散步可分早晚两次安排，每次 30 分钟左右，也可早中晚三次，每次 20 分钟左右。散步地点：散步最好选择环境清幽的地方，周围不要有污染物，不要在公路边散步，汽车尾气会带给你过多的铅。

(2) **做做体操** 产前体操不但可以促使胎头入盆，而且可以增加骨盆底肌肉的韧性和弹性。

(3) **小马步** 手扶桌沿，双脚平稳站立，慢慢弯曲膝盖，骨盆下移，两腿膝盖自然分开直到完全屈曲。接着，慢慢站起，用脚力往上蹬，直到双腿及骨盆皆直立为止，重复数次。

（4）划腿运动 以手扶椅背，右腿固定，左腿做360度转动（划圈），做毕还原，换腿继续做，早、晚各做5~6次。

（5）腰部运动 双手扶住椅背，慢慢吸气，同时手臂用力，脚尖立起，腰部挺直，使下腹部紧靠椅背，然后慢慢呼气，手臂放松脚还原，早、晚各做5~6次。

（6）骨盆运动 双手双膝着地，吸气弯背，出气，同时抬头，上半身往后仰，反复10次。

（7）阴道肌肉运动 仰卧，慢慢地收缩阴道肌肉，同时往上收臀部，数到5以后慢慢地落下，反复10次。

（8）加力运动 仰卧，深呼吸，然后长且强地吐气，同时向下使劲。

（9）爬楼梯 经常可以听到医生对已经过了预产期还没有动静的孕妈妈说："去爬楼梯吧！"爬楼梯可以锻炼大腿和臀部的肌肉群，可以帮助胎宝宝入盆，使第一产程尽快到来。

下楼梯或下山要留心脚下，注意安全。具体操作方法应遵守医嘱进行。

勇敢面对分娩

十月怀胎即将结束，母子俩身心相连的时光也将要幸福地画上圆满的句号。

下一步，对孕妈妈来说，是妊娠期最后一课，对胎儿来说，却是人生第一课，母子要同心努力一起渡过分娩关了。

通过前几个月的胎教，已经了解到，母亲的情感会被腹中的胎儿感知，怜爱、恐惧、不安等情绪信息，也将会通过相关途径传递给胎儿宝宝，进而对胎儿产生潜移默化的影响。每当孕妈妈开心、心情舒畅时，胎儿能体察到母亲宁静的心情，也会安静下来。孕妈妈受到刺激、恐惧、盛怒时，胎儿也会变得躁动不安。

而在这妊娠最后的时段中，虽然会有心神不宁、忧心忡忡的恐惧感，也属于正常现象，无可厚非。

要提醒的是，千万不要让这种恐惧心理、负面情绪持续下去，要学会和充分利用自己已经养成的自我调节情绪的方法，和准爸爸一起多交流，化解紧张心情，一起创造和谐的家庭胎教氛围，让孩子安然无恙地降生。当然，人称"生产痛是人间至痛"，但也绝非难以忍受。分娩的过程，尽管相对于宝宝的一生来说，是极其短暂的，然而，这个过程，将会影响到孩子未来的性格、脾气和综合气质，也是宝宝降临人世前的第一关考验。

分娩过程中，母亲的子宫要通过一阵一阵收缩，产道才会一点一点地张开，孩子也由此一步一步地走出母体来，可以说，是母子协作完成生产的过程。分娩过程中，母亲的承受能力、勇敢表现、坚强意志和积极乐观态度，都会在这个母子协同努力的过程中，传递给宝宝，让孩子接受降生过程中的第一次为生存而努力的教育。

分娩时不宜大声喊叫

产妇如在分娩时大声喊叫，既消耗体力，又会使肠管胀气，不利宫口扩张和胎宝宝下降。

产妇在分娩时正确的做法应该是，要对分娩有正确的认识，消除精神紧张，抓紧宫缩间歇休息，按时进食、喝水，使身体有足够的体力储备。这样不但能够促进分娩，而且大大增强了对疼痛的耐受力。如果确实疼痛难忍，也可以做如下动作，以进一步减轻疼痛。

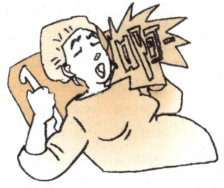

（1）**深呼吸** 子宫收缩时，先用鼻子深吸一口气，然后慢慢用口呼出。每分钟做10次，宫缩间歇时暂停，产妇休息片刻，下次宫缩时重复上述动作。

（2）**按摩** 在深呼吸的同时，配合按摩效果会更好。吸气时，两手从两侧下腹部向腹中央轻轻按摩；呼气时，从腹中央向两侧轻轻按摩。每分钟按摩次数与呼吸相同，也可用手轻轻按摩不舒服处，如腰部、耻骨联合处。

（3）**压迫止痛** 在深呼吸的同时，用拳头压迫腰部或耻骨联合处。

（4）**适当走动** 产妇若一切正常，经医生同意后，可适当走动一下，或者靠在椅子上休息一会儿，或站立一会儿，都可以缓解疼痛。

脐带过长或过短的危害

胎儿发育是一个非常神奇的过程,在孕期的280天里,胎儿有嘴不能进食,有鼻也不用呼吸,脐带是他们最大的依靠,所以,说脐带是胎儿的生命线一点也不为过。作为即将成为妈妈的你,对胎宝宝的脐带了解多少呢?你的宝宝脐带是否正常呢?脐带异常会带来哪些危险?准妈们又该如何应对呢?

(1)**脐带过长及过短**　正常足月胎儿的脐带平均长度为55厘米,超过70厘米称为脐带过长,不足30厘米称为脐带过短。脐带过长易导致脐带缠绕、打结、脱垂、脐血管受压等并发症。而脐带过短在怀孕期间不管准妈妈还是胎儿都没有症状,但到了分娩时就会因脐带过短而引起胎儿下降困难,或者是因为脐带牵拉过紧导致胎儿窘迫、胎盘早剥。

(2)**诊断及处理**　脐带过长可以通过B超、电子监护观察胎心变化进行早期诊断,脐带过长本身不需要治疗,只有当脐带过长引起了缠绕、打结、脱垂等并发症时才需要处理。

脐带过短,却连B超检查也难以确诊,分娩时如果出现胎儿下降困难、产程延长,应严密观察胎心,如果发现胎心出现异常就可早期诊断为脐带因素引起的胎儿窘迫,一旦出现这些问题应立即剖宫产,如果已经进入第二产程后才出现异常,可迅速从阴道分娩,在胎肩娩出后立即钳夹、切断脐带。

(3)**脐带缠绕**　脐带缠绕胎儿以脐带绕颈最为多见,之外还有脐带绕身体、绕肢体等情况,是最为常见的脐带异常。脐带缠绕对胎儿的危害主要是缠绕过紧时引起胎儿窘迫,尤其在分娩过程中,胎头下降后脐带出现相对长度不足,拉紧脐带就会阻断血液循环,或使胎头下降困难、产程延长、胎盘早剥。

脐带绕颈多为1~2圈,3圈以上较为少见,脐带越长发生缠绕的机会也越多,缠绕周数多的机会也越大。是否出现胎儿窘迫与脐带缠绕的周数无关,而是与缠绕后所剩余的脐带实际长度有关。一旦出现脐带缠绕时,产前可以通过B超检查胎儿身体上有无脐带压迹确诊,有经验的B超医师可以准确地测出脐带缠绕的周数。检查缠绕是否影响到胎儿健康,可以通过胎儿电子监护观察胎儿心率的变化,如果出现胎心不规则的减速或变异幅度过大时,就应考虑是脐带受到牵拉、挤压。

孕晚期 很快就要见面了(孕8~10个月)

孕38周
呼吸和消化功能已经完善

胎宝宝在长，准妈妈在变

(1) 胎宝宝在长 现在你的胎儿可能已经有3200克重了，身长也得有52厘米左右了。胎儿的头在你的骨盆腔内摇摆，周围有骨盆的骨架保护，很安全。这样也腾出了更多的地方长他的小胳膊、小腿、小屁股。

很多胎儿这时头发已长得较长、较多，大约有1~3厘米长，如果父母中某一方头发是自来卷的话，你的胎儿也很可能是个小卷毛头。有的胎儿的头发又黑又多，有的胎儿头发就有些发黄，除了营养因素外，遗传也是重要原因之一。当然也有一些胎儿一点头发都没长。

现在胎儿身上原来覆盖着的一层细细的绒毛和大部分白色的胎脂逐渐脱落、消失，胎儿的皮肤变得光滑。这些物质及其他分泌物也被胎儿随着羊水一起吞进肚子里，储存在他的肠道中，变成黑色的胎便，在他出生后的一两天内排出体外。

(2) 准妈妈在变 进入38周，准妈妈仍然会增加约0.45千克体重。你的心情可能很矛盾。既希望能早点见到宝宝，可一想起分娩需要熬上几个甚至十几个小时的疼痛，就会很恐惧。

在表示分娩的真正的子宫收缩之前，准妈妈会经历假阵痛收缩。假阵痛收缩不同于子宫收缩，且是没有规律地出现，只要稍加运动，阵痛就会消失。在孕期的最后几周，你的脚还是会非常肿胀，这都是正常的，会在分娩后消失。

本周营养提示

此期准妈妈胃口比较好，可还是要合理饮食，营养均衡，少吃多餐。适当地吃些坚果、巧克力之类的食物，可增加体力，以应付随时可能来临的分娩。而保证食物品种的丰富，就可以保证维生素营养的全面和均衡，每天应食用2种以上的蔬菜。不过除非医生建议，产前不要再补充各类维生素制剂，以免引起代谢紊乱。

怀孕第38周要继续频繁地吃东西，要少吃多餐，要吃得有营养。喝水、牛奶和果汁来保持体内水分，不要喝碳酸饮料哦，否则会引起肿胀。饮食习惯的改变也会影响孕期睡眠质量，均衡的饮食很重要。必须尽量避免食用影响情绪的食物。

另外，为了储备分娩时消耗的热量，孕妈妈应该多吃富含蛋白质的食品。在这个月里，由于胎儿的生长发育已经基本成熟，如果孕妈还在服用钙剂和鱼肝油的话，应该停止服用，以免加重代谢负担。

本周胎教提示

日渐临近的分娩使准妈妈感到忐忑不安甚至有些紧张，这时准妈妈可以开始冥想胎教。冥想能够提高自己的自信心，并能最大限度地激发宝宝的潜能，对克服怀孕抑郁症也很有效果。摆出舒服的姿势让身体放松，然后想象最令人愉悦和安定的场景。

做好分娩前的检查

孕妈妈正在焦急地等待分娩，往往会对医生要求的各项检查表现得不耐烦，但是分娩前的各项检查都是例行检查，是保证孕妈妈和胎宝宝生命健康的前提和基础，为了自己和胎宝宝的健康，孕妈妈应积极配合。

（1）**配合医护人员的询问** 医护人员在分娩前询问有关孕妈妈的基本情况和自我感觉，属于基本检查之一，尤其是当负责接生的医生与诊察医师不同的时候，孕妈妈有无妊娠中毒症或胎盘是否前置等，甚至妊娠的全部过程都是医生需要详细了解的情况，孕妈妈要耐心地和医生说明，让医生在接生的过程中可以做到有备无患。

（2）**检查分娩监视装置** 孕妈妈分娩前，医生会把分娩监视装置放在孕妈妈的腹部上，用以观察阵痛情况、胎儿的心脏搏动情况、确认分娩有无出现异常等。这些设备的好坏都应该事先确认好，以免给分娩造成不必要的麻烦。

（3）最后一次产检的各项检查 为了正确地选择分娩方式、安排分娩时的各项事宜，孕妈妈还必须做产检时的各项检查，包括身高、体重、血压、体温、尿蛋白、腹围等的测量和胎心、阵痛、超声波检查等。

（4）内生殖器官检查 自然分娩、引产或剖宫产等分娩方式的选择，都需要医生给孕妈妈做进一步的检查后再确定，主要包括宫颈的状况、胎位的正常与否、胎儿下降情况、骨盆的大小等，这些检查基本都需要通过超声波或X线透视来完成。

孕妈妈所做的上述分娩前的检查，很琐碎，也很麻烦，但都是出于对孕妈妈和胎宝宝生命安全的考虑，孕妈妈应该理解，并主动要求做各项检查。

分娩为什么会感觉到疼痛

为了充分面对分娩时的疼痛，你必须要先了解身体是怎么处理疼痛，心理又是怎么认识疼痛的。我们可以从典型的阵痛来试着理解疼痛，也就是从被拉扯的骨盆组织产生分娩的收缩开始，一直到痛得喊出"哎呀"为止，你会知道该怎么做才能影响大脑接收到的骨盆产生的疼痛感。

子宫一开始收缩，组织就会拉扯，然后神经系统中微小的压力神经末梢感受器就会受到刺激，并快速地随着神经到达脊髓。如果周围的肌肉很紧张，疼痛神经末梢感受器也会受到刺激。这些冲动必须在脊髓那里通过一道闸门，这道门可以决定把哪些神经冲动挡在门外，哪些可以通过并继续传往大脑。到了大脑，这些冲动就被当成疼痛。

因此，你可以在3个地方影响疼痛的产生：疼痛产生的源头、脊髓的闸门、感知疼痛的大脑。在找出驾驭疼痛的技巧时，你应该选用可以同时在这三处控制疼痛的镇痛方法。要理解疼痛的传送路径。一般的镇痛药物就是堵住这第三个地点——疼痛感受点的入口。产妇未有模糊的感觉，别人却已经很痛了。因此，在进产房之前，每个产妇都应该准备好一套自己控制疼痛的办法。处理分娩疼痛的责任主要还是落在你身上，医护人员只是扮演顾问的角色而已。一般来说，产妇对分娩知识了解得越充分、信息越丰富，你就越不怕，分娩过程也就越不痛。

临产前吃什么好

(1) 保证各种必需营养素

❶孕妇应多吃新鲜的瓜果蔬菜，可提供孕妇对维生素A、维生素C以及钙和铁的需求。

❷孕妇要多吃粗粮，少食精制的米、面，因为玉米、小米等粗粮含B族维生素和蛋白质比大米和白面多。

❸多吃谷类、花生等，因为这些食物中含有大量易于消化的蛋白质、B族维生素和维生素C、铁和钙质等。

❹每天可加食1～2个鸡蛋，因为蛋类含有丰富的蛋白质、钙、磷和各种维生素。

❺多晒太阳，使机体产生更多的维生素D，以保证胎儿骨骼生长的需要。

❻注意多补充微量元素，如锌、镁、碘、铜等，在动物类食品、豆类、谷类、蔬菜中含有铁、锌、铜等，海味食品中含碘量高。

(2) 营养不良症状的食疗方法

孕妈妈营养不良，往往会引起贫血、水肿、高血压等并发症。这时可适当进行食补。

❶若血红蛋白低，可多吃些蛋黄、猪肝、红豆、油菜、菠菜等含铁量高的食物。

❷若发生水肿、高血压，应吃些红豆粥、冬瓜汤、鲤鱼汤等少盐、利尿的食物。

(3) 其他

如出现小腹坠胀、宫缩频繁时，可服桂圆鸡蛋羹（以桂圆肉15克放入碗内，打鸡蛋1个，加凉水适量，蒸成蛋羹，食前加红糖少许，每日服1～2次）。

此外，还应多吃大豆、虾皮、海带、粗纤维蔬菜、水果等。

了解分娩时的常见意外

孕妈妈在分娩时总会出现各种各样的风险和意外，但是随着现代医疗水平的提高，大大降低了分娩的风险。孕妈妈们根本无须过于担心和忧虑。保持轻松的心情，并做好应对准备，对顺利分娩大有益处。

(1) 会阴裂开 孕妈妈分娩时，因为会阴受力过大，难免会出现裂口，只要听从医生的指导正确用力，并及时采取会阴侧切术，是可以避免或缓解裂口增大的。

（2）**产后出血** 孕妈妈分娩时子宫强烈收缩，会使其过度乏力而不能正常收缩，通常会发生产后大量出血的情况。孕妈妈最好及时遏制出血的迹象，提前入院观察并医治。

（3）**难产** 难产是孕妈妈分娩过程中常见的意外，多由胎位不正和胎儿偏大，孕妈妈骨盆过窄等原因所致。妊娠期间，孕妈妈最好适当运动，及时控制体重，并坚持按时做产检。即使难产发生也要从容面对，减轻产痛。

（4）**子宫破裂** 多次人流手术会使子宫壁变薄，从而容易导致子宫破裂的意外，分娩时产道不通畅、子宫壁上有明显的瘀痕或者分娩前不恰当地使用催产素，都会造成子宫破裂。如出现子宫破裂，孕妈妈也不要过于惊慌，要从容面对。

辅助分娩的方式

（1）**导乐分娩** 是指让丈夫和一名导乐（既有医学知识又有处理产程经验的助产士）对产妇从临产到产后2小时进行全程陪护，特别是在整个分娩过程中持续地给予产妇以生理、心理、感情上的支持与鼓励，使产妇在舒适、安全、轻松的环境下顺利分娩。

（2）**水中分娩** 水中分娩就是产妇在子宫口开大7厘米时，进入35～37℃的温水中分娩，胎宝宝娩出后即刻出水，产妇在胎盘娩出前出水。水中分娩具有诸多好处，可以使产妇精神放松，减少产痛，从而促进子宫收缩，缩短产程，提高会阴部的弹性，减少会阴侧切术的概率。但存在难产、感染、胎宝宝窘迫、妊娠合并症、妊娠并发症、会阴太紧的孕妈妈不宜在水中分娩。水中分娩对分娩水池的水和环境要求严格，在我国尚未广泛开展。

（3）**会阴侧切** 会阴是指阴道到肛门之间长2～3厘米的软组织。分娩过程中，由于阴道口相对较紧，影响胎宝宝顺利娩出，需做会阴侧切术，扩大婴儿出生的通道，是产科常见的一种手术。

据抽样调查，目前在阴道分娩的产妇中，会阴侧切率越来越高，已高达86%。究其原因，当前人们的生活水平日益提高，孕妈妈在怀孕期间营养增强，劳动强度相对降低，使胎宝宝发育良好，个头普遍较大，体重比以前增加，给分娩带来困难。如果片面强调实施会阴保护，容易造成阴道撕裂，严重时会危及胎宝宝的生命。做会阴侧切术可以使胎宝宝顺利娩出。

产妇会阴侧切后，阴道和会阴大约在1周内愈合，再经过一段时间即可完全恢复正常。

产妇分娩时，通常有以下几种情况要做会阴侧切：胎宝宝过大，第二产程延长，胎宝宝出现宫内窘迫；施用产钳术、胎头吸引术或牵引术时；产妇患有严禁加大腹压的心肺疾病；产妇曾做过阴道损伤修补术及会阴发育不良；会阴比较紧，不切开将发生会阴严重撕裂者；早产（以减少颅内损伤）或胎宝宝须迅速娩出者。

对于会阴侧切，不少产妇都会感到恐惧。其实，进行会阴侧切对产妇和胎宝宝有时是必须的。胎宝宝出生时要经过子宫口、阴道和会阴等，会阴是产道的最后一关。子宫口与阴道需胎宝宝先露部分慢慢将其扩展，会阴也需要一定时间才能扩松。胎宝宝通过产道的时间越长，缺氧的机会就越多。所以，做侧切可扩大会阴，保护胎宝宝，使其尽快出生。

在做会阴侧切时一般要用少量麻醉药，产妇可无痛觉。胎宝宝娩出后，将侧切部分对齐缝好，5天后拆线，便可恢复原样。

准爸爸要做好陪伴

父母的乐观性格，会影响到胎儿性格的形成。母亲如果豁达乐观，每一天良好的情绪必然会有助于小生命的健康成长，更有助于出生以后形成活泼开朗的性格。

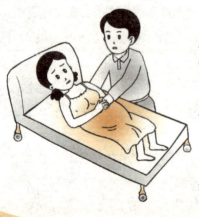

作为准爸爸，不仅要周到呵护孕妻和胎儿，更加需要用自己的乐观、大度、临危不乱的胸怀，来影响母子双方。

临近分娩，孕妈妈难免会有些急不可待，作为准爸爸的丈夫又何尝不盼望早一些见到自己的宝宝？

这个时候，准爸爸更要显示出为人之夫、初为人父的宽广大度胸襟来，要掩藏起自己焦虑的心情，劝导、安抚妻子，陪着她愉快地度过妊娠最后冲刺的这一段时光，携手走向迎接新生命的最后关头——分娩。

有不少宝宝出生以后，似乎会更加喜欢爸爸的声音一些，这与胎儿在母体中，喜欢低沉、宽厚的准爸爸的声音有很大的关系，因此，每天多对着胎儿说一说话，可创造出与出生后宝宝建立密切、浓厚感情的基础条件。

由于孕妈妈行动不便，要多方面细致、耐心地呵护和照料她，做到体贴入微。而且，耐心地坚持施行最后的胎教课内容的重任，主要靠准爸爸来完成。每一天，要陪同孕妈妈散步、活动，帮助她按摩不适的腰、颈、腿部，陪同她一起温习分娩呼吸方法、做孕前体操，还要悉心观察、掌握尺度，不要让孕妈妈太疲倦。此外，还要充分关注她的营养，让她保持充足体力来迎接临产。

必须明白，在这个关键的时刻，准爸爸的乐观态度和关爱精神，正是孕妈妈的坚强后盾。

控制疼痛的小窍门

分娩的时候，肌肉做生理性收缩时，并不会产生那么剧烈的疼痛，只是，如果长时间持续收缩，无法充分放松的话，就会因为缺血而引起疼痛。而这种疼痛在分娩过程中是可以通过正确的方式减轻的。

(1) 第一产程这样做 第一产程（至子宫口开10厘米为止），以轻松的姿势缓和紧张。子宫一收缩，子宫内部压力就会上升，子宫颈和子宫口随之打开。压迫子宫颈部的神经，疼痛因而产生。

此时，如果身体紧张、腹部用力的话，只会使得子宫颈附近的神经更紧张，承受压力更强大，疼痛当然有增无减。这个阶段宜用最轻松的姿势，蹲位或躺下休息，以缓解身心的紧张。

如果觉得越来越痛，越来越紧张的话，可做生产的辅助动作（腹式深呼吸、按摩、压迫等），以减轻痛苦。

(2) 第二产程这样做 第二产程（至胎儿出生为止）跟着子宫收缩一起用力。此时，阵痛越来越强烈，间隔缩短为2～3分钟，每次持续40～60秒。胎儿一面做回旋运动，一面降下，不久就会破水。子宫收缩使胎儿受到压迫，胎儿又压迫到骨盆底部、外阴部和会阴等处，结果造成子宫颈和盆腔等处发生严重的局部疼痛。

随着子宫的收缩，做腹部用力的动作，不但可缩短分娩时间，而且还可以减轻疼痛。不妨试试生产的辅助动作（用力、放松和深呼吸）。

现在也有用药物或做硬脊膜外麻醉（无痛分娩）来减轻痛苦。

腹痛腹泻了怎么办

拉肚子对准妈妈及胎儿来说都有危害，一旦发生，就应该及时治疗和控制病情，绝对不能大意，不要以为忍一忍就过去了。

（1）准妈妈拉肚子影响母体对营养物质的吸收，进而会影响胎儿获得足够的营养供应。

（2）如果准妈妈剧烈而频繁地拉肚子，有可能引发子宫收缩，导致早产甚至流产。尤其是在怀孕初期，严重拉肚子可能引发流产。

（3）有些拉肚子本身可能就是早产或流产的"预警"，准妈妈必须重视。

那么，准妈妈拉肚子了应该怎么办呢？

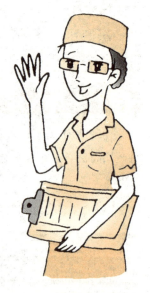

准妈妈要及时补充水分和营养，密切关注胎儿情况。一旦有拉肚子的症状，应该勤喝水，补充因拉肚子而缺失的水分、电解质，还应吃一些有营养的不刺激的食物，避免因拉肚子而导致热量不足、营养不良。如果拉肚子次数过多、持续时间过长，最好到医院去补液治疗。同时要密切而细心地观察胎儿的情况，看看是否有流产或早产的迹象。

如果准妈妈拉肚子且伴有里急后重感或脓血便时（大便常规查出红细胞、脓细胞），要考虑尽快使用抗生素。当然，准妈妈不能自行使用，而是要去医院让医生检查后再用药。

虽然我们有正确且安全的方法应对孕期拉肚子，不过为了避免准妈妈遭罪也避免对胎儿产生不利影响，准妈妈更需要做的是预防孕期拉肚子。

孕39周
从胎盘获取抗体，保护出生后的自己

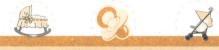

胎宝宝在长，准妈妈在变

（1）**胎宝宝在长** 现在出生的宝宝就已经是足月儿了。胎儿现在的体重应该已有3200～3400克。现在体重在3500克以上的新生儿也很常见，甚至4000克以上的高体重新生儿和巨人儿也增多了，这跟人们营养状况的改善有很大关系。一般情况下男孩比女孩的平均体重略重一些。

胎儿现在还在继续长肉，这些脂肪储备将会有助于宝宝出生后的体温调节。这个小家伙的身体各部分器官已发育完成，其中肺部是最后一个成熟的器官，在宝宝出生后几个小时内他才能建立起正常的呼吸模式。

胎儿现在是不是特别沉得住气？尽管你心里巴不得马上见到他，可他却好像安静了许多，不太爱活动了。这是因为到这时胎儿的头部已固定在骨盆中，他更多地将会是向下运动，压迫你的子宫颈，想把头伸到这个世界上来。

（2）**准妈妈在变** 准妈妈在这几周中会感觉很紧张，心情烦躁、焦急等，这都是正常现象。同时准妈妈在这几周中会感到身体越来越沉重，因此要注意小心活动，避免长期站立，洗澡的时候避免滑倒等。好好休息，密切注意自己身体的变化，随时做好临产的准备。

本周营养提示

怀孕到了第39周，为了能储备分娩时消耗的能量，准妈妈应多吃富含蛋白质、糖类等热量较高的食品，还要注意食物口味清淡、易于消化。此时准妈妈进餐的次数每日可增至5餐以上，以少食多餐为原则，应选择体积小、营养价值高的食物，如动物性食品等，减少营养价值低而体积大的食物，如土豆、红薯等。

准妈妈可多吃鱼、土豆、红薯或者鸡蛋汤、烂粥、面条等易消化的食物。

本周胎教提示

39周，准妈妈的精神处于高度紧张状态，这当然也会影响到胎儿。这时，不妨听些音乐，最好是优雅、动听、抒情的音乐，准妈妈要用心领略音乐的语言，有意识地产生联想，联想大自然充满生机的美，联想美好的明天，联想一切美好的事物。准妈妈还可以通过唱歌、朗诵，使胎儿接受人类语言的信息，既可训练胎儿，又陶冶了准妈妈自身情趣。

过期妊娠的B超检查

过期妊娠的B超检查，主要有下面几个关键指数：

(1) **胎盘成熟度** 胎盘成熟度分为一度、二度、三度，如果胎盘成熟度已经达到三度，提示胎盘已老化，不能提供胎宝宝所需的氧气与营养，应考虑药物催生。

(2) **羊水量** 在两个垂直的超音波平面上，至少一个羊水腔直径必须大于1厘米以上，如果羊水量过少，要考虑终止妊娠。

(3) **胎宝宝大小** 胎宝宝过大容易导致难产，或因产程延长而增加胎宝宝窘迫发生的机会。

(4) **脐带血流速度** 利用彩超可以测量脐带血流速率，反映血流阻力的大小。

正常的怀孕，随着周数增加而阻力减少，但是如果合并胎宝宝生长迟滞或胎盘功能不良，则会呈现不正常的变化。此时，就要考虑药物催生。

什么是导乐分娩

产前2周，几乎所有的孕妈妈都会感到心情变得紧张不安，或因对分娩的焦虑，或因对分娩的期待。几乎100%的产妇都期望在分娩时能有人陪伴在身边，专门的人员正好满足了产妇的这种心理需求。临床统计表明：生产过程中有人陪伴的产妇，其产程平均缩短了 2~3 个小时。其生产和产后的出血量也会减少，需要手术助产的比率降低，新生儿的发病率也呈降低趋势，更加有利于母婴健康。

"导乐分娩"是目前国际妇产科学界倡导的一种妇女分娩方式，其特点为：在产妇分娩的全过程中，都由一位富有爱心，态度和蔼，善解人意，精通妇产科知识的女性始终陪伴在产妇身边，这位全程陪伴的女性称为"导乐"。

"导乐"在整个产程中给分娩妈妈以持续的心理、生理及感情上的支持，帮助分娩妈妈渡过生产难关。

导乐分娩的方法

以谈心方式。亲切地交谈，了解产妇在孕妈妈学校所学的有关妊娠和分娩的知识；讲解产妇身体各个系统已为产妇做好了准备，使产妇对分娩充满信心。

采取各种方法使产程按正常节律进行。教会产妇如何在宫缩期间分散注意力，如何运用深呼吸、按摩法、压迫法、第二产程呼吸法；进行穴位按摩并轻轻敲击产妇肩、手、脚，帮助产妇更换和改变体位，使产妇处于最舒适状态；鼓励产妇进食和饮水，保持足够的营养和能量；利用胎心监护的节律声音，使产妇听到胎儿有力的胎心音，加深做母亲的幸福感和责任感。

密切观察产程进展，让产妇了解目前产程进展情况，及时发现产程异常。导乐作为医生和产妇间的桥梁，使产妇由被动转为主动，提高产妇对产痛的耐受力，激励和鼓励产妇，形成良好的心理状态。

必要时，可以酌情给予适量镇静剂或镇痛剂。

每天增加 20 克蛋白质

孕期对蛋白质的需要量增加，以满足母体、胎盘和胎儿生长需要。

特别是最后一周，胎儿需要更多的蛋白质以满足组织合成和快速生长的需要。

同时分娩过程中所带给身体的亏损及产后流血等，均需要蛋白质补充。

妊娠期膳食中蛋白质丰富，能使产后泌乳最旺盛，乳质良好。为此中国营养学会建议孕末期每日膳食蛋白质摄入量应增加20克。应多食用动物性食物和大豆类食物。

决定陪产的准爸爸怎么做

对绝大多数准爸爸来说，最难受的莫过于看着自己的妻子分娩时被疼痛折磨的样子而不知道怎样去帮助她，最快乐的就是看到宝宝的出生。如何陪妻子度过分娩这段非常时期呢？

（1）**提前学习和了解分娩的相关知识** 不要等到快进产房了才急忙翻阅孕育知识的书或者杂志，你应该在妻子怀孕的时候就提前学习和了解这些，陪妻子参加孕妇学校，陪妻子去做产前检查，跟医生咨询自己的疑问，跟朋友或同事了解他们的经验，也可以上网查询。

（2）**产前陪在妻子身边** 临近预产期的时候，你要尽量在家陪伴妻子，想办法帮助孕妈妈放松心情，比如陪她看看电视、散散步或搂着她在床上休息一会儿，你需要暂时放下手头哪怕再着急的工作，撇开家务琐事，专心地陪着妻子度过难熬的待产时光。

（3）**不在意妻子的烦躁** 在痛苦漫长的分娩过程中，孕妈妈可能会变得急躁易怒，变化无常，令你毫无心理准备。在这种时刻，最重要的一点是，不要误解妻子的这些行为，不要觉得她这是在对你发脾气，她只是真的疼得很难受，不知道怎么宣泄而已。

（4）**为自己准备些东西** 准爸爸要在医院过夜陪伴妻子，所以要带上一些衣物和食物。

（5）**多提问** 主动询问医生你们对分娩的疑问和顾虑，了解具体的医疗方案。

（6）**帮助妻子** 叫医生护士来查看妻子的情况，办理各种手续，打开水、送饭，做各种准备，确保有人能解决妻子随时可能出现的问题。

（7）**帮她集中注意力，放松身体** 在妻子需要的时候，帮助她采取各种减痛措施，和她一起调整呼吸，说些安慰的话，或给她做脚部按摩……缓解她此时的紧张和痛苦。

（8）**明确自己的界限** 进产房陪产的时候，准爸爸要很清楚哪些是自己能

孕晚期 很快就要见面了(孕8～10个月)

做的，哪些是应该让医护人员去处理的，不要大惊小怪，也不要随便乱说乱动，放心让医护人员做他们的工作，你只需要集中精力安抚孕妈妈的情绪就好了。

(9) 陪伴！支持！ 你在她身边比做什么都重要！不论你是害怕还是紧张惶恐，都要摆出一副充满信心和镇定的样子，对妻子说："你做得真棒！一切都进展顺利！"等度过这个艰难时刻，你会有时间让自己放松下来的。

选择何种分娩方式

产前，医院会告知孕妈妈有3种分娩方式——自然分娩、无痛分娩与剖宫产。很多孕妈妈怕痛，但又听说剖宫产产后更痛苦，因此总在分娩方式选择上犹豫不定，那么，究竟选择哪一种才是对妈妈和宝宝都好的？3种分娩方式又有什么区别呢？

（1）自然分娩 自然分娩是指胎儿通过阴道自然娩出，不用施行药物或助产手术。

（2）剖宫产 剖宫产是指不通过产道将胎儿取出。剖宫产的方法有好几种，大部分采取子宫下段横切口，即切开产妇的下腹部和子宫下段的方法。

（3）无痛分娩 无痛分娩其实是自然分娩的一种方式，是指在自然分娩过程中，对孕妇施以药物麻醉，使其感觉不到太多疼痛，婴儿从产道自然娩出。近年来，开展较多的是用硬膜外阻滞麻醉镇痛及笑气吸入。

既然有3种方式可供选择，不同的分娩方式是能由自己来决定的吗？当然不是。首先，医院会对产妇做详细的全身检查和产科检查，检查胎位是否正常，估计分娩时胎儿有多大，测量骨盆大小是否正常等，如果一切正常，就采取自然分娩的方式。如果有问题，则采取剖宫产。无痛分娩则是由准妈妈自身来决定的，不想忍受产程剧痛又能自然分娩的人可选择无痛分娩。

有的孕妈妈想自己生宝宝，但医生却建议她剖宫产，这让孕妈妈很郁闷。其实孕妈妈还应该了解为什么医生会建议你剖宫产。

（1）在产前就清楚地知道不能自然分娩，能够预测到自然分娩会对胎儿和母亲都有危险。这种情况有很多，例如胎儿过大而母亲骨盆过窄，胎儿宫内缺氧，孕妇有心脏病、高血压、慢性肾炎等。

（2）在自然分娩过程中发生异常情况，必须紧急取出胎儿，如胎儿发生脐带缠绕，在生产过程中出现急性宫内缺氧，则必须立刻施行剖宫产了。

那又有孕妈妈问了，自然分娩、剖宫产和无痛分娩这3种分娩方式，到底哪一种安全系数更高？

在正常情况下，当然是自然分娩对母亲的伤害最小。自然分娩中，孕妇的每次宫缩就是对胎儿的按摩，对日后小孩皮肤感官系统的形成很有帮助。而且，通过正常产道的挤压，可以使胎儿把吸入肺里的羊水吐出，可降低发生娩出后窒息的概率；剖宫产原本是为了将母子从危险中抢救出来不得不采用的方法。然而，现在有一种不良倾向，不少产妇在临产前即使能自然娩出，也要求施行剖宫产，她们认为阴道分娩太痛苦，还不如一刀干脆爽快，而且不会使阴道松弛。其实，剖宫产毕竟是手术，有手术就会有风险，对于母子来说，都会有不利的影响。而无痛分娩相对来说也比较安全，对母亲及胎儿几乎没有什么影响，不过无痛生产后，随着麻药的消失，孕妈妈也会感觉到疼痛，甚至无法喂养宝宝。

突发紧急分娩怎么办

有时宝宝不会按部就班地给你信息，告诉你分娩进行得怎么样了。这时候，你会突然意识到："糟糕！要生了！"于是你知道上医院是来不及了。为了胎儿安全，一定要到医院分娩，如果确实因各种原因来不及到医院，也一定要在分娩的同时，做好随时去医院的准备。万不得已，不要在家中分娩。

遇到这种情况时，要注意：

（1）立刻打电话给医院或打急救电话。

（2）准备一个分娩床。为了不弄脏床垫，在床垫和床单之间铺一层防水垫（几层厚厚的纸或塑胶桌布等），然后再铺上一层干净的床单。

（3）调整临时产房的室温到23～26℃。

（4）叫丈夫或家人烧两盆热水，其中一盆用来消毒各种用具，另一盆让它凉到微温的程度，让妈妈分娩完后可以清洗一下。用一盆热水消毒1把剪刀、两条脚掌长度的线（用来扎脐带）。

还要准备几样东西：一个洗碗盆可以用来装胎盘，至少3条干净的大毛巾，温暖、干净的毯子或毛巾可以用来包裹宝宝。

（5）想办法用最舒适的姿势来躺：仰着、侧躺等。

（6）接生人事先用酒精或消毒肥皂把手洗干净。如果只有你一个人在家，必须靠自己把孩子生下来，记得事先把手洗干净。

（7）在宝宝的头先露出之后，不要再用力，也不要把他拉出来，要让宝宝的头自己慢慢滑出来，掉到接生人的手上，落到床上。然后，轻轻地把脐带绕过宝宝的头拿开来。

（8）随着宝宝的头突然转向，接着出现的就是宝宝的肩膀了。宝宝的头已经出来，肩膀还没有出来的时候，用双手在肛门开口上方以毛巾按住的方式来保护会阴，以防它在宝宝露出肩膀的时候被撕裂。

（9）让接生的人帮宝宝把黏液从鼻子里吸出来，然后把宝宝倒举起来维持几秒，好让宝宝喉咙里的黏液流出来。

（10）宝宝分娩出来后，立刻把宝宝腹部朝下，让他趴在你的胸前。接着把宝宝身上多余的液体清理干净。至于宝宝身上干酪状的覆膜就不用急着清理掉。然后用温暖的毛巾把宝宝的背部和头盖起来。

（11）如果宝宝看起来好像没在呼吸，摩擦宝宝的背部，以刺激他呼吸。如果宝宝的嘴唇发紫，就轻轻地对宝宝进行五六次口对口的人工呼吸。记得你的嘴要同时盖住宝宝的鼻子和嘴巴。

（12）如果家中无消毒物品，建议不要在家中处理脐带。

（13）让宝宝吸吮乳头，刺激胎盘的娩出。通常胎盘在宝宝娩出后的5～30分钟内就会排出来。

（14）让宝宝持续吸吮你的乳房。

（15）胎盘娩出以后，在骨盆上方的位置轻轻地按摩子宫，以帮助子宫继续收缩，同时适度地压缩血管。

（16）产后并非完事大吉，如有可能，仍要到医院进一步检查产妇和孩子，并注射破伤风抗毒素。切记：此种情况容易出现在偏远山区，尽量避免。

分娩时的呼吸法

分娩对于第一次生孩子的孕妈妈来说，虽然确实会有些困难，但只要配合医生，并掌握分娩时的正确用力法，便会顺利很多。下面就教你分娩时呼吸的方法：

第一产程的呼吸法

分娩主要是靠呼吸来调节气力，因此，呼吸技巧掌握的正确与否，直接

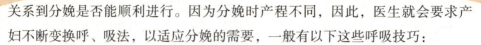

关系到分娩是否能顺利进行。因为分娩时产程不同，因此，医生就会要求产妇不断变换呼、吸法，以适应分娩的需要，一般有以下这些呼吸技巧：

(1) 助产呼吸：上胸式　阵痛末期阵痛程度会加剧和增长，次数亦会转频繁。每次阵痛开始和结束都用全胸式呼吸，中间部分用上胸式呼吸，以便尽量放松下腹，减轻疼痛。

❶半坐卧，双膝屈曲，手放于上半胸前。

❷口微微张开，用口轻吸气，然后轻吹气。

❸只用肺上半部像吹熄小蜡烛，不需太用力。

(2) 助产呼吸：腹式

❶阵痛停止时，用腹式呼吸保持放松。

❷曲起双脚仰卧，手放于上腹位置。

❸用鼻吸气，感觉腹部同时胀起，然后将手放松。

❹口轻轻呼气，腹部同时慢慢回复原位，手轻轻按下。

第二产程的呼吸法

助产呼吸：全胸式

此时期子宫完全扩张，相当于 10 厘米。子宫收缩变得更加强烈，配合全胸式呼吸有助于将胎儿推出母体之外。

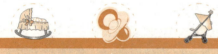

孕 40 周
分泌催产激素，告诉妈妈我来了

胎宝宝在长，准妈妈在变

(1) 胎宝宝在长　40 周出生的宝宝平均体重在 3.3～4 千克左右，身长大概有 51 厘米。别指望刚生出来的宝宝像洋娃娃那么可爱，新生儿头部通常都是暂时的畸形（通过产道时挤压所致），浑身覆盖着胎脂和血液，还可能肤色不匀，有胎记或皮疹，这些异常都是正常的。

现在，胎儿所处的羊水环境也有所变化，原来的羊水是清澈透明的，现在由于胎儿身体表面绒毛和胎脂的脱落，及其他分泌物的产生，羊水变得有些浑浊，呈乳白色。胎盘的功能也逐渐退化，直到胎儿娩出即完成使命。40周的宝宝即使还没有出生的迹象，也不用担心。大多数的胎儿都将在这一周诞生，但真正能准确地在预产期出生的婴儿只有5%，提前2周或推迟2周都是正常的。但如果推迟2周后还没有临产迹象，那就需要采取催产等措施尽快生下胎儿，否则胎儿过熟也会有危险。

（2）准妈妈在变 最后一周，准妈妈宫高约36～40厘米。分娩时宝宝的脑袋先出来，当妈咪感到宝宝的头正在使劲撑开产道时，千万不要冲动，停止用力产出婴儿，以免增加撕裂的痛苦，甚至需要做外阴切开手术。其实这种激烈的疼痛只会持续很短的时间，由于宝宝的头撑开了阴道组织，以至于神经受到"封锁"——也就是天然的麻醉。

本周营养提示

宝宝终于要出生了。分娩是一项体力活，产妇会有巨大的能量消耗，所以临近生产时间，准妈妈应该多吃富含蛋白质、糖等高能量的食物，停止服用钙剂和鱼肝油，以免加重代谢负担。

初产妇从有规律性宫缩开始到宫口开全，大约需要12小时。如果孕妈妈是初产妇，无高危妊娠因素，准备自然分娩，可以准备一些易消化吸收、少渣、可口味鲜的食物，如鸡蛋汤面、排骨汤面、牛奶、酸奶、巧克力等食物，同时注意补充水分，让自己吃饱吃好，为分娩准备足够的能量。否则吃不好睡不好，紧张焦虑，容易导致疲劳，将可能引起宫缩乏力、难产、产后出血等危险情况。

本周胎教提示

怀孕第40周将是10月怀胎的最后一周，分娩即将来临。有道是"生产痛是人间至痛"，每个人女人对分娩都有着一定程度的恐惧。其实，准妈妈不用恐惧，只要分娩时按照平时练习的缓解疼痛的方法进行实践，稳定自己的情绪，以良好的心态面对，相信准妈妈一定能顺利分娩。

日渐临近的分娩使准妈妈感到忐忑不安甚至有些紧张，这时准妈妈可以开始冥想胎教。冥想能够提高自己的自信心，并能最大限度地激发宝宝的潜能，对克服怀孕抑郁症也很有效。

自然产和剖宫产的优缺点

（1）自然产的优点 胎儿在自然产的过程中受到产力和产道的挤压，发生了一系列形态的，特别是适应机能方面的变化。

胎头出现一定程度的充血、瘀血，致新生儿血中二氧化碳分压上升，处于一时性缺氧状态，因此呼吸中枢兴奋性增高。

胎儿轮廓受到反复的宫缩挤压，使吸入呼吸道中的羊水、胎便等物被排出，同时血液中的促激素和肾上腺皮质激素以及生长激素水平提高，这对于胎儿适应外界环境是十分有利的。

以上因素均有利于产后新生儿迅速建立自主呼吸。另外，产后母体恢复得快，恢复得好。

（2）自然产的缺点 产程较长，有的产妇承受痛苦的能力较低，因此体力可能不足。

（3）剖宫产的优点 剖宫产是解决某些难题最有效的手段。其特点就是快，且胎儿娩出不需要经过骨盆。因此，当骨盆狭窄的产妇生产时，剖宫产更能显示出它的优越性。

（4）剖宫产的缺点：

❶**术中合并症** 麻醉意外、子宫切口的开裂，发热，腹胀，伤口疼痛，出血或血肿，腹壁伤口愈合不良甚至裂开，弥漫性腹膜炎，感染性休克，血栓性静脉炎，产后子宫弛缓性出血等。术后合并症约为30%。

❷**术后一般影响** 完全丧失劳动力者占0.7%，不能胜任重体力劳动者占5.3%，不孕者占17%，月经周期改变者占25.4%，腰腹痛者占40%。

❸**远期影响** 子宫内膜异位症；两年内再孕有子宫破裂的危险；避孕失败做人流时易发生子宫穿孔。

❹**对新生儿的影响** 因未经产道挤压，不易适应外界环境的突变，易发生新生儿窒息，吸入性肺炎及剖宫产儿综合征，包括呼吸困难、发绀、呕吐、

肺透明膜等。据统计，剖宫产比阴道产对婴儿的危险性大 2.5 倍，剖宫产儿的围产期死亡率高于总围产期死亡率的 2 倍，剖宫产儿的窒息率是 24.4%，是自然产的 3 倍。

自然分娩的第一产程

第一产程分为三个期：潜伏期、活跃期及过渡期。对于大多数的产妇而言，这些分期显而易见，而对有些产妇而言，上述各期之间并无明显分界。

（1）早期或潜伏期　在潜伏期你会经历——这个时期持续时间最长，但也最舒适。在此期间，宫颈不断变薄，宫颈口逐渐扩张至 3 厘米。在这一阶段，产妇可明显感觉到子宫的收缩，但这种宫缩通常可以耐受，即便在宫缩时，产妇也能入睡。

潜伏期开始时，宫缩持续时间短，每次持续 20~60 秒，两次宫缩间的间歇期为 5~6 分钟。以后，宫缩逐渐增强，间歇期逐渐变短。潜伏期通常持续 6~8 小时，可能出现黏液栓脱落或胎膜破裂。若无特殊的原因，这个时期待在家里更为舒适。如果第一次宫缩发生在夜间，可继续休息；若不能休息，可做一些既能分散注意力又不太剧烈的活动。这时，不要忘记吃夜宵。一般认为，产妇在临产时最好不要进食，以防需要全身麻醉时吸入食物。但研究表明，这种危险性很小，而临产时进食一些固体性食物的确能促进分娩。因为分娩是一项艰苦并且长时间的劳动，要完成这项工作，机体需要消耗很多能量。

潜伏期临产的症状与临产前相似，可出现腹痛、背痛、尿频、腹泻、阴道排出物增多、骨盆压力增大及腿和臀部疼痛等症状，许多女性还会表现出兴奋。此时应注意为即将到来的分娩保存体力。

在潜伏期你可以这样做——你可以请准爸爸帮你按摩背部，让你轻松，或是洗个热水澡、看看书或看电视。不管如何，尽量睡一下、休息一下，把体力留给即将面临的重要工作。

直立的姿势和温和的活动有助于地心引力帮宝宝下降到骨盆，同时让宫缩持续进行。

在宫缩期间尝试变换不同姿势，在宫缩间隔期间试着侧躺着休息。如果背痛越来越严重，试试看在休息的时候偶尔采用四肢摊开的姿势。

随时排空膀胱，这样会有利于分娩的进行。

(2) 活跃期 在活跃期,你可能会经历——宫颈口开大到 3 厘米至开全,这段时间开始快速扩张,即进入活跃期。初产妇的宫颈口通常 1 个小时至少扩张 1 厘米。每次宫缩持续时间为 45~60 秒,强度逐渐增加,间歇时间逐渐变短,由开始时的 4~5 分钟缩短至 2~3 分钟。分娩第一阶段的活跃期会持续 3~4 小时,不过这只是平均值,你的子宫有它自己的进度。很多妈妈的活跃期是爆发后暂停的模式,强烈阵痛了一会儿,就平静一阵子,然后阵痛又再次加强。

妈妈们常形容活跃期的宫缩像是波浪一样,从子宫的上方开始向子宫下方席卷过去,或是从后面往前面扩散。这些波浪的波峰会在宫缩的中间出现,然后逐渐缓和下来。在活跃期,你的全身似乎都在参与宫缩。你会发现你的耻骨上方有强烈的拉伸,还伴随着剧烈的背痛和骨盆压力。这时也是羊膜最容易破裂,造成羊水流出的时期。

这一阶段,产妇会出现"分娩毫无尽头"的感觉。记住:这一时期宫颈口将迅速扩张。子宫的每一次收缩都能使胎宝宝进一步接近子宫颈。这时,产妇可能担心产程的进展,这个时候产妇应多向医生咨询自己感到担忧的问题。若感觉有什么不便,可让陪同的人代问。

在活跃期你可以这样做——在宫缩之间休息以恢复体力。

在宫缩期间的放松与释放。宫缩一开始就深吸一口气,缓慢有节奏地从鼻子吸气,由嘴巴吐出。宫缩结束时,再次深呼吸,把全身累积的紧张都释放出来。

每小时都要把膀胱排空。

在这个阶段,你可能会发现自己的意识好像到了另一个世界,这种出窍的感觉在宫缩期间或两次宫缩之间都可能出现。不要害怕,你的身体不过是在帮你解决痛楚罢了。

(3) 过渡期 过渡期是分娩过程中最困难和对产妇要求最高的时期,该时期持续 1~2 小时。此时期宫颈口由 8 厘米扩张到 10 厘米,宫缩极度增强,每次持续 60~90 秒,间歇时间为 2~3 分钟。在活跃期,产程已取得快速进展,但在过渡期进展速度减慢。但可以确信,已经胜利在望了。

过渡期常伴有明显的体力和情绪变化。当胎宝宝下降进入骨盆时,产妇会感到下背部或会阴部有一种巨大的压力,而且会有一种类似急于向下用力排便的感觉。孕妈妈的腿会颤抖而且感到无力。常出现明显的应激反应，如出汗、过度换气、颤抖、恶心、呕吐及筋疲力尽感。在这期间，产妇常拒绝陪同者的帮助，感觉任何帮助都是不可接受的。许多女性会失去理智，常以喊叫、诅咒来宣泄其无助的感觉。其实，这时产妇更应充满信心，分娩推进期很快就会到来，所有的不适感很快就会消除。记住：宫缩越强，分娩越快。要明确表达自己的意愿，需要什么帮助，不需要什么帮助。要尽量放松，放松是有效保持体力的关键，是帮助宫缩以便达到分娩目的的最好方法。

在过渡期你可以这样做——专心让身体松弛。想象你的子宫颈正在打开，同时往上拉，越过宝宝的头。

改变姿势，看看怎样最有效：跪、坐、四肢着地、侧躺、蹲姿等。你的身体会告诉你什么时候该变换姿势。

宫缩间隔充分休息。不要想着刚才的痛或是接下来的宫缩。

自然分娩的第二产程

一旦通过过渡期，胎宝宝娩出的时间即到了。第二产程初产妇一般需要1~2个小时，经产妇只需要半个小时或几分钟。

第二产程的一个显著特点：随宫缩而屏气用力时，不适感似乎完全消失。只要第二产程进展不是太快，能使会阴逐渐扩展，那么产妇感到的仅是一种压迫感，而不是疼痛。胎宝宝入盆后，盆腔压力极度增高，局部神经因受压会出现麻痹。对许多女性来说，正是由于神经受压，感觉阻断，所以会阴撕裂、会阴切开及缝合均不会使她们感到疼痛。

（1）**正确用力** 产妇用力的大小和正确与否，都直接关系到胎宝宝娩出的快慢、胎宝宝是否缺氧，以及你的会阴部损伤轻重程度。所以，这时产妇要按照助产师的指导用力。

这一时期，宫缩痛明显减轻，子宫收缩力量更强。出现宫缩时，产妇双脚要蹬在产床上，两手紧握产床扶手，深吸一口气，然后屏住，像解大便一样向下用力，并向肛门屏气，持续的时间越长越好。如果宫缩还没有消失，就换口气继续同样用力使劲儿。胎宝宝顺着产道逐渐下降。这时子宫收缩越来越有力，每次间隔只有1~2分钟，持续1分钟，胎宝宝下降很快，迅速从宫颈口进入产道，然后又顺着产道达到阴道口露头，直到全身娩出。

在宫缩停止的间歇期里,产妇要放松全身肌肉,抓紧时间休息,切忌大喊大叫或哭闹折腾。当宫缩再次出现时,再重复前面的动作。

(2) 胎头着冠 在你用力了一阵子之后,你的阴唇就会开始突出,这是你辛苦工作后具体可见的结果。再过一会儿,每次你用力的时候,医护人员就可以看到小小的起皱的头皮出现,宫缩停止时就会缩回去,下次宫缩时又会出现。

等医护人员说:"宝宝开始露头了。"你的会阴就会开始慢慢拉扯,这种逐步的来来回回的下降方式可以让阴道组织逐渐张开,保护会阴不至于因为宝宝通过而受伤。一旦宝宝的头绕过弯道,低头弯身进入盆骨下方,他就不会再滑回去了,这叫"胎头着冠"。当你的阴唇和会阴在拉扯的时候,你会有一种刺痛、灼烧的感觉。这种刺痛是身体要你暂停用力的信号,再过几分钟,宝宝头部的压力会自然地让你的皮肤神经麻痹,这时灼烧感就会消失。

一旦宝宝露头,助产人员会提醒产妇不要再用力了。此时,产妇可以松开手中紧握的产床扶手,双手放在胸前,宫缩时张口哈气,宫缩间歇时,稍向肛门方向屏气。这时,助产人员会保护胎头缓慢娩出,同时认真保护产妇的会阴部位,防止严重撕裂。当胎宝宝娩出的时候,产妇的臀部不要扭动,保持正确的体位。

(3) 剪断脐带 胎宝宝娩出后,用血管钳夹住脐带,然后剪断脐带。如果需要,宝宝出生后,可立即剪断脐带,这便于医生对宝宝的检查,也便于新妈妈尽早抱一抱自己的宝宝。但是否立即断脐并不重要,有些医生会等脐带搏动停止后才剪断它,若母婴状况良好,这不失为一种明智的选择。

自然分娩的第三产程

(1) 在第三产程,你会经历这些 对多数分娩来说,这一产程是相对自动的过程,几乎不需要用力。胎宝宝离开子宫后,子宫继续收缩,使宫腔容积明显缩小,导致柔韧性较小的胎盘从其壁上剥离。子宫进一步收缩,将胎盘排出体外。

多数医疗单位建议主动处理第三产程,以预防产后大出血。胎宝宝娩出后,即刻给产妇注射一针催产素或麦角新碱,刺激子宫持续收缩。这时助产

孕晚期 很快就要见面了（孕8～10个月）

士轻拉脐带，即可帮助胎盘娩出。如果产妇处于卧位，医生可按摩产妇的下腹部或要求产妇屏气并向下用力。早期哺乳有助于预防胎盘附着处的出血，因为刺激乳头可促进催产素的释放。这种激素能促进子宫收缩。如果出血量较多，医生可给产妇静脉注射催产素，以帮助子宫收缩及减少产后出血。胎盘娩出后，医生要检查是否有脱落的胎盘组织残留在子宫内。偶尔发生胎盘滞留，即胎盘保留在子宫内。这时，医生需将手伸入子宫，取出胎盘。这需要在手术室内进行，为缓解疼痛，需施行硬膜外麻醉。

(2) 在第三产程，你可以这样做　在第三产程，产妇要保持情绪平稳。分娩结束后2小时内，产妇应卧床休息，进食半流质食物，补充消耗的能量。一般产后不会马上排便，如果产妇感觉肛门坠胀，有排大便之感，要及时告诉医生，医生要排除产道血肿的可能。如有头晕、眼花或胸闷等症状，也要及时告诉医生，以便及早发现异常，并给予处理。

好好地享受宝宝诞生的喜悦，抱他、爱他、抚摩他。把宝宝抱到胸前鼓励他吸吮。宝宝吸吮你的乳头，加上当你看到、摸到宝宝时所迸发的母性情感会释放出催产素，这种激素会自然帮助子宫收缩，有利于胎盘排出及止血。

如何预防和处理过期妊娠

准妈妈在接近预产期时应到医院进行产前检查，如果超过预产期2周仍未出现宫缩，应到医院进行进一步检查，此时进行胎盘功能检查和胎宝宝状况的检查对于制订处理方案是很有必要的。如确诊为过期妊娠，且胎宝宝大、颅骨较硬、羊水较少，尤其是对于高龄初产妇或伴有妊娠期高血压疾病者，医生可能会建议采取引产（静脉点滴催产素引产，经阴道分娩）或剖宫产等措施。

配合医生生宝宝

生孩子固然需要医生或接生员的帮助和指导，更需要产妇的正确配合。如果产妇在分娩时不合作，就容易发生意外。

(1) 第一产程的配合　临产后进入第一阶段，产妇一定要保持安静，养精蓄力，不要乱喊乱叫或乱用劲而消耗体力（这时宫口尚未开全，过度用劲是徒劳的），以免到后来需要用劲时反而没劲了。为了减轻痛楚，产妇应集中注意力做深、慢、均匀的深呼吸，即每次宫缩时，深吸气渐渐鼓起腹部，呼气时缓慢下降。深呼吸运动可以增加氧气的吸入，提高产妇血液内氧的含量，有利于补充胎儿在子宫内需要的氧气和消除子宫肌肉的疲劳，并且可以使产妇转移注意力，保持镇静，使宫缩协调地进行。

如果在宫缩时，产妇再轻轻地按摩自己的小腹部，或者紧紧地用拳头压迫腰部肌肉和深呼吸运动配合，更可以减轻子宫收缩对大脑的刺激，从而减轻腹部酸胀的感觉。

在这一阶段，产妇还应尽量补充营养和水分，并利用一切机会休息。

(2) **第二产程的配合**　产程进入第二阶段，这时宫缩痛已减轻，主要有下坠感，想使用腹压。这时期是保障母子安全的关键时刻，产妇必须和接生人员密切配合，防止发生不良后果。此时产妇应平卧在产床上，两腿屈膝分开，两手分别握住床边把手或带子。要注意掌握每次宫缩，有劲要用在宫缩上。当宫缩时，先深吸一口气，憋住；接着随宫缩如解大便样向下用力屏气；当宫缩间隙时不要用力，全身肌肉放松，安静休息。如用力不当，徒然消耗体力，反而造成宫缩乏力，影响产程进展。

当胎头即将娩出阴道口时，必须听从助产人员的指导，宫缩时不要再使猛劲，而要张开嘴"哈气"，这样可使会阴肌肉充分扩张，然后再让胎头缓慢娩出，防止胎头娩出过快，撕裂会阴。

(3) **第三产程的配合**　胎儿娩出后，进入第三产程。此时产妇已非常疲劳，产妇可以抓紧时间休息一下，约过5～15分钟，产妇又感到有宫缩，子宫底上升，阴道有少量血液流出，此时只须稍用腹压，就可协助胎盘很快娩出；若超过30分钟胎盘不下，应听从医生指导，在医生帮助下娩出胎盘。

生产结束后，便进入到坐月子的阶段，坐月子是女性一生之中非常重要的事情，它等同于女人的"第二次发育"，女人会在这个月真正的散发出女人味和妈妈的味道，真正地破茧蜕变。但是蜕变时，新妈妈很容易遭受到外界伤害，所以，如何坐好月子是新妈妈未来幸福与否的关键。

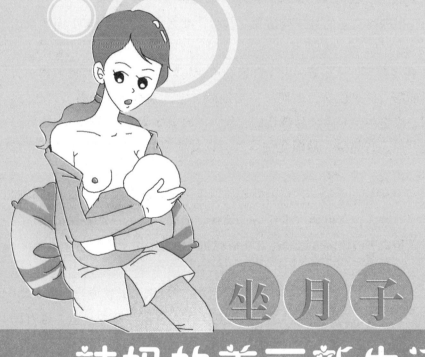

坐月子

辣妈的美丽新生活

产后科学护理

坐月子有哪些原则

如果你对即将到来的月子生活知之甚少，那么，请了解一下下面的生活总则吧。

(1) 保证营养，休息好 由于分娩会给新妈妈的身心造成极度劳累，所以分娩后的第一件事就是让新妈妈美美地睡一觉，家属不要轻易去打扰她。睡足之后，应吃些营养高且易消化的食物，同时要多喝水。月子里和哺乳期都应吃高营养、高热量、易消化的食物，以促使身体迅速恢复及保证乳量充足。

(2) 保持愉快的心情 产后的新妈妈，由于生理上的变化，精神比较脆弱，加之压力增大，有可能产生产后抑郁症。因此，家里一定要保持欢乐的气氛，尤其是丈夫应该多体谅妻子，在精神和生活上都给予关怀。

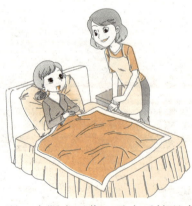

(3) 尽早下床活动 一般情况下，正常分娩的新妈妈在产后第二天就应当下床走动，这不仅有利于体力恢复、增加食欲，也有助于子宫收缩，促进恶露的排出及子宫复原。但注意不要受凉，避免冷风直吹。

月子期的休息与活动要适当，新妈妈在分娩后最初几天之内应保持充分的休息和睡眠。什么时间开始下床活动，要根据分娩情况、会阴有无伤口及产后情况来定。

但是新妈妈的活动要注意安全并且要量力而行：新妈妈1个月内不要参

加体力运动,避免蹲位,不可过早做增加腹压、提重物或长久站立的动作,以免子宫脱垂。在月子期的运动应根据不同情况而定。自然分娩的新妈妈应于产后6~12小时内在别人协助下起床进行稍微的活动,如扶床行走、如厕等;产后第二天可在室内走动,也可开始做产后保健操。有会阴切口或剖宫产的新妈妈,可推迟至产后第三天起下床活动,待拆线后伤口无感染,可做产后保健操。产后2周后可做仰卧起坐、膝胸卧位等动作,每日2~3次,每次10~15分钟。运动应轻柔和缓,运动量应由小逐渐加大。

适度轻微活动有助于产后恢复,健康的新妈妈,在产后6~8个小时即可坐起来用餐,24小时可下床活动,有感染或难产的新妈妈,可推迟2~3天后再下床活动。

(4)讲究个人卫生 月子里新妈妈的会阴部分泌物较多,每天应用温开水清洗外阴部,勤换会阴垫并保持会阴部清洁和干燥。产后由于出汗多,要经常洗头、洗脚、勤换内衣裤,保持皮肤的清洁。洗澡以淋浴为宜,以免脏水流入阴道内发生感染。新妈妈坐月子期间,吃的东西较多,吃的次数也较频,如不注意漱口刷牙,容易使口腔内细菌繁殖,发生口腔疾病。新妈妈每天应刷牙1~2次,每次吃过东西后,应当用温开水漱口。

新妈妈易流汗,要常用水与酒混合在一起擦拭身体(以代替沐浴)保持干爽舒适,但最好不要用水洗。

脸部的清洁及保养:用温开水洗脸及刷牙但不须用酒或盐。为预防头风或头痛绝不能用冷水。另外,可用适合自己的护肤品。

局部的消毒:可以在茶水(将茶叶滤掉的茶水)中放入适量的盐与酒精(药用酒精)混合使用,再用这样的水来清洗阴部及肛门,有收敛的作用。

(5)尽早哺乳 无论正常产后或剖宫产术后,都要保证新宝宝能尽早开始吸吮乳汁,对母婴健康都有益。母乳是新宝宝出生后0~6个月中最好的食物,尽早开奶对宝宝和新妈妈都有好处。

首先,在产后24小时内让新宝宝早吸吮、勤吸吮,绝大多数新妈妈是会下奶的,这样就减少了人工喂养的麻烦;其次,有利于增强母婴感情,更早地使新妈妈享受到做母亲的心理满足感;再次,吸吮刺激、反射引起脑垂体释放催乳素及催产素,不仅能促进新妈妈泌乳,还会促进新妈妈子宫收缩,从而促进子宫恢复,可减少产后出血,预防贫血,有利产后康复。

另外，分娩后乳房充血膨胀明显，尽早哺乳有利于刺激乳汁的分泌，使以后的母乳喂养有个良好的开端，还能促进子宫收缩、复原。哺乳前后，新妈妈要注意保持双手的清洁以及乳头、乳房的清洁卫生，防止发生乳腺感染和新生儿肠道感染。

(6) 按时做产后检查 产后42天左右，月子期将结束，新妈妈应到医院做一次产后检查，以了解身体的恢复状况。万一有异常情况，可以及时得到医生的指导和治疗。

(7) 禁止过性生活 新妈妈的生殖器官经过妊娠和分娩的过程，必须经过一段时间才能恢复正常，新妈妈身体的全面恢复需要56天。正常分娩56天后，才能开始性生活，而且最好是月经恢复后再开始性生活。

产后基本护理

（1）正常分娩后约6小时即可下床用餐和排尿。若顺利约3天左右即可出院。

（2）产后应以卫生棉遮护会阴以吸收恶露。并随时更换，且排便后应用温开水或消毒水由前往后冲洗。

（3）满月前宜采用淋浴，切勿使用盆浴，以防细菌进入子宫引起发炎。

（4）洗发后迅速吹干即可。

（5）产后常口渴，可多饮开水、牛奶及热的易消化食物。

（6）恶露干净、子宫完全恢复才可开始性生活。通常在产后7周后，否则易感染或出血。

（7）产后6周即需做产后检查，可以按一般就医程序办理，以检查生殖器官是否已完全恢复。

（8）产后进行适宜运动可增强腹肌收缩、促进子宫收缩，快速恢复身材。

产后如何护理伤口

无论是采用自然生产或剖宫产，对产妇而言都称得上是一场搏命演出，有的新妈妈合并大量出血、产褥热等并发症。一般建议产后至少需要4~6周的休养生息，有良好的产后保健措施，产妇才能够尽快恢复健全的身心状态，对于日后哺育婴儿、照顾家庭或发展事业都是不可或缺的基础。

那么，产后妈妈应该如何护理伤口呢？顺产妈妈和剖宫产妈妈的护理方法有哪些不同呢？下面就来详细说一说。

顺产妈妈护理要点：

❶每天要用温开水清洗外阴2次。为防止伤口污染，每次便后用新洁尔灭消毒棉擦拭冲洗外阴，大便后切忌由后向前擦，应该由前向后，避免污染伤口。

❷产后的最初几天，恶露量较多，应勤换卫生护垫，以保持伤口的清洁干燥。

❸伤口痊愈情况不佳时要坚持坐盆，每天1~2次，持续2~3周，坐盆药水的配制应根据医生的处方和医嘱。

❹睡觉的体位对伤口也有影响，若伤口在左侧，则向右侧睡，反之则向左侧睡。

❺发生便秘时，不可屏气用力扩张会阴部，可用开塞露或液体石蜡润滑，尤其是拆线后头2~3天，避免做下蹲、用力的动作。

❻避免摔倒或大腿过度外展而使伤口裂开。

剖宫产妈妈护理要点：

❶拆线前后应避免剧烈活动，避免身体过度伸展或侧曲。

❷休息时，最好采取侧卧微屈体位休息，以减少腹壁张力。

❸产后立即用弹力绷带或网套等敷料加压包扎，可有效预防疤痕的产生。

❹如果感到伤口发痒，千万不可用手抓挠或者用衣服摩擦或用水烫洗。正确的处理方法是涂抹一些外用药，如肤轻松、去炎松、地塞米松等用于止痒。

❺避免过早地揭刀口处的结痂，避免阳光照射，防止紫外线刺激形成色素沉着。

产后如何护理腹部

每一个准妈妈在怀孕期间，为了满足宝宝成长发育的需要，每天都要吃很多的营养食物，使过多的脂肪囤积在腹部，造成营养过剩，而产后又缺少运动，就会造成腹部肥胖。那么，产后该如何正确护理腹部呢？

（1）**肥胖**　一般女性生产完后体重会减少10~12千克，这是正常的状态；但有很多女性怀孕期没做好饮食控制，生完后体重却增加了15~20千克，这样就很难瘦下来。

（2）**皮肤松弛** 怀孕期子宫随着胎儿的发育而快速长大，导致腹部肌群和皮肤过度扩张，真皮层被拉伤或断裂，使得腹部松弛。

（3）**妊娠纹** 对于孕妇来说，妊娠纹是怀孕过程中最大的梦魇。虽然妊娠纹或生长纹发生的机制仍不十分明确，一些可能的推测包括了与内分泌的失调、皮肤过速的扩张，以及肥大细胞的去颗粒化有关。较被接受的一种说法是，由于皮肤张力不及体积的张力，皮肤被撑开撕裂后，真皮胶原纤维再生而产生了萎缩性的疤痕。即皮肤表面形成红色或青色线以及波状妊娠纹。

（4）**肤色暗沉** 因为体内女性荷尔蒙的改变，会使色素变黑。妊娠纹形成的部位，以腹部为最多，因为腹围在妊娠期间，膨胀的比率最大，其他较常见的地方，包括乳房周围、大腿内侧及臀部，也有些产妇会在臀部、大腿、膝盖后方出现妊娠纹。

妊娠纹的范围有大有小，大致上是以肚脐为中心，形成多环形分布；小则只有腹部外侧或大腿几条而已，大则整个腹部及下胸部皆有。通常这样的血红色肚纹，会在产后2个月开始变淡，但仍旧残留着透明裂痕。很不幸的是，它们是不会完全消退的，只会变得更细，没那么明显而已。

与其等到妊娠纹出现了，再伤脑筋、懊恼不已，不如在怀孕之初尚未出现妊娠纹前，就采取预防方法，首先是有四项禁令须注意。

（1）**禁甜品及碳水化合物** 美丽的肌肤在于均衡营养素的摄取，太甜的食品、碳水化合物及油炸的食物不仅含有过高热量，对肌肤也是一种伤害。

（2）**禁肌肤过分干燥** 从怀孕初期就选用适合体质的乳液，目的是湿润、油滑肌肤，增加肌肤的柔软度和弹性，使得整体皮肤组织在脂肪堆积扩张时，能够更加适应。使用乳液的另一项好处，是可以减轻妊娠纹处皮肤变薄时产生的瘙痒感。

（3）**禁体重增加超过8千克** 体重无节制地增加，除了会增加妈妈罹患妊娠毒血症、妊娠糖尿病、产程进展不顺，甚至难产等危险之外，过多脂肪的囤积，会在短时间内绷出妊娠纹来。

（4）**禁不运动** 妈妈应该空出时间对自己"搓揉"一下，特别是针对容易堆积脂肪的部位，例如下腹部，甚至整个腹部、臀部下侧、腰臀之际、大腿内外侧、乳房和腋下等部位，都应该温柔地搓揉、轻推、轻捏一番，以增加皮肤和肌肉的弹性及血流的顺畅。

新妈妈多久可以开始锻炼

为了健康地养胎育儿，许多妈妈十分讲究和顾忌。然而，有一些传统的习俗却是已经过时，不适合再因循守旧。比如说，分娩后产妇应多多卧床休养。其实，现代医学表明，产后长时间地卧床容易导致许多产后疾病，例如造成新妈咪新陈代谢缓慢、肠胃功能衰退以至于引起痔疮等等。相反，适当的运动对于身体恢复是大有好处的哦。

相信很多女性在分娩过后，看着镜子里松松垮垮的肚皮、大腿上的肥肉，都有过心酸悲伤的时候。很多爱美的妈妈就想马上做运动，甩掉多余的脂肪。不过请注意，产后开始运动的时间，是因分娩方式而异的。自然分娩的妈妈在产后2~3天就可以下床走动，3~5天后就可做一些收缩骨盆的运动。产后14天左右，就可以做柔软体操或伸展运动。这里要特别注意，若顺产但有产后大出血的情况，妈妈需要视身体的情况而定。而剖宫产的妈妈则视伤口愈合情况而定，一般来说，月子过后可开始做伸展运动，而产后6~8周才适合做锻炼腹肌的运动。

适合产妇的锻炼方式

一般产后半年内，产妇身体尚在康复阶段，温和有氧的运动比较适宜。产后6个月后，妈妈们就可以选择较为剧烈的运动啦。妈妈们切记，怀孕是10个月的过程，减肥肯定也无法一夕而就，要慢慢让身体适应和恢复，才能避免反弹。这里重点介绍康复阶段的运动。

（1）散步 对于产后虚弱的妈妈来说，散步强度小，实现起来容易，是最简单、最有效的锻炼方式。不过要注意，散步也需要循序渐进，要有计划。刚开始散步时最好一次散步5~10分钟，然后慢慢增加到每次散步30分钟左右。最好每次增加的时间不要超过5分钟，一次一次地增加。最好以你习惯的频率不断地增加散步的长度。

（2）深呼吸 对于刚刚生产的妈妈来讲，深呼吸，有助于促进阴道恢复和预防子宫脱垂。妈妈可以仰卧或侧卧在床上，慢慢吸气，有意识地紧缩会阴周围及肛门口的肌肉，闭气保持1~3秒再慢慢放松呼吸，重复5次。

(3) **产后瑜伽** 瑜伽是一种有益身心的运动，产后妈妈学习产后瑜伽操，不仅有助于身体的康复，也能让体形变得修长漂亮。产后瑜伽有针对不同部位的运动，对产妈妈来讲实在是一大福音。不过，本来没练习过瑜伽的妈咪们要注意，产后瑜伽并不等同于瑜伽，要在自己合适完成的情况下做，最好可以咨询瑜伽老师或者有经验的人。

总之，分娩后的身体是不适合做任何剧烈运动的。过大的动作都可能导致手术创面或外阴切口再次遭受损伤。加上产后是一个特殊的时期，任何锻炼前都必须进行适当的热身运动，循序渐进，让身体慢慢适应。

用母乳喂养的妈妈还应在运动前给孩子喂奶。因为运动之后，身体会产生大量的乳酸，影响乳汁的质量。如果锻炼之后给孩子喂奶，最好要过3~4小时。

做好产后打算

如果打算产后4个月就回去上班，那么良好的安排时间的能力以及对那些持有怀疑和批评态度的人的漠视，是职场妈妈取得成功的最好的办法。如果是全职工作，最好经常与其他处于相同状况的朋友们联系，多听听彼此的意见和看法，甚至是对相同境况的抱怨都会成为你最大的精神支撑。另外，还有以下几点在上班前需要考虑清楚：

(1) **如何坚持母乳喂养** 妈妈上班后，宝宝的一日三餐该怎么办？是否有时间回家给宝宝喂奶？也许买一个吸奶器和冷藏箱会帮你解决问题：白天可以在公司把母乳吸出来放在奶瓶里，冷冻起来，到宝宝需要的时候，只要用温水解冻、加温就可以吃了。

(2) **换一个时间有保障的岗位** 假如需要经常出差或者随叫随到，是不是可以先换个工作做一两年呢？假如做销售，可否在公司内部调整一个上班时间相对固定的岗位？

(3) **确保有牢固的后备支援力量** 上班的时候，谁来帮你带宝宝？宝宝生病的时候能请假吗？每次接种疫苗或者去医院做常规检查的时候有时间吗？父母双方确实没有义务承担这份责任，但是双方都有工作的年轻夫妻是经常需要帮助的。

(4) **工作与家庭孰轻孰重** 一边是繁忙的工作，一边是与宝宝多相处的渴望，很多人都是分身乏术。想一想什么才是最重要的，在做出决定之前多做考虑，不管是你还是宝宝，能够常常保持快乐的心情才是最重要的。

(5) **提前算好经济账** 钱是很多矛盾产生的根源，所以趁着宝宝还没出生，最好在财政上取得一致意见。当一方紧衣缩食，却发现另一方竟然为了给宝宝买一件漂亮的外套而花掉了整整一周的家庭开销的时候，他绝对会发狂的。

(6) **购买手机** 无论是婆婆还是小阿姨帮你照顾宝宝，你都要保证她们随时随地都能找到你。你也可以随时随地了解宝宝的情况。

(7) **保持与外界的联系** 假如你打算先做一两年的全职妈妈，也一定要时常与公司同事保持联系，有时一个意想不到的职位空缺很可能会令你重新做出选择。

如何选择月嫂

一般来说，专业月嫂应掌握和熟悉科学卫生育儿的基本技能，比如婴儿游泳、按摩、喂养、护理等方法。选择一个好月嫂，既可以减轻妈妈的负担，又可以成为育儿的导师。

那么，该如何选择月嫂呢？选月嫂一定要注意以下几个方面。

(1) **查看相关证件** 请月嫂时一定要看两证，一是上岗资格证，二是体检证，并注意体检证是否过期。

(2) **签订正式合同** 建议请月嫂时，要先预定月嫂，再签订合同。签服务合同时，多看看合同条款，没有问题再去签。而且，对于月嫂工作的具体要求和自己家里的特殊情况要特别提示出来，把需要她注意的地方事先说清楚。

(3) **对月嫂进行考核** 在提供服务的过程中，要配合月嫂公司对月嫂的服务进行考核，并认真填写每天的月嫂服务评价表，对服务不太满意的月嫂，可以向公司提出更换要求。

(4) **及时与月嫂沟通** 产妇应直接告诉月嫂你的喜好或向月嫂提出你的建议，不要碍于面子，不好意思说。月嫂对产妇有什么意见也应该直接提出来，如果一直闷在心里，长此以往，可能会造成工作的消极甚至失误。

特别需要提醒的是，有的产妇会直接与月嫂私下达成协议。这样产妇不但失去了信誉，如果在服务过程中出现事故，产妇将无处申诉。同时，如果月嫂出了事故，那也是得不到保障的。

克服产后抑郁

注意休息，保证睡眠：在宝宝睡觉的时候，妈妈尽量休息或小睡一会儿。有时候，即便半个小时的睡眠也能给你带来好心情！

接受别人的帮助，或主动寻求他人帮助：一方面，新妈妈的家人不要只沉浸在增添宝宝的快乐中而忽略了新妈妈的心理变化。要多陪新妈妈说说话，及时告诉她育儿的经验，避免手足无措，紧张慌张。另一方面，新妈妈自己要学会寻求丈夫、家人和朋友的帮助。要知道，在这个时候，大家都愿意帮助你，只要你说出来！

(1) **自我心理调适** 不要给自己提过高的要求，降低对自己的期望值。对丈夫、对宝宝的期望值也要接近实际，甚至对生活的看法也要变得更加实际，坦然接受这一切有益于帮助产妇摆脱消极情绪。

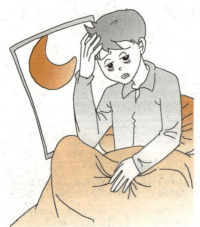

(2) **注意与人的沟通** 把自己的感觉和感受向丈夫、家人以及朋友倾诉。与其他新妈妈聊天，谈各自的感受。难过的时候找好友或亲人交流，尽诉心曲，大哭一场也无妨，尽情宣泄郁闷情绪。

(3) **学会放松** 有时间的话，读书、洗澡、看影碟、看杂志、听音乐，或找点其他你感兴趣的事情做，在自己的爱好中忘记烦恼，避免心理、情绪透支。

(4) **健康生活** 坚持锻炼身体（如果医生允许的话），坚持健康的、有规律的饮食。饮食不要太油腻，多吃新鲜的蔬菜、水果，多喝温开水，自内而外地调整身心状态。

(5) **换位思考** 因为新添了小宝宝，新爸爸会感到压力很大，他们会更勤奋地工作，新妈妈要理解丈夫的辛苦和对家庭的奉献，不要认为只有自己"劳苦功高"。而丈夫也应该理解妻子产后身体的变化与照顾宝宝的辛苦，主动分担家务,不能全丢给妻子。夫妻之间要相互理解和交流,不要把彼此的不满放在心里。

(6) **转移注意力** 如果产后的确面临严重的不愉快的事,甚至难以解决,不要让精力总是集中在不良事件上。越想不愉快的事心情就会越不好,心情越不好越容易钻牛角尖,心情就会越发低落,陷入情感恶性循环的怪圈中。所以要适当转移自己的注意力,将注意力转移到一些愉快的事情上,关注自己的喜好,不仅思维上转移,还可以身体力行地参与一些能令人愉快的活动。

(7) **自我鼓励** 自我欣赏,多看自己的优点,多看事物的好处,多想事情可能成功的一面。

如果症状严重,一定要寻求心理医生的帮助。

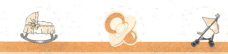

产后饮食指南

不要产后立即进补

产妇刚生完孩子,身体还很虚弱,不能一味地进补,要分阶段、分个情况,一边调理一边进补。月子餐要针对产妇的不同阶段来满足产妇的不同需求,分为4个阶段。

(1) 第一阶段(1~2周):排净恶露、愈合伤口(排净各种代谢废物及瘀血等,使分娩过程中造成的撕裂损伤愈合)。

(2) 第二阶段(3~4周):修复组织、调理脏器(修复怀孕期间承受巨大压力的各个组织器官)。

(3) 第三阶段(5~6周):增强体质、滋补元气(调整人体内环境、增强体质,使机体尽量恢复到健康状态)。

(4) 第四阶段（7~8周）：健体修身、美容养颜（进一步调整产后的健康状况，净化机体，增强免疫力）。

另外，还要根据个体差异、南北口味等，做到平衡膳食、合理营养。

促进乳汁分泌的方法

（1）分娩后尽早喂哺母乳。

（2）除喂母乳外，避免以牛奶补充。

（3）依婴儿的需要采用弹性时间喂哺母乳。

（4）当宝宝不在身边时，可用手或挤奶器将乳汁挤出。并将乳汁冰存起来留给宝宝吃。

（5）正确的吸吮方式及喂奶姿势。

（6）喂奶前按摩乳房。

（7）每天保持充足的睡眠及愉快的心情。

（8）多喝牛奶、汤水或吃一些能促进乳汁分泌的食物，例如猪蹄。

奶胀的预防与处理

（1）新生儿出生后即让其吸吮母乳，并经常喂奶，不另添加牛奶。不让新生儿口含奶嘴。

（2）按摩乳房，挤出一些奶水，使乳房柔软后再让婴儿吸吮。

（3）避免让婴儿采用同一个姿势吸奶。

（4）母亲穿戴合适的胸罩支托。

产妇可以喝红糖水吗

我国大部分地区有坐月子吃鸡蛋、喝红糖水的习惯，这是具有一定科学道理的。红糖是从甘蔗、甜菜中提取的粗制品，营养成分得到了较多保留，其中铁、锌、磷的含量较高，还含有多种维生素，如胡萝卜素、核黄素、烟酸等。此外，红糖中含有丰富的葡萄糖，有利于防止尿路感染。由此可见，产后喝些红糖水是正确的。

不过，需要提醒大家一点的是，红糖水并非喝得越多营养补充就越多，身体就恢复得越快。产妇在喝红糖水时，要注意以下几点。

（1）**选对喝红糖水的时机**　一般在产后10~14天之内食用为佳，有利于血性恶露和浆性恶露的排出，在恶露转为白色恶露时就不再适合食用，否则会延长血性恶露排出的时间。

（2）**煮沸后再饮用**　红糖是粗加工品，杂质多，细菌多，所以在食用时应先煮沸、沉淀，去杂质后再饮用。

（3）**红糖水并非人人适宜**　有些孕妈妈产前经常吐酸水，这种情况下就不宜喝红糖水。因为红糖水会增加胃酸的分泌，进一步造成不适。此外，胃炎、胃溃疡病史的产妇也不宜饮用。

为什么月子期要尽量少吃盐

产后由于皮质激素分泌的增加，新妈妈体内会有水分和钠盐滞留，造成身体水肿，此时如果摄入的盐量过多，会加重肾脏的排泄负担，那些来不及排泄的水分和钠盐就会潴留在体内，从而加重水肿现象，还会增加患心血管疾病的危险。所以新妈妈在月子期一定要尽量少吃盐，以保证身体健康。但少吃盐并不代表完全不吃盐。因为产后新妈妈容易出汗，还要分泌乳汁，这样都会消耗体内大量的水分和盐

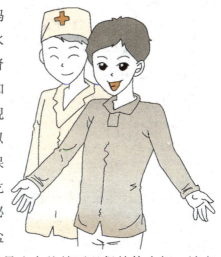

分，使身体出现缺水、缺盐现象，此时适量吃点盐就可以保持体内钾、钠离子的平衡，从而改善身体的脱水现象。此外，新妈妈产后往往食欲不振，此时如果食物味道过淡，会大大降低新妈妈的进食欲望，很容易导致营养不良和厌食等。所以月子期盐可以吃，但用量要比平时再少一些。还可以用钾盐来代替钠盐，因为钾盐的咸度比钠盐要重一些，这样既可以保持食物的口感，又不会使新妈妈摄入过多的盐分。

适合产妇的月子餐

坐月子可以吃什么,这是很多产妇非常关心的问题。例如红糖、鸡蛋加小米是最传统的月子食谱,但这并不意味着每天都吃这几样食物就能满足新妈妈的营养需求。产妇在做月子期间需要广泛摄取、合理搭配,尤其注意铁和钙的吸收。下面就介绍一下坐月子可以吃什么及月子期食谱。

产后第一周:开胃为主,忌油腻 不论是哪种分娩方式,新手妈咪在刚刚升级的最初几日里会感觉身体虚弱、胃口比较差。如果这时强行填下重油重腻的"补食",只会让胃口更差。在产后的第一周里,可以吃些清淡的荤食,如肉片、肉末、瘦牛肉、鸡肉、鱼等,配上时鲜蔬菜一起炒,口味清爽,营养均衡。橙子、柚子、猕猴桃等水果也有开胃的作用。

推荐菜式: 芦笋牛柳、菠萝鸡片、青椒肉片、茄汁肉末,少吃白米,改吃糙米、胚芽米、全麦面包。

特别提醒: 太油腻的食物会令人反胃,妈妈摄入油脂过多可能会让乳汁也变油,使宝宝发生腹泻。

产后第二周:补血补维生素 进入月子的第二周,妈妈的伤口基本上愈合了,可以尽量多食补血食物,调理气血;多吃苹果、梨、香蕉减轻便秘又富含铁质;动物内脏富含多种维生素。

推荐菜式: 麻油炒猪心、大枣猪脚花生汤、鱼香猪肝,加入少许枸杞、山药、茯苓。

特别提醒: 药膳请在专业人士的指导下进行滋补。

分娩半月后:催奶 妈妈的产奶节律开始日益与宝宝的需求合拍,反而觉得奶不胀了,这时可以开始吃催奶食物了。催奶不应该只考虑量,质也非常重要,汤里的营养仅仅是汤料的20%左右,所以科学的观点是汤汁要吃,料更不能舍弃。

推荐菜式: 鲫鱼汤、昂刺鱼汤、猪手汤、排骨汤,加入通草、黄芪等中药,效果更佳。

特别提醒: 营养其实在汤料里,所以煲汤时间不要太长,不然会让汤料变得粗糙难咽。

月子食谱推荐

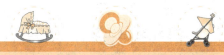

豆腐皮蛋汤

材料 鹌鹑蛋70克,豆腐皮50克,火腿肉25克,水发冬菇20克,熟猪油、精盐、葱、姜各适量。

做法 ❶将豆腐皮撕碎,洒上少许温水润湿;把鹌鹑蛋磕入碗内,放精盐,搅拌均匀;将火腿肉切成末;冬菇切成丝。

❷把锅置火上,放入熟猪油烧热,下葱花和姜末炝锅,倒入蛋液翻炒至凝结时加水煮沸,放入冬菇丝、精盐等,再煮约15分钟,放入豆腐皮,撒上火腿末即成。

功效 此汤含有蛋白质、钙、磷、铁、锌和维生素A、维生素B_1、维生素B_2、维生素D、维生素E等多种营养素,是产妇的滋补汤菜。

鸡血藤鸡蛋

材料 鸡血藤30克,鸡蛋2个,红糖适量。

做法 ❶鸡蛋洗净,放入锅中,加适量清水、鸡血藤煮至蛋熟,捞出。

❷鸡蛋熟后去壳,放回锅中,再煮至汤浓时,加入红糖溶化即可。

功效 鸡血藤味苦微甘,性温,有补血活血、舒筋通络的作用;鸡蛋能滋阴润燥、养血安神;红糖温中补虚,缓急止痛,活血化瘀。此菜具有活血补血、舒筋活络的作用,可用于防治产后瘀血、血虚所致肢体疼痛。

栗子冬菇焖鸽

材料 鲜乳鸽1只,栗子150克,花菇5~6朵,姜1片,干葱1段,磨豉酱1茶匙,姜汁、酒、精盐、生抽、糖、麻油、胡椒粉各少许。

做法 ❶鲜乳鸽剖洗净,抹干,用调味料搽匀鸽身内外,腌约15分钟,待用;栗子去壳去皮后,洗净,用滚水煮至七成熟,捞出,沥干水分待用。

❷烧热3汤匙油，把鸽略煎，跟着爆香干葱、姜片及磨豉酱，溅酒，注入调味料，煮滚，加入花菇及栗子，文火焖约20分钟至材料熟，而汁料收干至浓，上碟，即可趁热服食。

功效 营养丰富，具有补气补血的功效。

木瓜炖鱼头

材料 姜丝，鱼头，青木瓜，红枣，枸杞，龙眼干，各适量。

做法 ❶下油，爆姜丝，然后让鱼头过下油，这样可以去掉鱼的腥味。

❷把过了油的鱼头放进砂锅里面，再加上之前准备好的木瓜、红枣、龙眼干、枸杞。

❸猛火煮沸，这时，记得再加点料酒，能使鱼的味道挥发出来。盖上锅盖，转为慢火，炖上1个小时。

功效 鱼头性温，味甘，有补益脾气、暖胃增乳之效；木瓜性寒，味甘，有健脾醒胃、清暑消渴、疏肝化气、润燥催乳等功效。合而为汤，可收补益脾气、暖胃催乳之效。

归芪鲫鱼汤

材料 鲫鱼1尾（半斤），当归10克，黄芪15克。

做法 将鲫鱼洗净，去内脏和鱼鳞，与当归、黄芪同煮至熟即可。饮汤食鱼，每日服1剂。

功效 鲫鱼汤味美，营养丰富，可补阴血，通血脉，消积滞，通络下乳。加当归、黄芪益气养血。可用于产后气血不足，食欲不振，乳汁量少。

乌鱼通草汤

材料 乌鱼1条，通草3克，葱、精盐、黄酒各适量。

做法 将乌鱼去鳞及内脏后，洗净，与通草加葱、盐、黄酒、水适量共炖熟即可。吃鱼喝汤，每日1次。

功效 通草为旌节花科植物通条及其同属的数种植物的茎髓，一般为白色细条状物，味甘、淡，性寒，有清热利湿、通经下乳的功效，中医用于治疗小便不利、乳汁不通等病症。

产后疾病预防

产褥热

产褥热是由于产后致病菌侵入生殖器官而引起的疾病，医学上叫产褥感染，是产妇在产褥期易患的比较严重的疾病。引起产褥感染的主要病原菌为葡萄球菌、链球菌、大肠杆菌、肺炎双球菌等。

分娩后，子宫腔内胎盘附着部位会遗留下一个创面，子宫颈、阴道和外阴部也会有不同程度的损伤，这些创伤都给致病细菌提供了侵入的机会。此外，妊娠期贫血、营养不良者，分娩时产程过长和产后出血过多者，身体抵抗力都会下降，给致病菌的生长繁殖创造了良好的机会。产妇有胎盘早破、产前出血、妊娠中毒症或胎盘胎膜残留也都有利于细菌侵入繁殖。

致病细菌的来源可能有以下几方面：接生人员的双手或接生器械消毒不严；妊娠末期阴道有炎症；产程过长，肛门或阴道检查次数过多；产妇的衣服被褥不清洁，或用未消毒的纸或布做会阴垫。

如果产后 2～3 天开始，新妈妈突然出现畏寒现象，38～39℃的体温持续 2 天以上时，就有可能是得了产褥热。症状轻微的，过了 2 天就会自然痊愈，症状严重的高热可持续 1 个星期至 10 天。高热的同时会伴随伤口部位化脓，恶露有臭味，下腹剧烈疼痛。

如果高热持续，一定要马上就医，医生会选用适宜的抗生素（如青霉素、头孢霉素、庆大霉素、红霉素、灭滴灵等）、解热药进行治疗。患产褥感染的新妈妈要充分休息，有条件的最好暂停哺乳。

产褥热感染严重影响新妈妈健康，甚至危及生命，最好从以下几个方面做好预防工作：

妊娠期应做好产前检查，及时纠正贫血，积极治疗生殖系统的感染性疾病，如阴道炎等，同时预防传染病。

分娩之后新妈妈一定要多休息。如果感觉身体不适，尽量把宝宝交给家人照顾，新妈妈应专心休息，这样才能加速体力恢复。

对于已经发生产褥热或是排尿不畅的新妈妈而言，水分的补充是非常重要的。新妈妈最好每天补充摄入2000毫升左右的水。

注意恶露的性状和变化，勤换卫生巾，上厕所后应以温水冲洗会阴部，进而减少感染概率，以减少产褥感染发生。

伤口应该随时保持干燥清洁，以减少伤口发炎的可能。

产后营养很重要，但要讲究摄取适度，这样才有助于新妈妈的体力恢复及增加抵抗力，进而减少发炎情况，降低产褥热的发生概率。

只要是对症下药，产褥热很快就能得以解决，但是一定要遵照医师指示按时用药。用药时间要足够，不要任意停药，或是自行服用退热药，否则很容易引起其他并发症。产后10天内还需要定期测量体温，随时留意身体状况。

临产前2个月内勿行盆浴，避免性交。新妈妈产后6周内不宜有性生活，通常建议等产后复诊后，由医师诊断身体已复原，然后再恢复性生活，并注意避孕。

乳腺炎

在母乳喂养宝宝的过程中，会遇到各种意想不到的困难，比如乳腺炎，就是一种很容易缠上新妈妈的产后疾病。

乳腺炎是指乳腺的急性化脓性感染，是产褥期的常见病，是引起产后发热的原因之一，最常见于哺乳妇女，尤其是初产妇。哺乳期的任何时间均可发生，而哺乳开始的一段时间（产后2~6周）最为常见。

哺乳期乳腺炎的常见症状以高热、寒战等为主，如果不及时进行治疗，就会出现脓肿。在患病初期，乳房会肿胀、疼痛，可以摸到肿块，按压会觉得很疼，乳房表面红肿发热。如果继续发展下去，症状更为严重，乳房有搏动性疼痛，严重者还会高热，打寒战，肿块最后会化脓。哺乳期乳腺炎是育龄女性需要面临的一个比较严重的问题，而且乳腺炎疾病一直以来发病率都很高，因此及时有效的治疗是很重要的。

是什么原因造成的乳腺炎呢？答案是——乳汁瘀积+乳头破裂。

（1）**乳汁瘀积** 乳汁瘀积有利于入侵细菌的生长繁殖。可能的原因有乳头过小或内陷，妨碍哺乳，婴儿吸乳时困难；乳汁过多，没有及时将乳房内多余乳汁排空；乳管不通，乳管本身有炎症等。

（2）**乳头破裂** 乳头破损使细菌沿淋巴管入侵是感染的主要途径。另外，婴儿经常含着乳头睡觉，也可使婴儿口腔内的炎症直接侵入蔓延至乳管，继而扩散至乳腺间质引起化脓性感染。其致病菌以金黄色葡萄球菌较为常见。

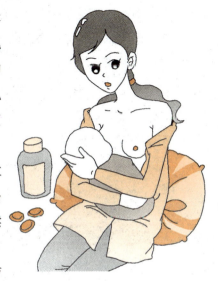

一旦发现自己患上了乳腺炎，不要太着急，这是一种新妈妈的常见病，很容易治愈。对于症状轻微的乳腺炎，可以继续哺乳，但喂奶前后应清洁乳头、婴儿的口腔及乳头周围，这样可起到疏通乳管、防止乳汁瘀积的作用。喂完宝宝以后，要用吸奶器把剩下的乳汁吸干净，再用冰凉的湿毛巾冷敷局部，可以起到缓解疼痛的作用。如果炎症加剧，乳房部位水肿，硬而发烫，皮肤呈紫蓝色，乳头水肿，且腋窝处有肿痛的硬结（副乳），这时应该用手来按摩挤奶，每天7～8次，尽量将乳汁排空，或者请专业医师来给你按摩疏通乳腺。这是治疗早期乳腺炎，防止炎症进一步发展的最有效的措施。

如果炎症持续出现并开始发高热，乳房疼痛加剧且乳头有脓水流出的时候，就要进行抗生素治疗了。严重时甚至要切开乳房挤出脓水，这是在麻醉后进行的，一般不会太痛，术后要坚持换药，配合理疗，促进局部血液循环，使伤口早日愈合。

其实，只要保持良好的喂哺习惯，乳腺炎是完全可以预防的。

（1）从孕中期开始，孕妈妈要每天用清水擦洗乳头、乳晕，使乳头、乳晕的韧性和对刺激的耐受性增强。

（2）有乳头凹陷或扁平乳头的孕妈妈要及早纠正。

（3）每次喂奶前都要清洗双手，并清洁宝宝的口腔。

（4）每次喂奶前后都要用温开水洗净乳头、乳晕，包括乳头上的硬痂，保持干燥清洁，防止皲裂。

（5）要用正确的哺乳姿势，让宝贝含住乳头及大部分乳晕。

（6）不要让宝宝养成含乳头睡觉的习惯，注意哺乳姿势。

（7）经常热敷乳房，保证乳腺畅通。

（8）每次哺乳应将乳汁吸空，如有瘀积，可通过吸乳器或按摩帮助乳汁排出。

（9）产妇要养成自我按摩乳房的习惯。

（10）保持良好的情绪。

（11）多喝水，使乳汁变稀，减少瘀滞，利于乳汁排出。

（12）一旦发现乳房有异常变化，应及时处理，以免病情恶化。

子宫收缩不全

分娩以后，原本膨胀的子宫要慢慢收缩复原，子宫内的血液不断被排出体外，即为恶露。子宫经由不断且强力的收缩，将血管的开口压住，这样就让血块形成而停止出血。子宫再进一步挤压，将血块不断排出，子宫体积就会慢慢缩小，约在产后4~6周会恢复到原来大小。

如果产后过了6周，子宫还是收缩得不好，比较大而柔软，迟迟不恢复到原来的形状，而褐色恶露却持续不断，即为子宫收缩不全。

我们主要可以通过观察恶露的颜色、量和气味来判断是否有子宫收缩不全的情况。一般情况下，在产后3周左右恶露就应该干净了，也有少数延长到产后6周才干净。根据恶露的性质和阶段性，一般可分为3种：其一是产后3~4天，量比较多，颜色鲜红，称为血性恶露（红色恶露），除含有大量血液、小血块及坏死的蜕膜组织外，有时里面还有胎膜的碎块、胎儿皮脂、胎毛及胎粪等；其二是产后的1周左右，恶露变为淡红色，所含的血液量较少，有较多量的宫颈黏液及阴道渗出液，还有坏死的蜕膜、白细胞及细菌，这种恶露称为浆液性恶露；其三是产后 10~14 天，恶露呈白色或淡黄色，血量更少，内含有大量白细胞、退化蜕膜、表皮细胞、细菌及黏液，这时的恶露称为白色恶露。如果子宫收缩不全，那么血性恶露会明显增多，且持续时间延长，可能长达 10 天左右（正常情况约为 3~4 天）；恶露混浊或有臭味，有时可能发生大量出血；血色恶露停止后，白带（也称白恶露）增多，产妇有时感到小腹坠胀或疼痛。

影响子宫复原能力的因素有很多，主要包括：

（1）子宫内有胎盘或胎膜残留。
（2）子宫蜕膜脱落不全。
（3）分娩中的阵痛微弱。
（4）产妇本身年龄较大、健康情况差、分娩次数多或多胎妊娠。
（5）合并子宫内膜炎或盆腔内炎症。
（6）合并子宫肌壁间肌瘤。
（7）排尿或排便不够顺畅，堆积在膀胱或直肠，使子宫不能下降至盆腔。
（8）子宫过度后屈，使恶露不容易排出。

如果子宫收缩不全，恶露长期不止，恶露带有血块，新妈妈很容易患上贫血。因此，应该积极主动地采取措施，帮助子宫尽快复原。新妈妈在产后应及时排尿，不要让膀胱经常处于膨胀状态。坐月子期间不要一直在床上躺着，产后 6~8 小时，产妇在疲劳消除后可以坐起来，第二天应下床活动，以利于身体生理机能和体力的恢复，帮助子宫复原和恶露排出。如果子宫已经向后倾屈，应做膝胸卧位来纠正。产后应尽快开始母乳喂养，因为婴儿的吮吸刺激，会反射性地引起子宫收缩，从而促进子宫复原。同时要注意卫生，以免引起生殖道炎症。除了上述方法之外，在产后初期按摩子宫底，让子宫肌肉受刺激收缩，也是很有效的一种方法。

迎接新生活吧

终于迎来了这个小小人，一切都不一样了。也许尿布脏了、也许肚子饿了，婴儿一旦不舒服，马上就啼哭起来。不管怎么说，生活规律打乱了，做妈妈的常常感到很疲劳。这时候要请丈夫帮忙，在等待身体复原过程中，渐渐地恢复正常的生活秩序。

婴儿也好，家里人也好，在一个房檐下生活，要达到相互适应，还需一段时间。做妈妈的精神不安是妈妈和宝宝共同的生活大敌，所以必须珍惜时间好好休养，尽量安排好时间，白天婴儿睡觉的时候自己也睡一会儿，以保证睡眠充足。

（1）出院后直到产后第2周，以在床上休息为主。最初的第1周可躺躺、起起，适度下床。从第2周的后半周开始，起床的时间长一点。第3周开始下床，逐渐使身体恢复以前的习惯。

产后1个月后才能外出，但不能去很远的地方，从到附近买东西开始，再渐渐走远。6周过后，就可以骑自行车或开车，也可以带婴儿一起散步了。四处参观、步行观光这样的旅行及海外旅行，至少要在出院2个月以后。

（2）每次大小便后，从阴部由前往后冲洗会阴部，再用卫生纸将会阴周围的水吸干，随时保持会阴部清洁，以免受细菌感染。

（3）产后3天可以开始淋浴，恶露消失以后得到医生许可也可以盆浴。要注意室内温度适宜和保持空气流通，洗澡后要立即擦干身体，头发也要立即吹干，以免受寒。

（4）第7天后可逐渐从事日常轻微的工作，但要避免过度疲劳及提重物。

（5）为促进身体的复原和乳汁分泌，产妇要多摄取高蛋白食物，如鱼类、肉类、蛋、蔬菜及水果。也要多喝开水，以补充足够的水分和减少便秘的机会。

（6）发热38℃以上、乳房出现红肿现象、突发性的大量出血、恶露出现恶臭味、会阴部伤口越来越痛、剖宫产伤口化脓时，应立即至医院检查。

（7）产后6星期应回医院接受产后检查，以了解身体各部位是否已恢复正常。

（8）产后约6星期，身体状况已恢复，无不适状况，可过性生活。

附录 1 产检具体时间与内容

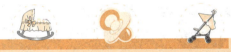

在每次产前检查之前，你可以把想问的事情或关心的问题记在小本子上，以便在下次产检时能够有准备地向医生提出来。例如，在你喝任何药草茶、服用孕期补充剂或非处方药之前，可以在产前检查的时候带去，让医生看看产品标签，并告诉你是否可以在孕期服用。

5~6周　确定胚胎数　通过超声波检查，大致能看到胚囊在子宫内的位置，若仍未看到，则要怀疑是否有宫外孕的可能。怀孕女性若无阴道出血的情况，仅需看看胚囊着床的位置。若有阴道出血时，通常是"先兆性流产"，这段时间若有一些组织从阴道中掉出来，就要考虑是否真的是流产。另外，在孕期5~8周，还可以看到胚胎数目，以确定准妈妈是否孕育了双胞胎。

6~8周　看到胎心　准妈妈在孕期6~8周内做超声波检查时，可看到胚胎组织在胚囊内，若能看到胎儿心跳，即代表胎儿目前处于正常状态。此外，在超声波的扫描下，还可以看到供给胎儿12周前营养所需的卵黄囊，这可是胎儿自己所带的一个"小便当"啊！若未看到胎儿心跳，准妈妈可以隔上几天或1周，再赴医院做超声波检查。

9~11周　绒毛膜采样　准妈妈若家族本身有遗传性疾病，可在孕期9~11周做"绒毛膜采样"。由于此项检查具有侵入性，常会造成准妈妈流产及胎儿受伤，因此，目前做这方面检查的人不多。

由于准妈妈在12周前最易发生流产，若在此时身体有不适现象，如下腹痛或阴道出血等，为了保住胎儿，最好多卧床休息，这是准妈妈最好的安胎药。如果准妈妈阴道有出血情形、胎儿有流产迹象或有子宫颈机能不全等状况，建议在怀孕过程中，避免和先生"嘿咻"，以免造成流产。

不过，准妈妈如未出现上述症状，只要不采取特殊体位来进行性爱体验，就不大会伤害到自己和胎儿。所以，准爸妈除了在怀孕初期（12周之前）及后期（36周以后）不宜享受鱼水之欢外，在孕期其他时期，先生最好全程戴上安全套，以免精液内的前列腺素刺激子宫收缩而导致流产或早产。

12周 第1次产检 每位准妈妈在孕期第12周时，都正式开始进行第1次产检。由于此时已经进入相对稳定的阶段，一般医院会给妈妈们办理"准妈妈健康手册"。日后医师为每位准妈妈做各项产检时，也会依据手册内记载的检查项目分别进行并做记录。

检查项目主要包括：

（1）量体重和血压。

（2）进行问诊：医师通常会问准妈妈未怀孕前的体重数，以作为日后准妈妈孕期体重增加的参考依据。整个孕期中理想的体重增加值为10~12.5千克。

（3）听宝宝心跳：医师运用多普勒胎心仪来听宝宝的心跳。

（4）验尿：主要是验准妈妈的糖尿及蛋白尿两项数值，以判断准妈妈本身是否已有糖尿病或耐糖不佳、分泌胰岛素的代谢性疾病、肾脏功能健全与否（代谢蛋白质问题）、子痫前症、妊娠糖尿病等各项疾病。

（5）身体各部位检查：医师会针对准妈妈的甲状腺、乳房、骨盆腔来做检查。由于骨盆腔是以内诊方式进行检查，为避免过于刺激子宫，所以，医师会让准妈妈平躺在诊断台上，以手来触摸准妈妈腹部上方是否有肿块。若是摸到肿块，就要怀疑是否为卵巢肿瘤或子宫肌瘤，但大部分以良性肿瘤居多。

（6）抽血：准妈妈做抽血检验，主要是验准妈妈的血型、血红蛋白（检视准妈妈贫血程度）、肝功、肾功及梅毒、乙肝、艾滋病等，好为未来做防范。

（7）检查子宫大小：准妈妈从孕期第6周开始，子宫开始逐渐变大；到了孕期第12周时，子宫底会在耻骨联合的上方；到孕期第20周时，会跨过骨盆腔到肚脐位。因此，从孕期20周到35周，医师为准妈妈从耻骨联合的地方到子宫底所量出的厘米数,可大致等于为胎儿周数。此周数也可作为胎儿正常发育与否的依据,通常会以±3厘米来做一推断,即小于3厘米,代表胎儿较小;大于3厘米,代表胎儿较大。

(8)"胎儿颈部透明带"的筛检:准妈妈可以在孕期11～14周做此项检查,即可早期得知胎儿是否为罹患唐氏症的高危险群。主要是以超声波来看胎儿颈部透明带的厚度,如果厚度大于2.5(或3)以上,胎儿罹患唐氏症的概率就会较高,这时医师会建议准妈妈再做一次羊膜穿刺,来看染色体异常与否。

> **温馨提示**
>
> 之前没有做过婚检、孕前检查的女性,还要增加地中海贫血的筛查,家里养宠物的人,则要增加寄生虫检查。第1次产检做的检查项目相对最多,这也是为了全面检查准妈妈的健康情况。要带上准爸爸一起检查,并且要了解你和他的直系亲属及家族成员的健康情况。

13～16周　第2次产检

从第2次产检开始,准妈妈每次必须做基本的例行检查,包括:称体重、量血压、问诊及看宝宝的胎心音等。准妈妈在16周以上,可抽血做唐氏症筛检(但以16～18周最佳),并看第1次产检的抽血报告。

至于施行羊膜穿刺的周期,原则上是以16～20周开始进行,主要是看胎儿的染色体异常与否。有关体重的增加,以每周增加不超过500克为最理想状况。

> **温馨提示**
>
> 第2次产检,最重要的项目是唐氏筛查,做唐氏筛查时,检查前一天晚上12点以后禁食物和水,第二天早上空腹来医院进行检查。另外,检查还与月经周期、体重、身高、准确孕周、胎龄大小有关,最好在检查前向医生咨询其他准备工作。

17～20周　第3次产检

准妈妈在孕期20周做超声波检查,主要是看胎儿外观发育上是否有较大问题。医师会仔细量胎儿的头围、腹围,看大腿骨长度及检视脊柱是否有先天性异常。准妈妈在16周时,已可看出胎儿性别，但在20周时，准确率更高。至于最令准妈妈期待的首次胎动，第1胎约在18~20周出现；第2胎则在16~18周会感觉到。此外，准妈妈在20周以后，会出现假性宫缩，大部分会在30分钟内缓解，但随着孕期周数的增加，出现的频率也会愈来愈高。

> **温馨提示**
>
> 第3次产检项目中最重要的是B超筛查胎儿畸形，在孕期20周做超声波检查，主要是看胎儿外观发育上是否有较大问题。医生会仔细量胎儿的头围、腹围，看大腿骨长度及检视脊柱是否有先天性异常。如果准妈妈照的是四维彩超，还可以看到宝宝的实时面部表情呢。照彩超之前，准妈妈要做的是保持平和的心态，如果过于紧张是会影响到胎儿的活动哦。

21~24周　第4次产检　大部分妊娠糖尿病的筛检，是在孕期第24周做。先抽取准妈妈的血液样本，来做一项耐糖试验，此时准妈妈不需要禁食。喝下50克的糖水，等1小时后，再进行抽血，当结果出来后，血液指数若在140以下，即属正常；指数若为140以上，就要怀疑是否有妊娠糖尿病，需要再回医院做第2次抽血。此次要先空腹8小时后，再进行抽血，然后喝下100克的糖水，1小时后抽1次血，2小时后再抽1次，3小时后再抽1次，总共要抽4次血。只要有2次以上指数高于标准值的话，即代表准妈妈有妊娠糖尿病。在治疗上，要采取饮食及注射胰岛素来控制，千万不可使用口服的降血糖药物来治疗，以免造成胎儿畸形。

> **温馨提示**
>
> 第4次常规产检，最重要的项目是进行妊娠糖尿病的筛检——糖耐量筛查，一般是在孕期第24周做。做糖耐量筛查前一天晚上8点以后不要进食，水也少喝。喝糖水的时候不要太快，慢慢喝，一点一点地喝，不要一口喝完，要在3~5分钟之内喝完。喝完后最好多走动，这样1个小时内能量会有所消耗，会帮助降低血糖浓度。

25~28周　第5次产检　此阶段最重要是为准妈妈抽血检查乙型肝炎，目的是要检视准妈妈本身是否带原或已感染到乙型肝炎，如果准妈妈的乙型肝炎两项检验皆呈阳性反应，一定要让小儿科医师知道，才能在准妈妈生下胎儿24小时内，为新生儿注射疫苗，以免让新生儿遭受感染。此外，要再次确认准妈妈前次所做的梅毒反应，是呈阳性还是阴性反应，如此方能在胎儿未出生前，即为准妈妈彻底治疗梅毒。

至于德国麻疹方面，准妈妈除了要抽血检验，还要确认是否曾于怀孕前注射过德国麻疹疫苗，一旦注射过者，检验结果会呈阳性反应。在此特别提醒曾注射过德国麻疹疫苗的女性，由于是将活菌注射于体内，所以，最好在注射后3~6个月内不要怀孕，因为可能会对胎儿造成一些不良影响。如果准妈妈担心的话，可事前做羊水筛检、高层次超声波检查等，以降低胎儿畸形的可能性。

> **温馨提示**
>
> 这时期贫血发生率增加，准妈妈务必做贫血检查，若发现贫血要在分娩前治愈。从怀孕28周开始，产检变为每2周1次，第5次和第6次产检都是常规项目的检查。

29~32周：第6次产检 在孕期28周以后，医师要陆续为准妈妈检查是否有水肿现象。因为准妈妈的子宫此时已大到一定程度，有可能会压迫到静脉回流，所以，静脉回流不好的准妈妈，此阶段较易出现下肢水肿现象。准妈妈如何自我检视水肿呢？可将大拇指压在小腿胫骨处，当压下后，皮肤会明显地凹下去，而不会很快地恢复，即表示有水肿现象。此外，随着怀孕周数的增加，准妈妈的水肿现象会日益明显。准妈妈若要预防水肿的发生，平时可穿着弹性袜，睡觉时将双脚抬高，并以左侧位躺卧。

由于大部分的子痫前症，会在孕期28周以后发生。医师通常依据准妈妈测量血压所得到的数值作为依据，如果测量结果发现准妈妈的血压偏高，又出现蛋白尿、全身水肿等情况时，准妈妈须多加留意，以免有子痫前症的危险。所以，准妈妈在怀孕后期，针对血压、蛋白尿、尿糖所做的检查非常重要。

另外，准妈妈在37周前，要特别预防早产的发生，如果阵痛超过30分钟以上且持续增加，又合并有阴道出血或出水现象时，一定要立即送医院检查。

> **温馨提示**
>
> 这周的产检是进行常规的产检项目，准妈妈要注意每天都要自数胎动，发现异常就应该马上就医。

33~35周　第7次产检　从30周以后，准妈妈的产检是每2周检查1次。到了孕期34周时，建议准妈妈做一次详细的超声波检查，以评估胎儿当时的体重及发育状况（例如：罹患子痫前症的胎儿，看起来都会较为娇小），并预估胎儿至足月生产时的重量。

一旦发现胎儿体重不足，准妈妈就应多补充一些营养素；若发现胎儿过重，准妈妈在饮食上就要稍加控制，以免日后需要剖宫生产，或在生产过程中出现胎儿难产情形。

> **温馨提示**
>
> 一般从32周起，产检项目会加上胎心监护。你可以选择一个舒服的姿势进行监护，避免平卧位。如果做监护的过程中胎儿不愿意动，极有可能胎儿是睡着了，可以轻轻摇晃你的腹部把胎儿唤醒。

36周　第8次产检　从36周开始，准妈妈愈来愈接近生产日期，此时所做的产检，以每周检查1次为原则，并持续监视胎儿的状态。此阶段的准妈妈，可开始准备一些生产用的东西，以免生产当天太过匆忙，变得手忙脚乱。由于此时已属怀孕后期，为了避免早产的发生，准妈妈宜减少性生活次数，并注意性爱姿势。

> **温馨提示**
>
> 第8次产检，除了常规产检项目外，准妈妈都需要做胎心监护了，做胎心监护前，你应该尽量多走动，或吃些点心，让宝宝活动起来，这样胎心监护就能更顺利进行了。

37周　第9次产检　由于胎动愈来愈频繁，准妈妈宜随时注意胎儿及自身的情况，以免胎儿提前出生。

附录1 产检具体时间与内容

> **温馨提示**
>
> 孕晚期产检,除了胎心监护外,医生还会对你进行胎位检查,确认胎位以确定准妈妈可以自然分娩或是手术助产。

38~42周 第10次产检 这次产检,准妈妈需要做一次详细的超声波检查,包括胎儿双顶径大小、胎盘功能分级、羊水量等。医生将凭此评估胎儿当时的体重及发育状况,并预估胎儿至足月生产时的重量。一旦发现胎儿体重不足,准妈妈就应多补充一些营养物质。

> **温馨提示**
>
> 从38周开始,胎位开始固定,胎头已经下来,并卡在骨盆腔内,此时准妈妈应有随时准备生产的心理。有的准妈妈到了42周以后,仍没有生产迹象,就应考虑让医师使用催产素。

附录2 如何办理宝宝的各种证件

(1) 准生证

办证时间：怀孕初期带户口本、双方身份证、夫妻双方的初婚初育证明（可让工作单位或所在居委会开具证明）、女方1寸免冠照片1张，到街道办事处办理准生证。

(2) 出生医学证明

办证时间：产后出院

孕妈妈在入院的时候，医院会要求填写《出生医学证明自填单》，自填单一般有以下内容：父母姓名、身份证号、民族、婴儿姓名、婴儿申报户口地址、妈妈居住地址、床位号等。如果刚住院时还没想好宝宝的名字，可以先用小名代替。填写《出生医学证明自填单》一定要认真仔细，因为一经填写、打印，就不得更改。

宝宝出生后，医院会为你开具《出生医学证明》，准爸爸要认真核对，如发现有填写错误时，应及时向医院申请换发。《出生证》严禁涂改，一旦涂改，视为无效。《出生医学证明》是婴儿的有效法律凭证，要妥善保管。

(3) 上户口

所需材料：计划生育部门颁发的准生证、医院签发的出生医学证明、户口本。

办理程序：到户口所属的派出所户口申报处申报户口时，应详细填写户口申请单，进行户口登记。

附录2 如何办理宝宝的各种证件

(4) 独生子女证

所需材料：

初婚：夫妻双方和子女的户籍证明、结婚证明。

离婚：符合条件一方和子女的户籍证明、离婚证明。

丧偶：符合条件一方和子女的户籍证明、丧偶的证明。

再婚：夫妻双方和子女的户籍证明，离婚证明，结婚证明。

出生医学证明。

夫妻双方的户口本、身份证、照片。

办理地点：户籍所在地的社区事务服务中心。

(5) 预防接种证

预防接种证是儿童入托、入园、入学的必备凭证。因此当宝宝出生后1个月内，家长应携带宝宝在医院打的乙肝疫苗第一针和卡介苗接种记录证明，到户口所在地的辖区疾病预防控制中心办理儿童预防接种证；农村儿童应在辖区乡镇卫生院计免接种门诊办理预防接种证，以便及时接种乙肝疫苗第二针和其他疫苗。预防接种证上面会注明规定范围内宝宝所需全部的预防接种，还有接种时的注意事项。

(6) 少儿居民医保

所需材料：户口本原件、户口本的第一页及宝宝本人页复印件，代理人（一般是父母）身份证原件及复印件。

办理地点：常住地的社区居委会登记后的1个月内拿医保卡，以后看病时需带好医保卡，每年按时缴费。